国家卫生健康委员会"十四五"规

全 国 高 等 学 校

供基础、临床、预防、口腔医学类专业用

U0618881

# 医学心理学

## Medical Psychology

### 第 8 版

主　　编｜杨艳杰　朱熊兆

副 主 编｜汤艳清　张　宁　冯正直

数 字 主 编｜邱晓惠

数字副主编｜蚁金瑶　宋学勤　张　岚

人民卫生出版社

·北 京·

# 版权所有，侵权必究！

**图书在版编目（CIP）数据**

医学心理学 / 杨艳杰，朱熊兆主编. -- 8 版.
北京：人民卫生出版社，2024. 6（2025. 4重印）.
（全国高等学校五年制本科临床医学专业第十轮规划
教材）. -- ISBN 978-7-117-36432-4

Ⅰ. R395. 1

中国国家版本馆 CIP 数据核字第 2024MG8620 号

| | | |
|---|---|---|
| 人卫智网 | www.ipmph.com | 医学教育、学术、考试、健康，购书智慧智能综合服务平台 |
| 人卫官网 | www.pmph.com | 人卫官方资讯发布平台 |

医学心理学
Yixue Xinlixue
第 8 版

主　　编：杨艳杰　朱熊兆
出版发行：人民卫生出版社（中继线 010-59780011）
地　　址：北京市朝阳区潘家园南里 19 号
邮　　编：100021
E - mail：pmph @ pmph.com
购书热线：010-59787592　010-59787584　010-65264830
印　　刷：人卫印务（北京）有限公司
经　　销：新华书店
开　　本：850×1168　1/16　　印张：14
字　　数：414 千字
版　　次：1991 年 4 月第 1 版　　2024 年 6 月第 8 版
印　　次：2025 年 4 月第 3 次印刷
标准书号：ISBN 978-7-117-36432-4
定　　价：58.00 元

打击盗版举报电话：**010-59787491**　E-mail：**WQ @ pmph.com**
质量问题联系电话：**010-59787234**　E-mail：**zhiliang @ pmph.com**
数字融合服务电话：**4001118166**　E-mail：**zengzhi @ pmph.com**

# 编委名单

## 编 委（以姓氏笔画为序）

王艺明　贵州医科大学附属医院

王惠玲　武汉大学人民医院

仇剑崟　上海交通大学医学院附属精神卫生中心

邓 伟　浙江大学医学院附属精神卫生中心

冯正直　陆军军医大学

朱春燕　安徽医科大学

朱熊兆　中南大学湘雅二医院

刘传新　济宁医学院

刘志芬　山西医科大学

关念红　中山大学附属第三医院

汤艳清　中国医科大学附属盛京医院

李晓敏　承德医学院

杨世昌　新乡医学院第二附属医院

杨艳杰　哈尔滨医科大学

邱晓惠　哈尔滨医科大学

何红波　南方医科大学附属广东省人民医院

宋学勤　郑州大学第一附属医院

张 宁　南京医科大学附属脑科医院

张 岚　四川大学华西医院

张曼华　首都医科大学

周世昱　大连医科大学

官锐园　北京大学

赵阿勐　齐齐哈尔医学院

蚁金瑶　中南大学湘雅二医院

钱 明　天津医科大学

唐峥华　广西医科大学

鲁燕霞　山东大学

## 编写秘书　　邱晓惠 （兼）
　　　　　　　　蚁金瑶 （兼）

## 数字编委

# 新形态教材使用说明

　　新形态教材是充分利用多种形式的数字资源及现代信息技术，通过二维码将纸书内容与数字资源进行深度融合的教材。本套教材全部以新形态教材形式出版，每本教材均配有特色的数字资源和电子教材，读者阅读纸书时可以扫描二维码，获取数字资源、电子教材。

　　电子教材是纸质教材的电子阅读版本，其内容及排版与纸质教材保持一致，支持手机、平板及电脑等多终端浏览，具有目录导航、全文检索功能，方便与纸质教材配合使用，进行随时随地阅读。

## 获取数字资源与电子教材的步骤

**❶** 扫描封底红标二维码，获取图书"使用说明"。

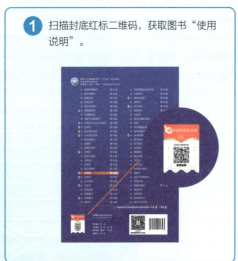

**❷** 揭开红标，扫描绿标激活码，注册／登录人卫账号获取数字资源与电子教材。

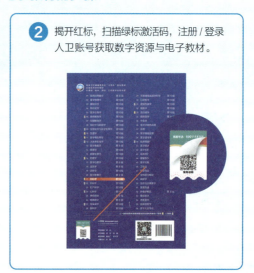

**❸** 扫描书内二维码或封底绿标激活码，随时查看数字资源和电子教材。

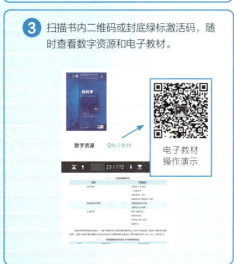

**❹** 登录 zengzhi.ipmph.com 或下载应用体验更多功能和服务。

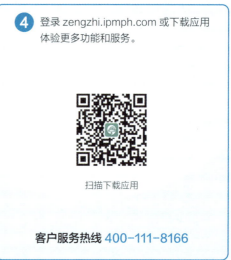

扫描下载应用

**客户服务热线 400-111-8166**

# 读者信息反馈方式

　　欢迎登录"人卫 e 教"平台官网"medu.pmph.com"，在首页注册登录后，即可通过输入书名、书号或主编姓名等关键字，查询我社已出版教材，并可对该教材进行读者反馈、图书纠错、撰写书评以及分享资源等。

# 序言

百年大计，教育为本。教育立德树人，教材培根铸魂。

过去几年，面对突如其来的新冠疫情，以习近平同志为核心的党中央坚持人民至上、生命至上，团结带领全党全国各族人民同心抗疫，取得疫情防控重大决定性胜利。在这场抗疫战中，我国广大医务工作者为最大限度保护人民生命安全和身体健康发挥了至关重要的作用。事实证明，我国的医学教育培养出了一代代优秀的医务工作者，我国的医学教材体系发挥了重要的支撑作用。

党的二十大报告提出到 2035 年建成教育强国、健康中国的奋斗目标。我们必须深刻领会党的二十大精神，深刻理解新时代、新征程赋予医学教育的重大使命，立足基本国情，尊重医学教育规律，不断改革创新，加快建设更高质量的医学教育体系，全面提高医学人才培养质量。

尺寸教材，国家事权，国之大者。面对新时代对医学教育改革和医学人才培养的新要求，第十轮教材的修订工作落实习近平总书记的重要指示精神，用心打造培根铸魂、启智增慧、适应时代需求的精品教材，主要体现了以下特点。

1. 进一步落实立德树人根本任务。遵循《习近平新时代中国特色社会主义思想进课程教材指南》要求，努力发掘专业课程蕴含的思想政治教育资源，将课程思政贯穿于医学人才培养过程之中。注重加强医学人文精神培养，在医学院校普遍开设医学伦理学、卫生法以及医患沟通课程基础上，新增蕴含医学温度的《医学人文导论》，培养情系人民、服务人民、医德高尚、医术精湛的仁心医者。

2. 落实"大健康"理念。将保障人民全生命周期健康体现在医学教材中，聚焦人民健康服务需求，努力实现"以治病为中心"转向"以健康为中心"，推动医学教育创新发展。为弥合临床与预防的裂痕作出积极探索，梳理临床医学教材体系中公共卫生与预防医学相关课程，建立更为系统的预防医学知识结构。进一步优化重组《流行病学》《预防医学》等教材内容，撤销内容重复的《卫生学》，推进医防协同、医防融合。

3. 守正创新。传承我国几代医学教育家探索形成的具有中国特色的高等医学教育教材体系和人才培养模式，准确反映学科新进展，把握跟进医学教育改革新趋势新要求，推进医科与理科、工科、文科等学科交叉融合，有机衔接毕业后教育和继续教育，着力提升医学生实践能力和创新能力。

4. 坚持新形态教材的纸数一体化设计。数字内容建设与教材知识内容契合，有效服务于教学应用，拓展教学内容和学习过程；充分体现"人工智能+"在我国医学教育数字化转型升级、融合发展中的促进和引领作用。打造融合新技术、新形式和优质资源的新形态教材，推动重塑医学教育教学新生态。

5. 积极适应社会发展，增设一批新教材。包括：聚焦老年医疗、健康服务需求，新增《老年医学》，维护老年健康和生命尊严，与原有的《妇产科学》《儿科学》等形成较为完整的重点人群医学教材体系；重视营养的基础与一线治疗作用，新增《临床营养学》，更新营养治疗理念，规范营养治疗路径，提升营养治疗技能和全民营养素养；以满足重大疾病临床需求为导向，新增《重症医学》，强化重症医学人才的规范化培养，推进实现重症管理关口前移，提升应对突发重大公共卫生事件的能力。

我相信，第十轮教材的修订，能够传承老一辈医学教育家、医学科学家胸怀祖国、服务人民的爱国精神，勇攀高峰、敢为人先的创新精神，追求真理、严谨治学的求实精神，淡泊名利、潜心研究的奉献精神，集智攻关、团结协作的协同精神。在人民卫生出版社与全体编者的共同努力下，新修订教材将全面体现教材的思想性、科学性、先进性、启发性和适用性，以全套新形态教材的崭新面貌，以数字赋能医学教育现代化、培养医学领域时代新人的强劲动力，为推动健康中国建设作出积极贡献。

教育部医学教育专家委员会主任委员

教育部原副部长

林蕙青

2024 年 5 月

# 全国高等学校五年制本科临床医学专业
# 第十轮　规划教材修订说明

全国高等学校五年制本科临床医学专业国家卫生健康委员会规划教材自 1978 年第一轮出版至今已有 46 年的历史。近半个世纪以来，在教育部、国家卫生健康委员会的领导和支持下，以吴阶平、裘法祖、吴孟超、陈灏珠等院士为代表的几代德高望重、有丰富的临床和教学经验、有高度责任感和敬业精神的国内外著名院士、专家、医学家、教育家参与了本套教材的创建和每一轮教材的修订工作，使我国的五年制本科临床医学教材从无到有、从少到多、从多到精，不断丰富、完善与创新，形成了课程门类齐全、学科系统优化、内容衔接合理、结构体系科学的由纸质教材与数字教材、在线课程、专业题库、虚拟仿真和人工智能等深度融合的立体化教材格局。这套教材为我国千百万医学生的培养和成才提供了根本保障，为我国培养了一代又一代高水平、高素质的合格医学人才，为推动我国医疗卫生事业的改革和发展作出了历史性巨大贡献，并通过教材的创新建设和高质量发展，推动了我国高等医学本科教育的改革和发展，促进了我国医药学相关学科或领域的教材建设和教育发展，走出了一条适合中国医药学教育和卫生事业发展实际的具有中国特色医药学教材建设和发展的道路，创建了中国特色医药学教育教材建设模式。老一辈医学教育家和科学家们亲切地称这套教材是中国医学教育的"干细胞"教材。

本套第十轮教材修订启动之时，正是全党上下深入学习贯彻党的二十大精神之际。党的二十大报告首次提出要"加强教材建设和管理"，表明了教材建设是国家事权的重要属性，体现了以习近平同志为核心的党中央对教材工作的高度重视和对"尺寸课本、国之大者"的殷切期望。第十轮教材的修订始终坚持将贯彻落实习近平新时代中国特色社会主义思想和党的二十大精神进教材作为首要任务。同时以高度的政治责任感、使命感和紧迫感，与全体教材编者共同把打造精品落实到每一本教材、每一幅插图、每一个知识点，与全国院校共同将教材审核把关贯穿到编、审、出、修、选、用的每一个环节。

本轮教材修订全面贯彻党的教育方针，全面贯彻落实全国高校思想政治工作会议精神、全国医学教育改革发展工作会议精神、首届全国教材工作会议精神，以及《国务院办公厅关于深化医教协同进一步推进医学教育改革与发展的意见》（国办发〔2017〕63 号）与《国务院办公厅关于加快医学教育创新发展的指导意见》（国办发〔2020〕34 号）对深化医学教育机制体制改革的要求。认真贯彻执行《普通高等学校教材管理办法》，加强教材建设和管理，推进教育数字化，通过第十轮规划教材的全面修订，打造新一轮高质量新形态教材，不断拓展新领域、建设新赛道、激发新动能、形成新优势。

**其修订和编写特点如下：**

1. **坚持教材立德树人课程思政** 认真贯彻落实教育部《高等学校课程思政建设指导纲要》，以教材思政明确培养什么人、怎样培养人、为谁培养人的根本问题，落实立德树人的根本任务，积极推进习近平新时代中国特色社会主义思想进教材进课堂进头脑，坚持不懈用习近平新时代中国特色社会主义思想铸魂育人。在医学教材中注重加强医德医风教育，着力培养学生"敬佑生命、救死扶伤、甘于奉献、大爱无疆"的医者精神，注重加强医者仁心教育，在培养精湛医术的同时，教育引导学生始终把人民群众生命安全和身体健康放在首位，提升综合素养和人文修养，做党和人民信赖的好医生。

2. **坚持教材守正创新提质增效** 为了更好地适应新时代卫生健康改革及人才培养需求，进一步优化、完善教材品种。新增《重症医学》《老年医学》《临床营养学》《医学人文导论》，以顺应人民健康迫切需求，提高医学生积极应对突发重大公共卫生事件及人口老龄化的能力，提升医学生营养治疗技能，培养医学生传承中华优秀传统文化、厚植大医精诚医者仁心的人文素养。同时，不再修订第9版《卫生学》，将其内容有机融入《预防医学》《医学统计学》等教材，减轻学生课程负担。教材品种的调整，凸显了教材建设顺应新时代自我革新精神的要求。

3. **坚持教材精品质量铸就经典** 教材编写修订工作是在教育部、国家卫生健康委员会的领导和支持下，由全国高等医药教材建设学组规划，临床医学专业教材评审委员会审定，院士专家把关，全国各医学院校知名专家教授编写，人民卫生出版社高质量出版。在首届全国教材建设奖评选过程中，五年制本科临床医学专业第九轮规划教材共有13种教材获奖，其中一等奖5种、二等奖8种，先进个人7人，并助力人卫社荣获先进集体。在全国医学教材中获奖数量与比例之高，独树一帜，足以证明本套教材的精品质量，再造了本套教材经典传承的又一重要里程碑。

4. **坚持教材"三基""五性"编写原则** 教材编写立足临床医学专业五年制本科教育，牢牢坚持教材"三基"（基础理论、基本知识、基本技能）和"五性"（思想性、科学性、先进性、启发性、适用性）编写原则。严格控制纸质教材编写字数，主动响应广大师生坚决反对教材"越编越厚"的强烈呼声；提升全套教材印刷质量，在双色印制基础上，全彩教材调整纸张类型，便于书写、不反光。努力为院校提供最优质的内容、最准确的知识、最生动的载体、最满意的体验。

5. **坚持教材数字赋能开辟新赛道** 为了进一步满足教育数字化需求，实现教材系统化、立体化建设，同步建设了与纸质教材配套的电子教材、数字资源及在线课程。数字资源在延续第九轮教材的教学课件、案例、视频、动画、英文索引词读音、AR互动等内容基础上，创新提供基于虚拟现实和人工智能等技术打造的数字人案例和三维模型，并在教材中融入思维导图、目标测试、思考题解题思路，拓展数字切片、DICOM等图像内容。力争以教材的数字化开发与使用，全方位服务院校教学，持续推动教育数字化转型。

第十轮教材共有56种，均为国家卫生健康委员会"十四五"规划教材。全套教材将于2024年秋季出版发行，数字内容和电子教材也将同步上线。希望全国广大院校在使用过程中能够多提供宝贵意见，反馈使用信息，以逐步修改和完善教材内容，提高教材质量，为第十一轮教材的修订工作建言献策。

# 主编简介

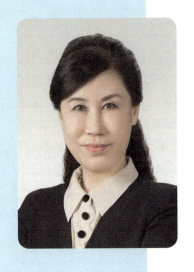

## 杨艳杰

　　1965年11月出生于吉林省农安县。二级教授,博士研究生导师,哈尔滨医科大学心理与行为研究中心主任。享受国务院政府特殊津贴,科技部"脑科学与类脑研究"重大项目管理专家,教育部高等学校心理学类专业教学指导委员会委员。兼任中国心理学会医学心理专业委员会主任委员,中华医学会行为医学分会副主任委员,中国心理卫生协会常委,中华预防医学会行为健康分会常委等多个学术职务。担任 *Frontiers in Public Health*、《中华行为医学与脑科学杂志》等多个杂志副总编辑、编委。

　　从事心理学教学35年。主编、副主编国家规划教材《医学心理学》《护理心理学》《生理心理学》等10余部;国家精品视频公开课"心理健康管理"、国家级一流课程"医学心理学"负责人,获得多项国家级和省级荣誉。长期从事情绪障碍与心理行为健康研究。承担国家自然科学基金、国家科技支撑计划等国家级课题20余项;发表学术论文200余篇;获教育部等省部级成果奖一、二等奖10项。指导博士、硕士研究生200余名。

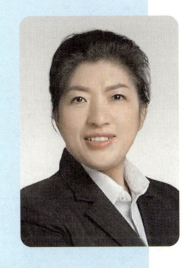

## 朱熊兆

　　1965年3月出生于湖南省双峰县。教授,一级主任医师,博士研究生导师。中南大学医学心理学研究所所长,中南大学湘雅二医院医学心理中心主任,国家精神心理疾病临床医学研究中心副主任,湖南省临床心理学学科带头人。兼任中国心理卫生协会心理评估专业委员会副主任委员,中国心理学会生理心理专业委员会委员,中国心理学会医学心理专业委员会委员,中国医学救援协会心理救援分会副会长等。《中国临床心理学杂志》主编。

　　长期从事精神病学、医学心理学、临床心理学的教学、临床与科研工作,从事教学工作36年。主持国家自然科学基金、国际合作项目等科研项目20余项,获教育部等省部级科学技术进步奖6项。在国内外权威学术期刊上发表学术论文300余篇,主编、参编国家规划教材10余部,指导博士、硕士研究生100余名。

## 副主编简介

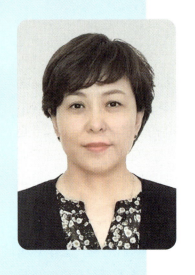

### 汤艳清

1969 年 1 月出生于辽宁省北镇市。二级教授,博士研究生导师。中国医科大学精神医学专业负责人。国家高层次人才特殊支持计划教学名师,百千万人才工程国家级人选,教育部普通高等学校学生心理健康教育专家指导委员会委员,教育部高等学校临床医学类专业教学指导委员会精神医学专业教学指导分委会委员,中华医学会精神医学分会第九届委员会常务委员,中国医师协会精神科医师分会常务委员。

副主编及参编全国高等教育规划教材 16 部,承担科技部、国家自然科学基金及省部级项目 15 项,SCI 收录论文 140 余篇,获辽宁省科学技术进步奖一等奖、二等奖。

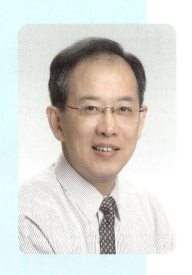

### 张 宁

1963 年 5 月出生于江苏省南京市。医学博士,教授,博士研究生导师,南京医科大学附属脑科医院一级主任医师。现任中国医师协会精神科医师分会副会长,中华预防医学会精神卫生分会副主任委员,中国研究型医院学会心理与精神病学专业委员会副主任委员,中国心理卫生协会认知行为治疗专业委员会名誉主任委员,《中华精神科杂志》副总编辑。曾任中华医学会精神医学分会副主任委员、亚洲认知行为治疗协会主席。承担国家级、省部级课题 30 余项,国内外发表论文 370 余篇。享受国务院政府特殊津贴、中国医师协会精神科医师分会杰出精神科医师。

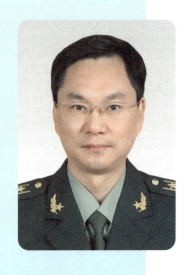

### 冯正直

1964 年 6 月出生于四川省西充县。陆军军医大学医学心理系教授,博士研究生导师。中国社会心理学会副会长、教育部心理学类教学指导委员会委员,重庆市社会心理学会理事长等。

从事心理学教学 40 年。主编、副主编国家规划教材《医学心理学》《军事心理学》等 5 部。主编《军人心理素质训练》《战创伤护理与心理》等专著、手册、指南 20 部。主持完成国家自然(社会)科学基金 5 项,军队重点、重大等课题 20 余项。在 *JAMA Network Open*、《心理学报》等权威杂志发表论文 430 余篇。获教学成果奖和军队科学技术进步奖二、三等奖 7 项。陆军战团名师,教学名师,荣立三等功 4 次。

# 前言

为全面贯彻落实党的二十大精神和中国医学发展大会会议精神，提升高等医学教育质量和水平，根据 2023 年 5 月全国高等学校五年制本科临床医学专业第十轮规划教材主编人会议精神，我们对第 7 版《医学心理学》进行修订，编写了第 8 版《医学心理学》。其目的是为五年制本科临床医学专业学生传授健康与疾病相关的心理学知识，帮助医学生树立生物 - 心理 - 社会医学模式下的整体医学观，掌握临床工作所需要的心理学基本技能，建立医学生良好的职业行为。

本次《医学心理学》修订，充分考虑了既往 7 个版本教材发展中课程的核心内容，基本保留了第 7 版《医学心理学》的框架。为了体现医学心理学学科的新进展，以及五年制本科临床医学专业的特点和教科书特定的内容和形式，并结合第十轮新形态教材的要求和医学心理学理论与临床有机结合等问题，我们对教材内容进行了精选。本版教材各章节内容均在一定程度上进行了更新，教材结构严谨，逻辑清晰，重点突出，内容新颖。内容包括绪论与心理学基本理论(绪论、主要理论流派)、心理学基础知识(心理学基础、心理发展与心理健康)、应激与健康(心理应激、心身疾病、异常心理)、心理学基本技能(心理评估、心理干预)、临床心理学应用(病人心理、医患关系与医患沟通)等，旨在培养医学生大卫生、大健康意识，学会用整体医学观以及辩证思维认识问题、分析问题和解决问题，全方位提升学生的创新与实践复合性能力。各高校可根据教学时数与专业特点，选择适当内容开展教学。

本教材编写过程中得到了很多的支持和帮助，特别感谢来自全国二十余所医学院校优秀编者努力而出色的工作。编者均是工作在我国医学心理学教学第一线的教师，教学实践经验非常丰富。在教材编写、互审、互校过程中，充分体现了各位编者认真负责的精神。本教材在策划、编写过程中得到了各参编院校领导和同仁的关心、指导和帮助，在此深表谢忱。

由于编写时间有限及编者知识的局限性，疏漏和错误之处在所难免，敬请读者和同行不吝指正，提出宝贵意见，以期不断提高医学心理学教材的编写水平。

杨艳杰　朱熊兆

2024 年 6 月

# 目录

增加人们的身体与心理负担,由此导致的心理疾病、心身疾病,以及与不良生活方式有关的疾病不断增加,加之各种突发事件和灾害时有发生,危机干预和心理援助的需求也逐年攀升。习近平总书记在党的二十大报告中明确提出:"重视心理健康和精神卫生。"对新时代做好心理健康和精神卫生工作提出了明确要求。心理健康和精神卫生是公共卫生的重要组成部分,也是重大的民生问题和突出的社会问题。

近年来,心理健康和精神卫生工作已经纳入全面深化改革和社会综合治理范畴。为此,我国设立了国家心理健康和精神卫生防治中心,并开展了社会心理服务体系建设试点,旨在探索覆盖全人群的社会心理服务模式和工作机制。政府也多次提出要加大对心理健康问题的关注力度,推广心理健康知识和心理疾病科普工作,规范发展心理治疗、心理咨询等心理健康服务,提高国民的精神心理卫生水平。

在医学教育体系中,医学心理学得到了较大的发展,包括教学、学科建设、临床实践和职业化方面的进步,满足了我国广大人民群众对心理健康日益增长的需求。因此,通过学习医学心理学知识,医学生在未来能够提供更好的心理服务,为公众的身心健康做出更大贡献。

## 二、医学心理学的研究范围

医学心理学作为心理学的重要分支,其研究对象是人。人是既有躯体生理活动,又有更为复杂的心理活动的统一体。人的心身活动始终是相互作用、相互制约、相互影响的,所以人类的疾病与健康是个体的生理现象与心理现象共同作用的结果。医学心理学就是要从心身的统一性上认识和把握人类健康与疾病及其转化规律。

医学心理学的研究范围涵盖了医学和心理学的交叉领域,旨在深入研究和应用心理学知识和技术,为医学领域提供更好的心理健康服务和支持。作为心理学的分支学科,医学心理学研究医学中健康和疾病的心理或行为问题。这包括研究各种病人的心理或行为特点,如焦虑、抑郁、应对方式等,以及不同疾病或疾病阶段的心理或行为变化。通过深入了解病人的心理状态和行为特征,医学心理学可以为医生提供更准确的诊断和治疗建议,促进病人的康复和生活质量的提高。作为医学的分支学科,医学心理学研究如何将心理学的系统理论和技术应用于医学各个方面,探究心理社会因素在疾病发生、发展与转归中的作用机制及其规律,应用心理学理论和技术来解决医学中健康和疾病相关问题。例如,医学心理学可以探究 D 型人格对冠心病支架后再狭窄的影响及其机制;使用心理评估工具和方法,帮助医生评估病人的心理状态和心理问题的严重程度;还可以研究和应用各种心理治疗方法、干预策略,帮助病人解决心理问题,提高其心理健康水平。

归纳起来,医学心理学的研究范围主要包括:

1. 研究心理或行为的生物学和社会学基础及其在健康和疾病中的意义。
2. 研究心身相互作用关系及其机制。
3. 研究心理社会因素在疾病过程中的作用机制与规律。
4. 研究各种疾病过程中的心理和行为特征及变化规律。
5. 研究医疗过程中医患关系的特征及增进医患关系的途径和方法。
6. 研究如何将心理学原理及技术应用于人类的健康促进及疾病防治。

## 三、学科性质

在学科性质上,一方面医学心理学是涉及多学科的交叉学科;另一方面,基于基础与应用的视角,医学心理学既是医学的基础学科,也是应用学科。

### (一) 交叉学科

首先,医学心理学既有自然科学属性又有社会科学属性,因此它是自然科学和社会科学相结合的交叉学科。其次,医学心理学是医学与心理或行为科学的交叉学科。从医学角度看,医学心理学涉及基础医学(如神经生物学、病理学等)、临床医学(内科学、外科学、妇科学、儿科学、神经病学、精神病学等)、预防医学和康复医学等学科知识;从心理或行为科学角度看,医学心理学涉及了几乎心理学的所有分支学科以及人类学、社会学、行为学等众多学科领域的相关知识。以心理社会因素与心脑血管疾病关系研究为例,这里的心理社会因素包括人格特征,生活方式及工作、家庭、婚姻、语言、交际、习俗、社区、居住、工业化等相关生活事件,这些因素又与人类学、社会学、行为学、生态学等知识密切相关;这些心理社会因素在心脑血管疾病的发生、发展和转归的机制中起着重要作用,并涉及了生物学、神经科学、基础医学、临床医学等多个学科领域的知识。

基于医学心理学这种交叉学科的性质,医学心理学应该与各交叉学科加强协同研究。目前,在我国,医学心理学经过50余年的发展,与各相关学科的合作研究越来越多,已经取得了较好的研究成果。

### (二) 基础学科

从工作内容看,医学心理学是医学和心理学的基础学科。它揭示人类心理或行为的生物学和社会学基础、心理活动和生物活动的相互作用及其对健康促进和疾病防治的作用,从而为寻求战胜疾病、维护健康的手段提供基础研究依据,也为整个医学事业的发展提供心身相关的辩证的科学思维方法。

### (三) 应用学科

医学心理学具有解决医学和心理学问题的知识与技术,因而具有应用学科的属性。首先,医学心理学的理论与技术可以应用于临床医学各个领域的实践工作。例如,心身相关的知识和技术可为临床各科提供更符合现代医疗模式的诊疗思路和有效的辅助治疗方法,如缓解手术焦虑、减轻疼痛等方法与技术。实际上,医学心理学知识与技术已经在诸如医院、疗养院、康复中心、防疫机构、健康服务中心、各种保健部门等领域中得到了广泛应用。其次,医学心理学的知识与技术,可以独立应用于社会人群,以帮助人们解决与健康有关的心理问题与痛苦,增进人们的身心健康,防止有关疾病的发生。目前在我国大型或中型医院已逐步开展心理咨询服务工作,各级各类学校也已普遍开展学校心理健康教育实践,这些工作都是医学心理学知识和技术广泛应用的体现。

## 四、医学心理学的相关学科

医学心理学是应我国医学教育的需要而逐渐形成的具有我国特色的新型交叉学科,与国际上多门学科虽存在一定的联系,但又不尽相同。这些学科的出发点、理论依据、侧重点均与我国医学心理学存在一定联系,但又不完全一致,因此无法用国际上某一单一学科来替代医学心理学。它们有的与医学心理学属于交叉学科;有的是医学心理学的分支学科;有的是相似学科;还有的与医学心理学在学科性质上差异甚大,基本上属于独立学科。

### (一) 临床心理学

临床心理学(clinical psychology)是在临床实践中研究和应用心理学原理,帮助个体解决心理问题、改善心理健康状况。该学科主要借助心理测验对病人的心理和行为进行评估,并通过心理咨询和心理治疗等途径调整和解决个体的心理问题。"临床心理学"这一术语由美国心理学家韦特默(Witmer L)在1896年首次提出。到目前为止,临床心理学已经成为美国最大的心理学分支,从事这项工作的人很多,称为临床心理学家或心理治疗师。临床心理学服务的人群也很广,工作范围包括学校、医院、机关、政府等。一般而言,临床心理学是医学心理学的最大临床学科分支,属于应用心理学范畴,但在某些专著中,医学心理学与临床心理学的内容很接近,可将两者视为相似学科。

### (二) 咨询心理学

咨询心理学(counseling psychology)是研究心理咨询的理论观点、咨询过程及技术方法的学科,它与医学心理学有很大部分的重叠和交叉,可将其看作是医学心理学的应用分支学科或交叉学科。

咨询心理学作为一门独立学科的历史并不长,该学科起源并发展于美国,现已成为仅次于临床心

## 二、医学模式的类型

迄今为止,人类社会的医学模式已经经历了四种类型。

### (一) 神灵主义医学模式

神灵主义医学模式起源于生产力极度低下的原始社会,当时人类对自然界及自身疾病的起因知之甚少,"万物有灵"的观念禁锢着人们的思想,人类尚不能解决许多生命的本质问题。人们将疾病看成神灵处罚或魔鬼作祟的结果,在疾病的治疗上则主要采用祈祷神灵或驱鬼避邪的方法。虽然这种医学模式早已成为历史,但在当今社会仍有其残余的痕迹。

### (二) 自然哲学医学模式

大约在公元前 3000 年,开始出现了朴素的唯物论和整体观的哲学思想,人们开始摆脱"神灵"的束缚。这一时期的医学模式以一些传统医学理论为代表,强调心身统一、人与环境的统一。如中医典籍《黄帝内经》中提出的"天人相应""形神合一"的观点,以及"内伤七情""外感六淫"的理论等。古希腊学者希波克拉底提出的"体液学说"和"治病先治人"的观点也属于这种医学模式。由于当时受生产力水平和科学技术的限制,人们对生命本质的认识及关于健康和疾病的观点仍存在很大的局限性。

### (三) 生物医学模式

西方中世纪的文艺复兴运动极大地推动了科学技术的进步,使医学摆脱了宗教的禁锢。在生物医学发展的数百年中,历代医学家为此作出了巨大贡献。16 世纪中叶维萨里(Vesalius A)创立的现代解剖学、17 世纪初哈维(Harvey W)提出的血液循环理论、魏尔啸(Virchow R)创立的细胞病理学等奠定了现代医学的基石。在较早的历史时期,人类疾病主要是生物因素所导致的,给人类造成了深刻的影响,如历史上的鼠疫、黄热病等。20 世纪初,世界上大多数国家,人民的主要死亡原因还是传染病,死亡率高达 580/10 万。而此后的几十年里,生物医学得到快速发展,人们逐渐认识到传染病是由生物病原体导致的,同时抗菌药物的发明和广泛使用,使得大多数国家的传染病死亡率逐渐下降,直至 30/10 万以下,使长期危害人类健康的传染病得到控制。因此,生物医学模式为人类健康水平的提高做出了历史性贡献。生物医学模式的主要观点是:每一种疾病都有确定的生物学或理化方面的特定原因;都可以在器官、细胞或生物大分子上找到某些形态学或病理性的变化;都能找到相应的治疗手段。这种立足于生物科学对健康和疾病的看法,就是生物医学模式。

生物医学模式舍弃了人与自然、人与社会的关系,以心身二元论和机械唯物论的哲学思想为主导,其基本观点是任何疾病都必定在人体某一特定的系统、器官、组织、细胞和分子水平上发现和测量到物理和化学变化,并能制订出特异性的治疗方案。应当承认生物医学模式极大地促进了医学的发展和进步,但是生物医学模式也存在某些缺陷,主要是其坚持的心身二元论和自然科学的分析还原论所带来的负面影响。生物医学在认识论上往往倾向于将人看成生物的人,忽视人的社会属性。在实际工作中,只重视局部器官,忽略人的整体系统;重视躯体因素而不重视心理和社会因素;在医学科学研究中较多地着眼于躯体生物活动过程,较少注意行为和心理过程,忽视心理社会因素对健康的重要作用。美国的恩格尔(Engel GL)形象地指出,经典的西方医学将人体看成一架机器,疾病被看成是机器的故障,医师的工作则是对机器的维修。

### (四) 生物 - 心理 - 社会医学模式

随着人类的进步和科学技术的发展,人口高速增长,人们的生活环境和生活方式发生了巨大的变化。由之而来的生活节奏加快、竞争激烈、环境污染、生态失衡等一系列心理社会因素越来越严重地威胁着人类的健康,使人类的疾病谱、死亡谱发生了明显变化。当今威胁人类健康、造成死亡的主要疾病已不是昔日的传染病和营养不良,而是心脑血管疾病、恶性肿瘤和意外伤害。生物医学模式已不能解释现代医学面临的全部课题,明显地不适应现代医学的发展。

20 世纪 70 年代末,恩格尔(Engel GL)在《科学》上发表了《需要一种新的医学模式——对生物医学的挑战》一文,直接推动了传统的生物医学模式向新的生物 - 心理 - 社会医学模式的转变。他提出应该将人类目前取得的巨大的生物学成就和心理学、社会学的成果结合起来,创建一种新的医学模式,即不仅从个体的局部,而且从人的整体以及群体、生态系统研究健康与疾病,这种系统论和整体观的医学模式就是生物 - 心理 - 社会医学模式。

他认为,人的心理与生理、精神与躯体、机体的内外环境是一个完整的、不可分割的统一体,心理社会因素与疾病的发生、发展和转归有着十分密切的关系。研究人类的健康和疾病问题时,既要考虑生物学因素的作用,又要重视心理社会因素的影响,以及生物学、心理学和社会学三个方面因素的相互作用。

### 三、医学模式转变的原因

现代医学模式的转变,有医学发展与社会经济发展的内在需求与现实原因,主要涉及以下几个方面:

第一,目前生物因素相关的疾病如传染病、营养不良等得到有效控制,人类死亡谱的结构已发生根本变化,心身疾病、慢性病等非传染性疾病(如心脏病、恶性肿瘤、脑血管病)、意外死亡等取代传染病成为人类主要死亡原因。世界卫生组织发布的《2023 年世界卫生统计》显示,每年由非传染性疾病造成的死亡人数已增至总死亡人数的四分之三左右,如果持续这一趋势,预计到 2048 年,全球这一比例将达到约 86%。联合国预计,2048 年全球死亡人口将达到 9 000 万;因此,预计将有 7 700 万人死于非传染性疾病。

第二,慢性病与人的心理应激、压力及各种不良生活方式密切相关,吸烟、酗酒、网络成瘾、过量饮食、久坐不动与缺乏锻炼成为普遍的生活方式与工作方式。总之,心理社会因素已经成为各种疾病的直接或间接的原因。

第三,随着全球社会经济的快速发展,当前社会已经逐步进入智能化社会,这使人们的生活节奏加快,知识更新更加迅速,社会竞争加剧,应激与压力更大,这些都对人的应对与适应能力提出了挑战,如何保持健全的心理状态、如何调节不良情绪已经成为现代人面临的主要问题。

第四,通过几十年的深入研究,人们对心理社会因素与健康和疾病的关系已有较深入的了解。许多实验和临床证据也证明,心理活动的自我调节对维持健康具有不可忽视的作用。近年来心理治疗领域产生了一系列新的治疗方法,如认知行为疗法、正念疗法、积极心理疗法等。通过对病人进行各种心理行为训练,能够缓解病人的自我压力,消除不良情绪,从而达到治疗疾病的目的。

第五,随着人类物质文明的发展,人们对心身舒适的要求不断提高,迫切需要医务工作者转变观念,在解决病人躯体痛苦的同时,也需要帮助病人减轻精神心理上的痛苦。上述种种分析表明,生物医学模式已不足以阐明人类健康和疾病的全部本质;疾病的治疗也不能单凭药物或手术;人们对于健康的要求已不再停留在身体上的无病,而是更追求心身的舒适和协调。因此,医学模式的转变已是不可避免的。所以,恩格尔认为生物 - 心理 - 社会医学模式是一种系统论和整体观的医学模式,它要求医学把人看成一个多层次的、完整的连续体,也就是在健康和疾病的问题上,要同时考虑生物、心理、行为以及社会的各种因素的综合作用。

### 四、医学心理学与我国医学模式的转变

中医对提高国人的健康水平发挥了重要的作用,中医坚持的就是整体论,强调"阴阳平衡""天人合一""辨证施治"的系统论。但从 19 世纪末,西医作为一门现代科学传入我国以来,在相当长的一个时期内,对人们威胁最大的疾病谱序列决定了生物医学模式在我国医学界的统治地位,这种局面甚至持续至今。但近年来也出现可喜的局面,许多医学工作者意识到,心理社会因素对疾病和健康有重要的影响。

在 20 世纪前期,排在我国疾病谱首位的疾病基本上是传染病、营养不良性疾病、寄生虫病等。随

着经济条件的改善和科技的发展,疾病谱发生了根本性变化,接近于发达国家,居于首位的疾病逐渐由传染病向慢性非传染病转变,如心脑血管疾病、肿瘤、糖尿病等,传染病只排到第四位。传统的传染病如结核、麻疹已得到有效控制,不再是威胁我国民众生命的主要因素,而人们生活方式的改变使慢性非传染病,如心脑血管疾病、肿瘤等成为现代人健康的主要威胁。同时由于处于社会急剧变化的社会转型期,各种社会矛盾突显,从而导致人们生活和工作压力明显增大,各种应激和心理行为障碍明显增加。因此,为适应形势发展的需要,我国医学模式也必须尽快地向生物 - 心理 - 社会医学模式转变。

20 世纪 80 年代初开始,我国高等医学院校陆续开设了医学心理学课程,医学生和医学工作者通过各种途径系统地学习医学心理学的相关知识,有力推动了我国医学模式的转变。随着更多的医务工作者接受医学心理学知识,生物 - 心理 - 社会医学模式被广泛使用,我国总体医疗服务水平发生根本变化。心理行为技术在临床上不断应用;综合医院中缺乏心理学人才的现象逐渐改变;临床医学的研究范围也大大拓宽,我国的医学管理模式也将随新的医学模式的确立而发生转变。全国各地许多医学工作者在自身的工作领域正在积极促进医学模式的转变,并取得一定成效。在疾病控制与健康教育方面,我国政府卫生部门发出倡议:"面对不断增加的生活方式疾病,药物、手术、医院、医生的作为受到限制,唯一可行的是每个人都从自己做起,摒弃不良习惯,成为健康生活方式的实践者和受益者",强调增强全民健康意识和健康生活方式行为的能力,这将有效控制心血管疾病、糖尿病、慢性呼吸道疾病、癌症等主要慢性病的风险水平。

2016 年 8 月,习近平总书记在全国卫生与健康大会上提出:"要加大心理健康问题基础性研究,做好心理健康知识和心理疾病科普工作,规范发展心理治疗、心理咨询等心理健康服务。"同年 10 月中共中央、国务院进一步提出《"健康中国 2030"规划纲要》指出:要加强心理健康服务,完善相关体系建设,增进我国居民身心健康;尤其要"加强全科、儿科、产科、精神科、病理、护理、助产、康复、心理健康等急需紧缺专业人才培养培训"。随即国家多部委联合出台了系列相关文件,旨在建设全民心理健康服务体系,提高全民心理健康水平。

医学模式的转变涉及整个医学体系和全体医学工作者,以及整个社会群体思维意识的转变。目前我国新型医学模式的运用已经获得了较好的成果,但是随着经济社会的快速发展,受我国特定的历史和文化背景以及医疗体制等因素影响,医学模式的根本转变还需要经历较长时间,任重而道远。

## 五、医学心理学对疾病与健康的思考

综上所述,作为一门新兴的交叉学科,医学心理学始终坚持用生物 - 心理 - 社会医学模式来看待健康和疾病关系,坚持整体观和系统论的观点,把人看成一个与社会环境、自然环境相互作用的多层次的、完整的连续体(图 1-1)。医学心理学对疾病与健康的认识主要有如下四个方面:

### (一) 人是一个完整的系统

大脑通过神经系统和全身各系统、器官、组织、细胞、蛋白质、分子、基因等部分统一起来。如果只重视被分开的各个器官和系统功能,或将各个器官和系统割裂开来看待,忽视它们之间的整体联系,都是不恰当的、有害的,容易导致在临床工作中"只见树木、不见森林"的被动局面。

### (二) 人同时有生理活动和心理活动

心身之间相互联系、相互作用。心理行为活动通过心身中介机制影响生理功能,同样生理活动也影响个体的心理功能。因此,在对待健康和疾病的

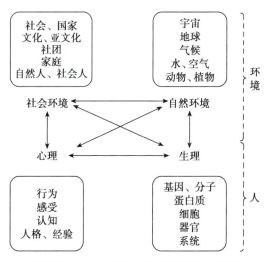

图 1-1 人与自然相互作用整体观示意图

问题上,应同时注意心身之间的相互影响。

### (三) 人与环境是密切联系的

人不仅是自然的人,而且也是社会的人。社会环境和自然环境的细微变化都会对人的身心健康产生剧烈影响。

### (四) 心理因素在人类调节和适应内外环境活动中具有一定的能动作用

人可以作为一个整体,对社会环境、自然环境和个体的内环境的变化随时作出一些主动的适应性调整,以保持自身的健康水平。

有学者认为,医学心理学学科的发展促进了传统的生物医学模式向生物 - 心理 - 社会医学模式的转变,同时这种新型的医学模式也对医学心理学的发展具有重要指导意义。作为医学生应该树立上述四个方面的认识,这对于今后的临床和科研工作大有裨益。从现代医学教育的角度,开设医学心理学课程,是推动我国生物医学模式向生物 - 心理 - 社会医学模式转变的迫切需要。

(杨艳杰)

## 第三节 | 医学心理学的研究方法

医学心理学的研究对象是具有心理活动并受社会因素制约的人,除了可观察到的外显行为,还涉及内隐行为。要想科学、客观地研究心理社会因素对健康和疾病的影响,必须重视和了解医学心理学的研究方法。研究者只有遵循严格、规范、科学的研究原则,系统、完整、成熟的研究程序和方法,才能得到具有有效性和可靠性的研究结果。

### 一、医学心理学研究的基本原则

#### (一) 客观性原则

客观性原则在医学心理学研究中至关重要,研究者必须对客观事实采取实事求是的态度,不能歪曲或主观臆测。在实验设计和材料收集过程中,要严格遵循客观事实,从医学心理问题的实际环境、相关因素和外部表现中揭示规律。

心理因素对健康或疾病的发生、发展和转归的影响是客观存在的,它们通过自身的规律和作用机制产生影响。因此,医学心理学研究必须遵循客观性原则,以确保研究的可靠性和准确性。只有遵循客观性原则,才能更好地理解心理因素在健康和疾病中的作用,从而为疾病的预防和治疗提供有效的依据。

#### (二) 系统性原则

系统性原则要求研究者对心理现象进行全面、系统地研究,以揭示各个因素之间的相互联系和相互作用。在研究心理现象时,不能将其视为孤立的存在,而应该从整体观念出发,综合考虑对健康和疾病产生影响的所有相关因素,如自然因素、社会因素、心理因素、体质因素、时间因素以及其他相关因素。

医学心理学的研究必须建立在整体观念的基础上,综合考虑与健康和疾病相关的所有因素。这需要研究各种心理过程和心理特征之间的相互联系和相互制约关系,以揭示疾病发生的机制。同时,也需要深入研究各个系统之间相互关系和相互作用的方式,以便更全面地理解生命现象和人的健康与疾病问题。

#### (三) 发展性原则

人的心理活动是不断发展变化的。研究个体心理活动时,不仅需要阐明人已经形成的心理品质,而且还需要阐明那些刚刚产生、处于形成状态的新的心理品质;另外,人的心理和行为总是处于相对稳定和绝对动态发展的过程中,特别是随着社会不断变迁、各种信息的不断刺激,人的心理会发生变化和更新。因此,开展医学心理学研究时,要同时考虑心理、行为及疾病的基础和程度,以及预测心理现象、疾病的变化和发展趋势。这样才能够更全面、深入地理解和研究心理现象,为心理问题的防治提供更加准确和有效的依据。

#### (四)伦理性原则

伦理性原则要求研究者在医学心理学研究中必须遵循道德规范和行为准则,以确保研究的合法性和公正性。

研究中,必须告知被试者研究的目的和程序,并获得被试者的知情同意;禁止研究者诱使被试者产生不良情绪,除非这些情绪是研究的一部分,并且有适当的措施来保护被试者的利益。此外,研究者要保护被试者的隐私和个人信息,并确保研究的可重复性和可推广性。如果研究中涉及任何可能对被试者造成伤害的风险,研究者必须采取适当的措施保护被试者的利益,并在研究结束后对被试者进行适当的跟进和照顾。

伦理性原则在医学心理学研究中有着非常重要的意义。研究者必须遵守相关规定,保障研究的真实性和可信度。涉及心理学研究与工作道德准则的相关文件也相继出台,如中国心理学会 1992 年发布了《心理测验工作者的道德准则》,中国心理卫生协会 2001 年发布了《心理评估质量控制规定及从业人员道德准则》等。

### 二、研究过程与类型

#### (一)研究过程

一般来讲,医学心理学研究过程包括提出问题和假设、收集资料、检验假设、建立理论四个步骤。具体到医学心理学临床研究,研究过程可细分为六个步骤:提出假设、选择关键变量及其检查方法、确定临床研究范式、选定研究样本、检验假设、解释和发布结果。

#### (二)研究类型

研究分类方法有多种,如根据研究目的分为基础研究和应用研究,根据研究性质分为描述性研究和控制性研究。常见的分类方法是按照研究所涉及的时间特点,将研究分为横断面研究(cross-sectional study)和纵向研究(longitudinal study),前瞻性研究(prospective study)和回顾性研究(retrospective study)。

横断面研究选择在某些方面匹配的被试者,在同一时间内进行观察和评定。其优点是节省人力、物力,可以设计为有代表性的大样本研究,短时间内获取大量资料。缺点是研究欠系统、较粗糙,不能完全反映心理行为的发展变化过程。而且选择的对照组应具有可比性,但在实际中难以找到完全相似的两组被试者,降低了研究结论的效度。

纵向研究是对同一个人或同一组被试者在指定的时间内进行追踪研究,观察、测量和评定被试者在一段时间内发生的变化。其优点是能研究心理行为的发展规律及其影响因素,缺点是必须考虑被试者的心理行为的成熟程度、样本丢失、研究工具信度和效度、自然发生波动等因素的影响。

前瞻性研究是以现在为起点追踪到将来的研究方法,可弥补回顾性研究的缺陷。例如在临床心理实验中,对一批 A 型行为类型者使用自我行为管理策略指导,并追踪此后整个行为干预策略实施过程中被 A 型行为的改变情况,从而证明这种治疗技术的实际效果。但由于前瞻性研究条件限制过多,实施比较困难,使用并不很普遍。

回顾性研究是以现在为结果,回溯到过去的研究,是目前医学心理学最常见的研究方式之一。由于条件限制较少,这一研究方式有其优点,但其缺陷是被试者目前的心身状态会影响过去资料报告的真实性和准确性。例如,一位患严重疾病者往往将目前的病况归因于自己的过去,结果可能会报告较多的既往负性生活事件,对负性事件的严重程度的估计也可能偏高,从而造成了生活事件与现患疾病有关的假阳性结果。

### 三、研究方法

医学心理学作为心理学的一个分支,其研究方法主要有:观察法、调查法、实验法、心理测验法、个案法等。

## （一）观察法

观察法（observational method）通过对研究对象的科学观察与分析,研究各种环境因素影响人的心理行为的规律。这种方法通过对研究对象的动作、表情、言语等外显行为的观察,来了解人的心理活动。

在一些研究工作中,即使采取其他研究方法,观察法也是不可缺少的;另外通过各种方法搜集来的资料也常常需要用观察法加以核实。观察法在心理评估、心理干预中被广泛应用。

自然观察法是在自然情境中对个体行为作直接或间接的观察记录和分析,从而解释某种行为变化的规律。如观察身体的姿势、动作、表情等。自然观察到的内容虽然比较真实,但由于影响个体活动的因素过多,因而难以对自然观察的结果进行系统推论。

控制观察法又叫实验观察法,是在预先设置的观察情境和条件下进行观察的方法,其结果带有一定的规律性和必然性。在进行有关儿童心理行为、社会活动或动物行为的观察时多采用此观察法。

临床观察法在医学心理学研究中非常重要,它可以探讨行为变化时个体心理现象的病理生理机制和深入研究病人的超限内心冲突与心理创伤所造成的心理障碍、心身疾病及精神疾病等。

## （二）调查法

调查法（survey method）是通过访谈或问卷等形式,系统地、直接地从某一群体的样本中收集资料,并通过对资料的统计分析来认识心理行为现象及其规律的方法。调查法需要从某一总体中抽取一定规模的随机样本,这种随机抽取的、有相当规模的样本特征是其他研究方式所不具有的。调查法的资料收集是通过特定的问卷或调查表方式,或经过程序化的访谈方式获取,也包括心理生理指标的测量、记录。

调查研究的资料收集方法有两种类型。

**1. 问卷法**（questionnaire）　是研究者将事先设计好的调查表或问卷发放给研究对象,由其自行阅读操作要求并填写问卷,然后再由研究者回收并对其内容进行整理和分析的方法。问卷调查的质量与研究对象对问卷的内容、目的等的了解以及其合作程度有关。问卷法具有节省时间、信息量大、匿名性好、避免人为因素影响的优点。但是问卷的回收率有时难以保证,被研究对象的文化水平、对问题的理解程度常常影响问卷法的适用范围。采用集中指导式填写可适当避免上述缺点。

**2. 访谈法**（interview method）　首先选择和培训调查员,由他们按照调查的设计要求与研究对象进行晤谈或访问,并按同一标准记录访问时研究对象的各种回答内容。访谈法是一种以口语为中介、晤谈双方面对面交往和互动的过程,受研究者和研究对象之间关系的影响。此调查法的回答率较高、质量较好、适用范围广。但这种方法容易出现一些访问偏差。

## （三）实验法

实验法（experimental method）是经过设计,在高度控制的条件下,通过操作某些因素,来研究变量之间相关或因果关系的方法。

实验法是定量研究的一种特定类型,应满足以下条件:①要建立变量之间的相关或因果关系的假设;②自变量要很好地被"孤立";③自变量必须是可以改变和容易操纵的;④实验程序和操作必须能够重复进行;⑤必须具有高度的控制条件和能力;⑥实验组和对照组必须能很好地匹配。

电子计算机、神经科学、生物工程学、分子生物学等许多学科领域的飞速发展,为医学心理学的实验研究提供了很多前沿研究的先进手段,极大地促进了心理实验技术的发展。

神经科学的发展为医学心理学提供了较多的研究技术和手段。近年来医学心理学开始引入脑研究中有关形态学和功能学的方法和技术,有力地提高了本学科研究工作水平。

心理生理学和神经生物学的发展,也为医学心理学研究健康和疾病的心身关系及心理行为现象的脑内神经活性物质变化,提供了大量的先进方法。如心理应激的内分泌学研究方法,免疫组织化学法及神经递质、激素的测定方法等。

随着分子生物学理论和技术的进步,医学心理学的研究课题开始涉及分子神经生物学内容,如心理应激的中枢定位、应激所致糖皮质激素引起海马受损的分子机制等。所采用的技术常涉及常规或特殊的分子生物学方法,如人工诱变基因、基因剔除、基因敲入、抑制基因表达技术等。基因芯片和蛋白质芯片技术也将逐渐应用到医学心理学研究领域。

实验研究的优点是能够最大限度地证实因果关系,弥补了个案研究和相关研究的不足。其缺点是控制的条件要求高,实施复杂、困难,实验研究过程必须严格控制无关变量,即便不能排除,也要求在实验中保持恒定。

### (四)心理测验法

心理测验法(psychological test method)是指根据心理学原理,使用标准化的操作程序对人的认知、行为、情感的心理活动予以量化。心理测验用于评估个体的心理特征,如智力、性格、能力、态度、兴趣等。心理测验是标准化的,通常以统一的方式进行设计、施测和评分,以确保结果的可靠性和有效性。心理测验的测试结果可能受到多种因素的影响,包括测试环境、个体的心理状态和文化背景等。因此,心理测验应由专业人员进行,并且在解释结果时综合考虑各种可能的影响因素。

有了心理测验的结果作参照,研究过程在一定控制下可以进行比较,心理咨询或治疗可以有据可依。

### (五)个案法

个案法(case study)是只对一个受试者实施的研究方法,可以同时使用观察、访谈、测验和实验等研究手段。一般由有经验的研究者实施,依据受试者的历史记录、晤谈资料、测验或实验所得到的观察结果,构建系统的个人传记。这种深入的、发展的描述性研究,适用于医学心理学心理问题的干预、心身疾病研究分析等,个案法也可用于某些研究的早期探索阶段,详细的个案研究资料可为进一步开展大规模研究提供依据。个案法对某些特殊案例进行深入、详尽、全面的研究,揭示某些有实质意义的心理发展及行为改变问题有重要的意义。例如,对狼孩、猪孩的个案研究等。

个案法的优点在于研究对象少,便于进行全面、系统及深入的研究,个案研究重视从一个个案结果推出有关现象的普遍意义,因此在临床研究中对典型病例的个案研究意义重大。

其缺点主要有四点:第一,个案研究缺乏代表性,总体推论时要特别慎重;第二,个案研究是非控制性观察,结果属于描述性的,比较粗糙;第三,主观偏见降低了个案研究的效度;第四,个案研究结论容易被错误应用于仅仅有联系但不具有因果关系的事件。

(杨艳杰)

## 第四节 │ 医学心理学的现状与发展

### 一、我国医学心理学产生的背景

在西方国家,德国学者洛采于 1852 年首先采用医学心理学一词命名其著作。在之后的近一百年里,与医学心理学相关的大事件不断出现,其中各种心理诊断和心理治疗方法的诞生,奠定了医学心理学工作的基础。1977 年,美国的恩格尔在《科学》杂志上呼吁建立一种新医学模式的文章,直接推动了传统的生物医学模式向新的生物 - 心理 - 社会医学模式的转变,这是医学心理学相关工作普遍开展的国际大环境。此后,国外在医学院校工作的少数心理学家也成立了医学心理学系(教研室)或医学心理学科。但是在欧美国家,无论是在心理学科还是在医学学科内,均未设立独立的医学心理学分支学科,而只有相关类似的分支学科,如临床心理学、健康心理学和心身医学等。20 世纪 70 年代末,我国众多老一代医学心理学专家根据我国医学教育的实际情况,为应对医学模式发展的需要,推动心理科学与医学结合,开创了医学心理学这一门新生的医学和心理学分支学科。虽然该学科历史较短,但发展迅速,逐渐完善,颇具中国特色。我国的医学心理学吸取了心理学科中所有与健康相关的分支学科内容,尤其是生理心理学、异常心理学、健康心理学、临床心理学等,将心理学知识与技能应用于对人类健康的促进,以及疾病的病因探索、诊断、治疗及预防中,医学心理学不仅丰富了心理学理论体系,而且在维护人类健康、防治疾病方面发挥了重要的实际作用。

## 二、我国医学心理学学科的沿革

### (一)医学心理学学科的兴起与发展(1976—1987年)

1976年后,我国医学心理学开始复苏。1978年12月,中国心理学会第二届学术会议在保定召开;1979年6月,北京心理学会医学心理学学术座谈会在北京召开,此次会议酝酿成立医学心理学专业委员会;两个会议的召开标志着医学心理学进入了一个新的发展阶段。1979年11月,在天津举行的中国心理学会第三届学术会议上正式成立了医学心理学专业委员会。

1979年,卫生部颁发新教学计划,提出在有条件的院校开设医学心理学课程。1980年,卫生部通知各医学院校和中级卫生护士学校开设心理学和医学心理学课程。为培养医学心理学专业师资,1980年和1982年在北京举办了两届全国性的医学心理学师资进修班。20世纪80年代,医学心理学研究领域逐渐拓展,临床心理评估、心理治疗与咨询等方面的研究受到重视。

1979年,北京医学院率先成立医学心理学教研室;1980年,中国医科大学也成立了医学心理学教研室。1987年5月,卫生部决定将《医学心理学》列为医学专业第三版教材中的必修教材。

### (二)医学心理学学科的快速发展(1987年至今)

1987年至1993年间,《中国心理卫生杂志》《中国行为医学科学》《中国临床心理学杂志》等专业杂志相继创刊。目前,全国相应的专业刊物已有近十种,标志着我国医学心理学科研工作有了良好的开端。我国医学心理学科研工作者越来越多地在国际权威学术期刊上发表重要科研成果,国际影响日益增加。

中国高等教育学会医学心理分会成立于1997年,第一任会长是著名的医学心理学家李心天教授,分会成立以后,每两年召开一次年会,至今已至第20届。2018年8月,中国高等教育学会医学心理分会第20届年会暨中国心理学会医学心理学专业委员会学术年会在贵阳召开,来自全国60余所高校及科研机构的100余名专家学者出席。在会议研讨中,医学心理学专家们就学科专业定位、教学改革及医学院校应用心理学教材的建设等方面进行了深入的多元化交流。这些讨论旨在推动医学心理学的教学革新,扩展学科领域,从而使医学院校的心理学教育在构建社会心理服务体系中扮演更加重要的角色。

目前,神经科学的飞速进展为医学心理学开辟了新的研究方向。功能性磁共振成像等先进技术使研究人员能够更深入地探索人脑活动与心理、行为之间的联系。同时,心理免疫学、心理神经内分泌学等新兴的交叉学科正在进一步揭示心理与生理之间的相互作用机制。在临床应用和研究转化方面,医学心理学越来越重视循证医学的应用,通过严格的评估来确认各种心理治疗方法的有效性和适用范围。此外,网络心理治疗、虚拟现实等新技术也正在逐步被应用于临床实践中,为治疗提供了新的可能性。

### (三)医学心理学学科的应用前景

随着医学心理学学科专业化和职业化水平的不断提升,我国的医学心理学应用已广泛扩展至基础医学、临床医学和预防医学等多个领域。全国范围内的医疗、健康保健及相关机构也建立了更多医学心理咨询门诊,专门解决临床各科和健康领域中的心理问题。随着学科整合的持续深化,医学心理学展现出跨学科交流和多样化研究方法的特点,在临床医学中的作用日益凸显。

未来,医学心理学还将在健康管理、疾病预防等领域大有作为。

## 三、我国医学心理学人才的培养

医学心理学是心理学与医学相结合的交叉学科,不仅涉及几乎所有的心理学分支学科,如基础心理学、异常心理学、神经心理学、生理心理学、临床心理学及健康心理学等,也涉及基础医学(如神经生物学、病理生理学)、临床医学(含内科学、外科学、妇产科学、儿科学、耳鼻咽喉头颈外科学、皮肤性病学、神经病学、精神病学等)、预防医学和康复医学有关知识和技能,还涉及人类学、社会学、生态学等人文社科领域知识,例如语言、交际、习俗、婚姻、家庭、社区、居住、工业化等方面社会文化背景及相关的心理学问题。因此,要成为一名专业的医学心理学工作者,需要在医学、心理学及相关的人文社科领域进行正规的、长期的学习和训练。目前,我国职业的医学心理学工作者工作场所很广,大多数在大中专院校尤其是医学院校从事教学、科研和临床等方面的工作,少数人在医院、卫生保健机构从事临床和科研工作。未来,可能与美国临床心理学家一样,在发展到一定阶段后,越来越多的医学心理学工作者走向社区,开设心理诊所,开展心理疾病的诊治和预防工作。不管在什么场所从事何种工作,职业的医学心理学工作者都需要接受正规训练,取得一定的资质,才能从事专业性工作。医学心理学工作者培养途径和方式甚多,其中短期培训与进修班、本科及研究生培养方式最为常见。

1. **短期培训和进修班**  在 20 世纪 80 年代,医学心理学尚处于初期发展阶段,专业人员极为缺乏。当时一大批来自相关学科(如基础医学、心理学、精神病学、公共卫生学、神经科学及社会科学等)人员进入医学心理学领域。为了在短时间内提高这些人员专业素养和业务水平,国内几所医学院在卫生部支持下,开展了医学心理学业务骨干和师资的培训,并接受半年至一年的进修。至 2000 年,北京医科大学(现北京大学医学部)、中国科学院心理研究所及湖南医科大学(现中南大学湘雅医学院)等单位为我国培训了近万名医学心理学工作者,从而建立了一支有相当规模的专业队伍。值得一提的是,以原北京医科大学为主要发起单位,连续 10 余次召开全国医学心理学教学研讨会,每次都有几十所院校教师参加,交流医学心理学工作尤其是教学工作的经验,这一活动对于我国医学心理学学科建设,特别是教学工作,产生了积极的作用。

2. **医学心理学专业本科生的培养**  近年来,国内部分医学院校(至 2011 年底,已有百余所医药院校)开始招收和培养医学心理学专业本科生。培养模式主要有两种,一种按心理学本科生培养模式进行培养(应用心理学专业医学心理学方向),教学内容侧重心理学知识和技能,学制 4 年,毕业时授予理学或教育学学士学位;另一种按医学本科生培养模式进行培养(临床医学专业医学心理学方向),教学内容侧重医学知识和技能,兼顾医学心理学知识和技能的训练,学制 5 年,毕业时授予医学学士学位。目前,各医学院校招收该专业方向本科生人数预计已达到万余名,这对我国未来医学心理学的发展将会产生深远的影响。

3. **医学心理学专业研究生的培养**  按我国现行学科分类系统,医学心理学属于心理学科(一级学科)中的应用心理学(二级学科)的分支学科(三级学科),也有部分医学院校自主将医学心理学作为二级学科设置在基础医学或临床医学(一级学科)之中。从 2018 年起,我国教育部在研究生学科分级中,取消了原来二级学科的设置,改为一级学科下若干个研究方向,心理学博士、硕士学位培养(一级学科)包括 23 个研究方向,如临床与咨询心理学、健康心理学等。由于学科分类的不统一,导致了目前我国医学心理学专业研究生毕业时的学位名称不一致,有的授予教育学或理学学位,有的授予基础医学或临床医学学位。但是,各院校医学心理学专业研究生培养模式大同小异,都重视科研能力和实践能力的培养,形成了理论与实践相结合的培养模式。

目前,我国医学心理学专业研究生培养分为硕士研究生和博士研究生两个层次。医学院校中有应用心理专业硕士学位授予权的较多,招收研究生数量也较大,学制通常是 3 年;但是,具有医学心理学专业博士学位授予权的院校很少,每年招收人数不到 50 名,还有极大的发展空间。近年来,在经历了突发公共卫生事件"大考"后,教育部提出要逐渐扩大专业学位研究生占比,加大应用型高端人才的培养力度。这就要求我国在医学心理学培养体系的构建中明确专业型与学术型研究生的学科定位,避免同质性培养。就心理学专业型研究生而言,应注重其维护心理卫生健康的能力培养,使其掌握常见心身疾病发病的干预措施,培养其适应岗位的专业胜任力。对于学术型研究生来说,要注重培养其对于医学心理学研究领域内关键问题的敏感性,从科学研究的层面进行成果创新,以指导心理因素在疾病发生、转归中的实践应用。通过医学心理学专业研究生的培养,为我国医学心理学的发展培养高素质的学术人才和业务骨干,这必定是我国医学心理学工作者职业化发展的主要途径。

### 四、我国医学心理学学科的发展趋势

我国医学心理学未来将继续以生物 - 心理 - 社会医学模式作为指导思想,贯穿于医学的理论与实践之中。加强医学心理学课程建设和学科建设,提高医学心理学工作者专业水平,力争获得更多的高水平的科研成果,扩大应用领域及提高临床服务的能力等,是我国医学心理学面临的主要挑战。医学心理学的发展趋势有以下几个方面。

#### (一) 队伍壮大与教育优化

随着时间的推移,我国医学心理学学科的队伍将不断壮大,学历层次也将进一步提高。教育结构也将发生相应的变化,以优化课程建设和提高教学质量。此外,围绕医学心理学国家精品课程建设,教材将进一步优化,课程也将进一步规范化,以提高教育水平。

#### (二) 测验开发与管理

我国将开发具有自主知识产权的、适用于临床的心理测验,并大力推动计算机辅助的心理测验。这些测验将具有某种法律效力,为我国心理测验的研究和开发提供基本的保证。

#### (三) 认知神经科学研究

医学心理学研究将越来越多地与认知神经科学技术、心理学实验范式相结合,从"基因 - 大脑 - 行为 - 环境"层面入手,深入研究心理障碍的脑机制、心理障碍与身心疾病患病人群的认知能力、异常人群在社会心理应激状态下的神经反应与脑机制等方面。这些研究极有可能阐明常见心理障碍的病因及发病机制,也可能澄清心理应激、认知异常与生活方式相关的躯体疾病的相互作用关系。

#### (四) 早期干预与风险降低

医学心理学通过针对危险人群进行多方位的、有针对性的早期干预,降低发生身心疾病与心理障碍的概率,并降低其风险性。这些干预措施有望减少非传染性慢性疾病以及与人类生活方式密切相关的获得性免疫缺陷综合征、成瘾行为等的发生。

#### (五) 心理整合与康复需求

对于已经存在心理障碍或心身疾病的人群,结合医学心理学在疾病发病机制方面的探索,在相应理论指导下,有望增强病人的心理整合能力,恢复健全的生理、心理与社会功能。尤其是针对癌症等重大疾病病人,医学心理学的介入有望满足其社会心理的康复需求,提高医学心理服务社会的水平。

#### (六) 扩大工作范围与影响

医学心理学将广泛参与旨在促进人们身心健康、减少损害健康的心理社会危险因素、提高人们(包括病人)生活质量的各项研究和实际工作,其工作范围将扩大到基础医学、预防医学和内科学、外科学、妇产科学、儿科学各临床学科以及老年医学和康复医学各个领域,在社会上产生越来越大的影响。

总的来说,我国医学心理学的发展前景广阔,未来将在多个领域发挥重要作用,为人们的身心健康和生活质量提供有力支持。

(杨艳杰)

本章思维导图

本章目标测试

02章
本章数字资源

# 第二章 | 主要理论流派

心理学包含多个流派,每个流派都有其独特的理论与方法,这些流派从不同的角度和层面探讨人的心理和行为,主要有精神分析流派、行为主义流派、人本主义流派、认知流派等。

精神分析流派以弗洛伊德为代表,强调潜意识对人格发展和心理障碍的影响。他们通过自由联想、梦的解析等方法探索个体的内心世界。行为主义流派则关注可观察和可测量的行为,认为行为是由环境刺激和强化因素塑造的。他们通过行为矫正、脱敏疗法等方法帮助个体改变不良行为。人本主义流派以罗杰斯和马斯洛为代表,强调个体的主观体验和自我实现的需求。他们通过非指导性治疗、来访者中心疗法等方法,帮助个体发掘内在潜能,实现自我成长。认知流派关注个体的认知过程,如思维、记忆、语言等,认为认知在行为和情绪中起着重要的调节作用。他们通过认知行为疗法、合理情绪疗法等方法,帮助个体识别和改变不合理的信念和思维方式。心理学各流派从不同侧面揭示了人的心理和行为的复杂性和多样性,每一个流派都为我们理解自己和他人提供了独特的视角和方法。

本章将介绍几个主要流派的重要相关理论。

## 第一节 | 精神分析与心理动力学理论

精神分析理论是 19 世纪末 20 世纪初奥地利的心理学家弗洛伊德(Freud S)创立的心理治疗体系。弗洛伊德在长期治疗癔症与神经症病人的过程中,形成了一系列关于心理功能、心理发展及异常心理的概念与设想,称为经典精神分析(classic psychoanalysis)理论。现在我们将弗洛伊德与其后发展的现代精神分析理论的各种流派,统称为精神分析与心理动力学理论。

### 一、经典精神分析理论

#### (一)潜意识理论

弗洛伊德在治疗癔症与神经症病人时发现,通过催眠暗示和宣泄法让病人重新回忆起过去的经历、体验和宣泄被压抑的情绪,或将产生症状的原因谈出来后,症状就消失了。由此,他认识到被压抑在潜意识中未满足的冲动和情感、遭受过的创伤及未解决的心理冲突是导致心理障碍的根本原因。于是,弗洛伊德以一种"心理地形学"(psychical topography)的观点(图 2-1),将人的心理活动分成意识、前意识和潜意识三个层次,并指出各种症状产生的原因主要在潜意识层面。

1. **意识**(consciousness) 是指那些在任何时刻都被知觉到的心理要素。包括感觉系统所提供的对外部世界的感受、知觉以及各种情绪体验。它直接与外部世界接触,通过对外部现实的知觉来指导与分配资源、调节能量、控制本能冲动。意识是我们唯一可以直接到达的心理活动的层次。意识在精神分析过程中扮演着次要的角色。

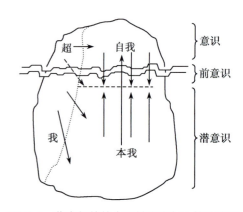

图 2-1　弗洛伊德的心理地形学与人格结构图

2. **前意识**（preconsciousness）　前意识介于潜意识与意识之间。包括所有当时意识不到但在某些情况下可以意识到的心理要素。主要功能是警戒作用，不允许潜意识的本能冲动直接进入意识层面。

3. **潜意识**（subconsciousness）　是指人的心理结构的深层，那些我们意识不到的，但却能激发我们大多数的言语、情感和行为的原始冲动或本能欲望。潜意识的内容包括本能的能量和被压抑的欲望，而这些带有"性"与攻击的本能力量和欲望，由于为道德、现实和社会文明所不容，所以被压抑到潜意识领域中而得不到满足。但它们总是在不断寻找出路，试图进入意识之中寻求满足，而这种潜意识的矛盾冲突正是各种症状的根源。

弗洛伊德认为对人的正常心理和异常心理影响较大的主要在潜意识层面。例如，一个过分要求孩子的母亲，会认为她自己是个自我牺牲的母亲，她只是为孩子好，毫不为自己着想，但旁观者都会说，这个母亲潜意识里有管辖和控制孩子的愿望。如果一个病人患有癔症性失明，我们可以推测其潜意识里可能有某些不愿看到的事物或者其内心禁止看到这种事物。

精神分析理论认为，潜意识心理的主要成分是童年时期未被满足的冲动或愿望、缺乏的爱等形成的情结（complex），遭受威胁、虐待或某种创伤所诱发的恐惧等。某种程度上，当潜意识里未满足的冲动、未解决的创伤或冲突通过自我防御机制达成妥协，就会在意识上表现出痛苦或行为上表现出异常的各种症状。

### （二）人格结构理论

弗洛伊德将人格结构分为本我、自我和超我。当三者关系协调时，人格则表现出健康状况；当三者关系冲突时，就会产生心理紊乱或心理疾病。

1. **本我**　本我（id）是与生俱来的动物式的活动，相当于潜意识内容，它服务于快乐原则（pleasure principle），它不看条件、不问时机、不计后果地寻求本能欲望的即时满足和紧张的立即释放。本我中的需求产生时，个体要求立即满足，从而支配人的行为。比如，婴儿感到饥饿时立即要求吮奶，不会考虑母亲有无困难。弗洛伊德称本我中的基本需求为"生之本能"，它的成分是人类的基本需求，比如摄食、饮水、性等基本生理需要。本我除了由基本需要形成的生之本能，也包括攻击与破坏两种原始性的冲动，这种冲动称"死之本能"。弗洛伊德以希腊神话中爱神的名字爱洛斯（Eros）代表生之本能；以死神的名字萨那托斯（Thanatos）代表死之本能。

2. **自我**　自我（ego）是现实化的本能，它是个体出生后在现实环境中由本我中分化发展而产生的，代表着理性和审慎，由本我而来的各种需求，如不能在现实中立即获得满足，就必须迁就现实的限制，并学习如何在现实中获得需求满足。因此，自我服从于现实原则（reality principle），配合现实和超我的要求，延迟转移或缓慢释放本我的能量，对本我的欲望给予适当的满足。

3. **超我**　超我（superego）是道德化了的自我，它是长期社会生活过程中，将社会规范、道德观念等内化的结果，类似于人们通常讲的良心、理性等，为人格的最高形式和最文明的部分，多属于意识。超我有两个重要的组成部分：一个是自我理想，要求自己的行为符合自己理想的标准，当个体的所作所为符合自己的理想标准时，就会感到骄傲；另一个是良心，规定自己不犯错误的标准，如果自己的所作所为违反了自己的良心道德，就会感到愧疚。超我服从于至善原则（principle of perfect），它一方面负责对违反道德标准的行为施行惩罚，另一方面确定道德行为标准。

本我在于体现自我的生存，追求本能欲望的满足，是必要的原动力。超我在于监督、控制和约束自己的行为，不至于违反社会道德标准，以维持正常的人际关系和社会秩序。而自我对上要符合超我的要求，对下要吸取本我的力量，并处理、调整本我的欲望，对外要适应现实环境，对内要保持心理平衡。图2-2表现了在三个假设的人身上本我、自我和超我三者之间的关系。如果一个人的本我、自我、超我彼此交互调节、和谐运作，就会形成一个发展正常、适应良好的人；如果三者调节失衡或者彼此长期冲突，往往就会导致个体社会适应困难，甚至演变成心理异常。

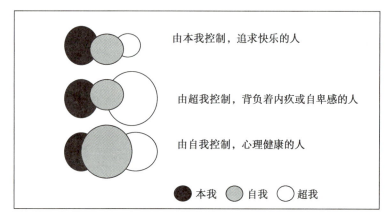

图 2-2 三个假设人的本我、自我和超我之间的关系

### （三）性心理发展阶段理论

弗洛伊德把性作为潜意识的核心问题，他认为潜意识中被压抑的欲望可归结为人的性欲冲动，人的性本能是一切本能中最基本的东西，是人的行为的唯一重要动机。他把这种本能的能量称之为"力比多"（libido），力比多是驱使人追求快感的一个潜力。人成长的不同时期，"力比多"附着的部位是不一样的。据此理论，人的性心理发展被分为以下五个时期。

1. **口唇期**（oral stage, 0～1 岁） 这一时期婴儿原始欲望的满足，主要是靠口唇部位的吸吮、咀嚼、吞咽等活动来完成的。婴儿的快乐也多来自口唇的活动。如果这一时期口唇的需要未被满足或受到创伤，就会给将来的生活带来重要影响。成年人中有些人被称为"口唇性格者"，可能就是口唇期发展不顺利导致的，他们在行为上主要表现为贪吃、酗酒、吸烟、咬指甲等，甚至有些性格的表现，如极度依赖、成瘾等也被认为是口唇性格的特征。

2. **肛门期**（anal stage, 1～3 岁） 这一时期原始欲望的满足主要靠排泄和控制大小便时所产生的刺激快感而获得。这个时期是对婴幼儿进行习惯训练的关键时期。如果管制得过严或苛刻，也会给将来的生活带来影响。成年人中有些人表现出冷酷、顽固、刚愎、偏执、吝啬等，被弗洛伊德称为"肛门性格"，与这一时期发展受阻有关。

3. **生殖器期**（phallic stage, 3～6 岁） 这一时期原始欲望的满足主要集中于性器官的部位。此时，幼儿关注并喜欢触摸自己的性器官，幼儿在这个时期已经可以辨别男女性别，并且以父母中的异性作为自己的"性爱"对象，于是男孩以自己父亲为竞争对手而喜爱自己的母亲，这种现象被称为恋母情结（Oedipus complex）。同理，女孩以自己的母亲为竞争对手而喜爱自己的父亲的现象被称为恋父情结（Electra complex）。

4. **潜伏期**（latency stage, 6 岁到青春期） 6～7 岁以后的儿童，兴趣扩大，注意力由对自己的身体和父母的感情转变到周围的事物，因此原始的欲望呈现出潜伏状态。这一时期的男女儿童之间，在情感上比以前疏远，团体活动多呈男女分离的趋势。

5. **两性期**（genital stage, 青春期以后） 男性青春期开始的时间一般在 13 岁左右，女性一般在 12 岁左右。此时，个体的性器官逐渐成熟，生理与心理上所显示的特征，使两性差异开始显著。在这个时期以后，性的需求转向相似年龄的异性，并且有了两性生活的理想，有了婚姻家庭的意识。至此，性心理的发展已趋于成熟。

### （四）心理防御机制理论

在人格发展过程中，本我、自我、超我之间产生冲突时，个体就可能产生焦虑。弗洛伊德描述了三种类型的焦虑：现实性焦虑、神经性焦虑和道德性焦虑。例如一个歹徒追赶我们，引起的是现实性焦虑，因为恐惧来自外部世界。相反，神经性焦虑和道德性焦虑是由个体内部的威胁造成的，当个体担心不能控制自己的情感或本能而做出可能引来权威者惩罚的事情时，神经性焦虑就会出现；当个体担心会违反父母或社会的标准时,道德性焦虑就会出现。焦虑使自我感受到危险的逼近,这时自我就要采取行动。

为了使自我能够应对焦虑,内心和行为达到平衡,这时就需要防御机制。无论是健康人、神经症或者精神病病人,都在有意或无意地运用心理防御机制。当自我心理防御机制启用适当时,它帮助我们减少压力,增强适应能力。自我防御机制最初是由弗洛伊德本人提出的,之后由他的女儿安娜·弗洛伊德对它们进行了系统的归纳和整理,后来的心理学家们又对心理防御机制进行了补充和修改。

根据心理功能和人格成熟度的不同,防御机制可以分为以下三个类型。①原始心理防御机制:包括否认、歪曲、投射、退行、幻想等,它是一个人在婴幼儿早期常常使用的心理机制。早期婴儿的心理状态是属于自恋的,即只照顾自己、爱恋自己,不会关心他人,加之婴儿的"自我界限"尚未形成,常轻易地否定、抹杀或歪曲现实。②神经症性心理防御机制:能逐渐分辨什么是自己的冲动、欲望,什么是现实的要求与规范,其是在处理内心挣扎时所表现出来的心理机制,包括压抑、隔离、转移、反向形成、抵消、补偿、合理化等。③成熟心理防御机制:指"自我"发展成熟之后才能表现的防御机制,包括升华、幽默、利他等,其防御的方法不但比较有效,而且可以解除或处理现实的困难、满足自我的欲望与本能,也能为一般社会文化所接受。一般来说,防御是在潜意识里进行的,但有时个体也会有意地使用它,使用哪类防御机制,与个体的人格密切相关。下面介绍几种常见的心理防御机制。

**1. 否认(denial)** 指无意识地拒绝承认那些不愉快的现实以保护自我、减轻痛苦,是最原始、最简单的心理防御机制。用"眼不见为净"或"鸵鸟政策"形容非常恰当。精神疾病病人完全失去自知力、拒不承认有病,是否认机制极端应用的表现,也是重度心理障碍病人的特征。否认的内容与死亡、疾病或威胁体验有关。例如,癌症病人否认自己患了癌症,妻子不相信丈夫突然意外身亡等。

**2. 投射(projection)** 指主观地将属于自己的但又不能接受的思绪、动机、欲望或情感,赋予到别人身上,推卸责任或把自己的过错归咎于他人,从而避免或减轻内心的不安与痛苦。例如,一个对人经常怀有敌意的人,会说别人都不友好,"以小人之心度君子之腹"也属于这种情况。

**3. 退行(regression)** 指当个体受到严重挫折时,放弃成人的方式,退回到困难较少、较安全的时期——儿童时期,使用原先比较幼稚的方式去应对困境和满足自己的欲望,完全放弃努力,让自己恢复对别人的依赖,从而彻底地逃避成人的责任。例如,成年癔症病人表现出"童样痴呆";疑病症病人,强烈怀疑自己得了"不治之症",需要像个孩子似的无时无刻被人照顾。

**4. 压抑(repression)** 指当一个人的某种观念、情感或冲动不能被超我接受时,不自觉地迫使极度痛苦的经验或欲望进入到潜意识中去,使个体不再因之而焦虑、痛苦,这是一种不自觉的主动性遗忘(不是否认事实)。例如"忘记"不喜欢人的姓名或失败的经历。但需要注意的是,压抑在潜意识中的这些欲望还是有可能会无意识地影响人类的行为。

**5. 隔离(isolation)** 将部分事实排斥到意识之外,不让自己意识到,以免引起精神上的不愉快。最常被隔离的是与事实相关的情感部分。例如,向他人讲述自己的创伤经历,却说这是自己朋友的故事,让自己觉得这件事没有发生在自己身上。

**6. 反向形成(reaction formation)** 也称矫枉过正,指采取某种与潜意识完全相反的看法和行动,因为真实意识表现出来不符合社会道德规范或引起内心焦虑,故朝相反的方向进行掩饰,例如,"此地无银三百两"或暗恋同班的女生却故意对她冷嘲热讽。

**7. 合理化(rationalization)** 也称文饰作用,是最常见的防御机制,指个体无意识地通过似乎有理的解释但实际上站不住脚的理由为自己难以接受的情感、行为或动机辩护、找借口,以使其可以被接受。合理化有两种表现:①酸葡萄心理,即将自己不具备或得不到的东西说成是自己不喜欢的、不好的东西。如学生考试不及格就说老师出题太难,或自己太忙,没有很好的准备。②甜柠檬心理,即把自己所拥有的一切都说成好的。如孩子智力迟钝,父母以"傻有傻福"自我安慰。

**8. 补偿(compensation)** 指在个人因心身某方面有缺陷不能达到某种目标时,发展其他能够获取成功的才能,来弥补因缺陷造成的自卑感。例如,一名身体有残疾的学生格外用功学习,成为全年级学习成绩最好的学生。

9. 幽默（humor）　指通过幽默的语言或行为来应对紧张的情境或间接表达潜意识的欲望。通过幽默来表达攻击性或性欲望，可以不必担心自我或超我的抵制，在人类的幽默表现中，关于性爱、死亡、淘汰、攻击等话题是最受人欢迎的，它们包含着大量的受压抑的思想。

10. 升华（sublimation）　指被压抑的不符合社会规范的原始冲动或欲望另辟蹊径，用符合社会认同的建设性的方式表达出来。例如用跳舞、绘画、文学、体育竞技等形式替代性本能冲动的发泄；小时候经常被人欺负，立下志向考进警校，维护社会正义。

### （五）释梦理论

弗洛伊德在 1900 年左右出版的《梦的解析》一书中详细论述了关于梦的学说，对梦境提出了不同以往的独特解释。弗洛伊德认为，超我的监督检查机制在睡眠时变得松懈，潜意识中的本能冲动以伪装的形式趁机闯入意识而得到表现，构成了梦境。可见，梦是对清醒时被压抑到潜意识中的欲望的表达，是通往潜意识的重要捷径。释梦（dream interpretation）则是去挖掘、寻求梦中隐匿的意义。借助对梦的分析和解释可以窥见潜意识中的欲望和冲突，并可以用来治疗心理疾病。

弗洛伊德认为人的精神活动是有规律的。无论是意识活动还是潜意识的心理活动，都遵循一定的因果发展变化。尽管梦表面上极其紊乱怪诞，也同样是有规律的活动，任何梦都有其意义和价值。因此，弗洛伊德的释梦严格遵守因果法则。

梦是愿望的达成或满足。弗洛伊德把梦的实质理解为一种"愿望的达成"，它可以算是一种清醒状态精神活动的延续。弗洛伊德在分析梦的改装变形时，把梦分为隐梦和显梦。显梦指当事人醒来后还能回忆的梦境，它是梦境的表面，属于意识层面，所以当事人可以陈述出来；隐梦是梦境深处不为当事人所了解的部分，这一部分才是梦境的真实面貌。只有通过精神分析，人们才能了解这些欲望。梦的解析就是以当事人所陈述的显梦为起点，进一步探究隐梦中所隐含的真正意义。

就梦的功能而言，做梦既可以使欲望得到满足，又可以充当睡眠守护者，保证充足的睡眠。平常被压抑在潜意识中的冲动和性欲，如果长时间得不到宣泄，难免会造成心理问题。在睡眠时，因意识层面的监控减少，潜意识中的部分欲望得以在梦中活动而获得满足，从而减少潜意识中的紧张与压力，有效纾解当事人的情绪。

尽管弗洛伊德关于梦的理论具有划时代的意义，但是也有不足之处，主要有两点：一是弗洛伊德的释梦理论是以精神病人的梦为原型建立的，用它来解释一般人的做梦现象，难免有以偏概全的缺点；二是弗洛伊德在解释隐梦和梦的欲望满足功能时，总是将人的潜意识欲望解释为性欲的冲动，将梦的内容模式化，从而忽略了梦的多元性的形成背景。

## 二、现代精神分析的发展

弗洛伊德的精神分析理论从创立之初到其后的传承过程中，一直存在着在理论观点和治疗技术上的不断分化和重组，弗洛伊德的经典理论和其后发展的理论一般被统称为精神分析与"心理动力学理论"（psychodynamic theory）。他的女儿安娜·弗洛伊德（Freud A）和哈特曼（Hartmann H）、埃里克森（Erickson EH）等人强调自我的功能，形成了精神分析的自我心理学（ego psychology）。另外，美国的精神分析学家霍妮、弗洛姆和沙利文等，用文化因素、社会条件和人际关系等取代了性本能和攻击本能在精神分析理论中的地位，形成了新精神分析（neo-psychoanalysis）。新精神分析学派对精神分析的主要观点做了修正。第一，弗洛伊德强调快乐原则是主宰人类行为的原则，新精神分析不强调本能行为的决定因素，而强调文化社会因素对人格发展及神经症症状的影响，如安全和满足的需要是主宰人类行为的指导原则；第二，他们把自我看作是人格的更独立的部分，给予自我更重要的地位和自主权，他们认为自我无论在功能还是起源都不依赖本我，它是负责智力发展和社会发展的一种理性的指导系统；第三，强调童年经验和家庭环境对人格发展和精神病病因学的作用。

随着精神分析治疗学的发展，现代精神分析中比较有影响的是客体关系理论（object relations

theory）和自体心理学（self psychology）理论,主要代表人物有克莱因（Klein M）、温尼科特（Winnicott D）、科恩伯格（Kernberg O）和科胡特（Kohut H）等。他们沿袭使用了许多传统的精神分析概念或术语,但对客体关系和自体特别重视。

客体关系理论强调母亲与婴儿的亲密关系对心理健康的影响。所谓客体关系指的是人与人之间的关系。客体关系中的客体（object）指的是有特别意义的人或事物,是一个人的感情或内驱力的投注对象或目标。在对婴儿的养育过程中,母亲是婴儿最重要的客体,母亲与婴儿形成了错综复杂的客体关系,客体关系对建立内部心理结构有重要影响,儿童的人格组织是外部客体（如母亲）及客体关系内化的结果。科恩伯格认为理解人格结构（从极度紊乱到正常）的关键是母婴关系,早期健康的客体关系会使个体获得一个整合的自我、有力的超我和满意的人际关系;早期不良的母婴关系会导致矛盾的自我状态和多种不同程度的心理障碍,如边缘型人格障碍。

科胡特关于自体和自体的结构的观点主要来自对自恋型人格障碍的分析。他对自体的强调远超过自我（ego）,自我只是心理学家设想的描述性概念。他认为自体是一个人自身内部真实的、固有的自己,是一个持久的、连续的主体和变化为各种各样的意识状态。自体比自我更强调个体的体验。弗洛伊德将心理疾病看作是本我、自我和超我之间的结构冲突的表现,而自体心理学理论认为,如果个体在童年期受到虐待、创伤及不良的养育方式的影响,其自体的发育就会受到阻碍,导致自体的断裂、扭曲和发育不良,发展的停止导致不完整的人格结构,从而罹患自体性疾病,如自恋型人格和表演型人格障碍等。

（张曼华）

## 第二节 ┃ 行为主义理论

行为主义理论是美国心理学家华生创建的,该理论的发展经历了早期行为主义、新行为主义和社会认知行为主义等阶段（图 2-3）。早期行为主义以华生为代表,基于机能主义心理学和巴甫洛夫的条件反射学说创立;新行为主义以斯金纳及其操作性条件反射学说为代表;社会认知行为主义以班杜拉及其社会学习理论为代表。

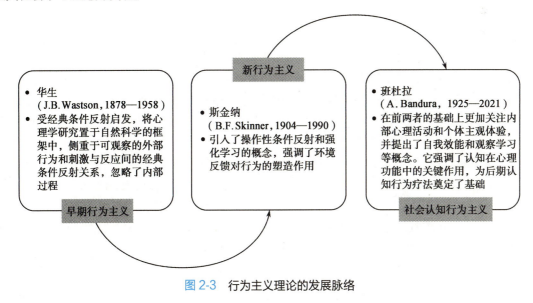

图 2-3　行为主义理论的发展脉络

### 一、理论的形成与发展

1912 年,美国心理学家华生反对冯特把意识作为心理学的研究对象,提出了心理学的研究对象应该是人和动物的行为,这一观点后来传播到整个心理学领域。1913 年,华生发表了《行为主义者所认为的心理学》一文,该文被认为是行为主义心理学正式诞生的宣言,华生被认为是行为主义心理学的创始人。他对心理学家用来探讨意识状态的内省技术表现出强烈不满,也批评精神分析理论对人类行为所做的复杂性和模糊性解释。他认为,人的一切行为都是通过学习建立条件反射的结果,人的异常行为、精神病人的症状也都是习得的。华生还提出刺激(S)→反应(R)的公式。

斯金纳是继华生后一位重要的行为主义心理学家,他与华生断然否认遗传因素会影响个体行为不同,斯金纳认为遗传物质和个人生活经历对行为都有影响,但他更注重后者。斯金纳将刺激(S)→反应(R)的公式,修改为刺激(S)→机体(O)→反应(R)的公式,即刺激通过机体产生行为。

行为主义理论(behavioral theory)有很多,其中经典条件反射理论、操作性条件反射理论和社会学习理论最具有代表性。

## 二、理论的主要内容

### (一) 经典条件反射理论

俄国生理学家巴甫洛夫(Pavlov IP,1849—1936),在20世纪初发现了经典条件反射(classical conditioning,CC),又叫反应性条件反射,它是以无条件反射为基础而形成的。一个中性刺激通过与无条件刺激配对,最后能引起原来只有无条件刺激才能引起的反应,这就是初级条件反射。在初级条件反射的基础上又可以引起一个新的中性刺激从而建立次级条件反射。由于人具有概念和语词能力,可以用概念和语词替代任何具体的刺激物,所以人能够以语词建立极其复杂的条件反射系统。华生(Watson JB,1878—1958)曾经认为,经典的条件反射是一切行为的基本单位,意思是一切行为都可以通过分析还原为一个个条件反射。这一看法后来由于操作性条件反射和其他学习形成的发现而被质疑,但经典的条件学习的确是许多行为的获得途径,这一点是毋庸置疑的。图2-4清晰地显示了经典条件反射的建立与消退过程。

第一阶段: NS ⟶ NO
 (铃声)  (无唾液分泌)
 UCS ⟶ UCR
 (食物)  (唾液分泌)
第二阶段:UCS + NS ⟶ UCR
 (食物)  (铃声)  (唾液分泌)
第三阶段:CS ⟶ CR
 (铃声)  (唾液分泌)
第四阶段:CS ⟶ NO
 (多次铃声)  (无唾液分泌)

图2-4 经典条件反射的建立与消退过程

NS:neutral stimulus,中性刺激;NO:no,无;CS:conditioned stimulus,条件刺激;UCS:unconditioned stimulus,非条件刺激;CR:conditioned response,条件反应;UCR:unconditioned response,非条件反应。

影响经典条件反射的因素:①UCS与CS的性质——越强的刺激,其效果越显著;②UCS和CS之间的时间关系——CS必须先于或同时与UCS发生;③CS和UCS之间的一致性——在每一次试验中CS与UCS要同时展示;④共同作用的次数——随着CS与UCS共同配合的次数增多,条件反射增强;⑤以前对CS的体验——如果主体以前在没有非条件刺激的情况下已受过某种刺激,那么,当这种刺激与一个非条件刺激共同作用时,就不太可能成为条件刺激。

心理学家华生进一步说明人的行为不管是正常或病态的行为、适应性或非适应性的行为,都是经过"学习"而获得的。华生和他的同事于1920年曾发表他们的临床试验结果。他们让一个九个月大的男孩与一只白鼠接近,每当男孩看到白鼠时他们就制造不悦的噪声(如猛击铁棒),经过这样的几次结合后,每当白鼠出现时,男孩就会哭闹,出现紊乱的表现。此后男孩不但怕老鼠而且还泛化到白兔等有毛的动物上。甚至对本来他不怕的对象,如兔、狗、毛绒玩具、棉花也发生了恐惧或消极的反应。可以说这是通过实验制造的人为的"恐惧症",也证实了"惧怕"的行为(或非适应性的精神症状)可经过"学习"而产生。

华生认为,无论如何复杂的人类行为都是学习的结果。复杂的学习行为遵循两条规律:①频因律,即对某一刺激的某一行为反应发生的次数越多,那么这一行为就越有可能固定保留下来,并在以后遇到相同的刺激时很可能再次发生;②近因律,即对某一刺激发生的某一行为反应与这一刺激在时间上越接近,那么这一行为反应越容易固定下来,并在以后遇到相同的刺激时越容易发生。

### (二)操作性条件反射理论

美国心理学家斯金纳(Skinner BF,1904—1990)通过一系列实验证明操作性条件反射理论。在一个后人以他的名字命名的斯金纳箱中,安放有一个食物盘。把一只饥饿的鸽子放入箱中,它在寻找食物时可能啄红灯的窗户而获得了食物。如果这种操作偶然重复若干次,鸽子就会主动啄红灯的窗户,也就是说它学会了获得食物的行为。食物是对啄红灯的窗户的奖励,因此也称为"奖励性的学习"。操作性条件反射的实验有力地说明,行为的后果直接影响该行为的增多或减少。

虽然许多与情绪反应相联系的行为和习惯可能是应答性条件作用的结果,但人们普遍认为,人类更大范围的行为类型是通过操作性条件反射过程获得的。

操作性条件反射(operant conditioning),又叫工具性条件反射(instrumental conditioning)。它描述了有机体(动物或人)做出一个特定的行为反应后,导致环境发生某种变化,即发生了一个事件。如果事件是积极的、具有正性价值的,有机体会更倾向于做出同样的行为,如果事件是消极的、不具有正性价值的,则会抑制该行为。显然,这是一种学习过程,通过这种过程,有机体"知道"了行为与后效的关系,并能根据行为后效来调节行为。

既然人们的行为是由行为的后效来塑造的,那么,有意识地设置一些环境条件,使特定的行为产生特定的后效,就可以有效地控制、塑造行为。操作性条件反射的治疗原理就在于此。

操作性条件反射与经典条件反射不同之处在于操作性条件反射事先没有诱发刺激,其行为是自发的、随意的,动物通过主动操作来达到一定目的,强化出现在反应之后。进一步研究表明,经典条件反射和操作性条件反射的基本原理是相同的,它们都以强化和神经系统的正常活动为基本条件。在现实生活中,操作性条件反射远远多于经典条件反射。但是,在复杂的行为中,两种反射模式往往并存。

强化(reinforcement)是指一个具体的行为发生,有一个直接结果紧随着这个行为,导致了这个具体行为在将来被加强的过程。无论是形成经典条件反射还是操作性条件反射,强化都是重要原因。强化有正强化和负强化之分,在操作性条件反射中,如果行为结果使积极刺激增加,进而使该行为反应逐渐加强,称为正强化(positive reinforcement);如行为结果使消极刺激减少,进而使该行为反应逐渐加强,称为负强化(negative reinforcement)。

患有糖尿病的病人,需要定期监测血糖水平并根据医生的建议调整饮食和运动习惯。每当病人成功地记录了一周内的血糖水平,并按照医嘱调整了生活方式,他们就会从医生那里获得正面的反馈。病人因为得到了医生的认可和支持,会更加积极地监测他们的血糖水平并遵循医嘱,通过获得正面反馈和支持,病人的健康管理行为增加了。这种方法可以帮助医生和病人更好地管理疾病,并提高整体的治疗遵从性。这种通过医生正面反馈增加病人自我管理行为的模式就是正强化。

病人患有严重的头部疼痛症状,服用止痛药后疼痛会缓解;疼痛是不愉快的刺激,而服用止痛药能够去除或减轻这种不愉快的感觉。因此,病人学会了通过按时服用药物来避免或减少疼痛,按时服药这个行为的结果因为使不愉快的刺激(疼痛)降低(或减少)而被强化。这种定时服药的行为模式增强是通过消除头痛(不愉快刺激)而实现的,这就是负强化。

影响强化的因素包括,①直接性:当刺激物在行为配合直接发生,强化刺激效果更大;②一致性:刺激与行为发生的一致性越大,强化效果越大;③已形成事件:在刺激发生之前,环境与个体的实际状态具有直接的关系;④结果的特征:强化刺激,因人而异。

根据操作性条件反射理论设计的厌恶疗法、标签奖励法等,现已成为行为治疗的重要手段而被广泛用于各种适应不良行为的矫正。

### (三)社会学习理论

美国心理学家班杜拉(Bandura A)是社会学习理论的创建者。社会学习理论提出了另一种学习形式,称为观察学习或模仿学习。社会学习理论认为,人类的大量行为的获得不是通过条件作用的途径进行的,强调环境中的社会因素对人类行为的影响。没有哪位成年人去为一位少年设计一套学骑自行车的强化训练程序,绝大多数孩子都是先观察别人如何骑车,由别人告知一些要领,然后自己进行模仿练习而学会骑车的。按社会学习理论的观点,构成人的模仿对象的范围极其广泛,不仅包括别人的行为,而且书籍、电影等也都是被模仿学习的对象。和建立条件反射一样,观察学习也是一种人类社会学习的基本方法,其过程分为四个步骤:

1. **注意过程**(attention process)　学习者需要注意到榜样的行为,并从众多信息中选择出关键信息。影响注意过程的因素包括榜样的特征(如吸引力、权威性)、行为的显著性以及学习者的特点(如感知能力、兴趣)等。

2. **保持过程**(retention process)　学习者需要对观察到的行为进行编码、储存和回忆,以便在需要时能够再现。通过语言编码或意象编码,学习者可以将行为转化为易于记忆的形式。练习和复述有助于强化保持过程。

3. **再现过程**(reproduction process)　学习者尝试模仿观察到的行为,将其转化为实际的行动。这一过程需要学习者具备一定的身体技能和认知能力。反馈和自我矫正有助于提高再现的准确性。

4. **动机过程**(motivation process)　学习者需要有足够的动机去执行观察到的行为。动机可以来自外部的奖惩或内部的自我强化。当学习者预期模仿行为可以带来积极结果时,更可能付诸行动。

观察学习的具体过程见图 2-5,多数有目的的模仿行为都需要某种动机力量的支持。如果没有动机推动和支持,观察、记忆和重现就不会发生。当然也有无意模仿的情况,但这种模仿往往是零散的、随机的,且往往对个体不具有明显的意义。

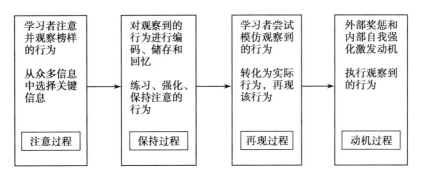

图 2-5　观察学习的具体过程

社会学习在社会化过程中的作用是班杜拉一直特别重视的方面。社会学习是指社会引导社会成员用社会认可的方法去活动。在此方面,班杜拉做过许多方面的研究,比如攻击性的社会化。如果当儿童用合乎社会的方法表示攻击性时,如球赛或打猎,父母和其他成年人就奖励儿童;当他们用社会不允许的方式来表现攻击性时,如打小孩,则父母和成年人惩罚他们。儿童就会根据被强化的模式来调整自己的行为。班杜拉认为,儿童的性别品质的发展较多的也是通过社会化过程的学习,特别是通过模仿而获得的。

行为主义理论通过严格、科学的实验明确了行为的习得机制,提出了人的行为主要通过经典条件反射、操作性条件反射和社会学习三种机制习得,为心理障碍的治疗提供了一系列操作性方法,如系统脱敏疗法、厌恶疗法、暴露疗法、塑造法、模仿法等数十种行为疗法。而行为主义理论最大的局限在于将人看作刺激和环境的被动的反应机器,忽略了人的自主性和认识作用。由于其研究大多基于动物实验,其结果未必能全面解释人类的复杂行为。

(汤艳清)

## 第三节 ｜ 人本主义心理学理论

人本主义心理学理论产生于 20 世纪中叶,它是美国的心理学思潮和革新运动的结果,被称为西方心理学的第三势力。它既反对精神分析把意识经验还原为基本驱力或防御机制,只研究神经症和精神病人,不考察正常人心理的模式;又反对行为主义把人等同于动物,只研究人的行为,不理解人的内在本性的模式。它强调心理学应该研究人的本性、潜能、尊严和价值,研究对人类进步富有意义的现实问题。人本主义心理学把人文主义观点与心理学研究结合起来,主张把人性、潜能、价值和自我实现等内容作为心理学的研究对象。

## 一、理论的主要内容

人本主义心理学(humanistic psychology)以马斯洛、罗杰斯为主要代表,强调研究人性,如人的成长、潜能与自我实现倾向以及人的存在与意义等,被认为是行为主义和精神分析之后的心理学第三势力。

人本主义心理学家主张心理学应聚焦于研究人的价值和人格发展,他们认为这是理解人类行为和思维的关键。在心理咨询与心理治疗、组织管理、教育改革等多个领域,人本主义心理学的理念和理论都发挥了重要的作用,为推动人类社会的进步和发展做出了重要的贡献。人本主义心理学认为人们需要在自我决定和自我发展的基础上获得幸福和满足感,心理治疗需要关注个体的内在需求和价值观,帮助个体实现自我。在组织管理方面,人本主义心理学认为需要关注人的自主性和主观性,充分发挥人的潜能和能力,需要尊重人的价值观和需求,鼓励人自我决定和自我发展。人本主义强调爱、创造性、自我实现、自主性、责任心等心理品质和人格特征的培育,对现代教育产生了深刻的影响。人本主义教学思想不仅关注教学中认知的发展,还关注学生的兴趣和需求,鼓励学生主动学习和自我探索。

人本主义心理学的主要代表人物是马斯洛(1908—1970)和罗杰斯(1902—1987)。马斯洛的主要观点是对人类的基本需要进行研究和分类,将其与动物的本能区别开,提出人的需要是分层次发展的。罗杰斯的主要观点是在心理治疗实践和心理学理论研究中发展出人格的"自我理论",并倡导"以人为中心疗法"的心理治疗方法。

### (一)马斯洛的主要理论

**1. 需要层次理论**　马斯洛(Maslow AH)认为人都潜藏着五种不同层次的需要,这些需要在不同的时期表现出来的迫切程度是不同的。人的最迫切的需要才是激励人行动的主要原因和动力。马斯洛提出了需要层次论(hierarchical theory of needs),将动机分为如下5层:

(1)生理需要(physiological need):指维持生存及延续种族的需求,是人们最原始、最基本的需要,如吃饭、穿衣、居住等。生理需求是推动人们行动最首要的动力。当一个人被生理需求控制时,其他一切需求均退居次要地位。

(2)安全需要(safety need):指希求受到保护与免于遭受威胁从而获得安全的需求。人们的生理需求得到满足,就会转向安全需求,渴望能在稳定的环境中生活,不必担心生命安全受到威胁或财务困境。

(3)归属与爱的需要(belonging and love need):又称社交需求,指被人接纳、爱护、关注、鼓励及支持等的需求。个人渴望得到家庭、团体、朋友、同事的关怀、爱护、理解,渴望获得友情、信任、温暖和爱情。归属与爱的需求比生理需求和安全需求更细微、更难捉摸。

(4)尊重需要(esteem need):指获取并维护个人自尊心的需求。尊重的需要可分为自尊、他尊和权力欲三类,包括自我尊重、自我评价以及尊重别人。个人的尊重需求得到满足,就能使这个人对自己充满信心、对社会充满热情,从而感受到自己活着的价值。

(5)自我实现的需要(self-actualization need):指个人所有需求或理想全部实现的需求。自我实现的需要是最高等级的需求,是创造的需求。有自我实现需求的人,为实现个人理想、抱负,往往会竭尽所能把个人能力发挥到极致,来实现自己的理想和目标,获得成就感。

马斯洛认为,人的需要分为两大类、五个层次,好像一座金字塔,五个层次要按照次序实现,由低层次一层一层向高层次递进。只有先满足了低层次的需要才能去满足高层次需要。由下而上依次是第一类需要,包括生理需要、安全需要、归属与爱的需要和尊重需要,这些属于基本需要(basic need);第二类需要是自我实现的需要,属于成长需要(growth need)(图 2-6)。

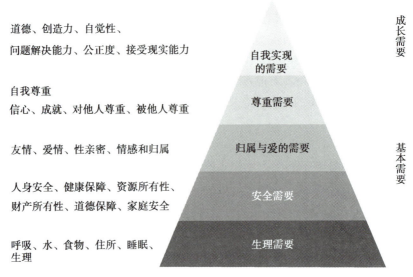

图 2-6　马斯洛需要层次理论图

**2. 自我实现理论**　自我实现是人的机体潜能发挥的一种内驱力,是人的本性中的一种创造性倾向,马斯洛将自我实现作为他的人本主义心理学理论的一个基本概念和理论主旨。

马斯洛原本在行为主义心理学的主流中从事动物行为的实验研究。后来,他从动物行为中获得启示,而改变了研究兴趣。马斯洛发现,动物在行为上似乎有尽力发挥其潜能以展现其个性的倾向,不仅智商较高的猴子在饱食之后仍然能够坚持不懈地探索周围的环境,就连一向被认为笨拙的猪、羊也会主动选择较好的食物与住处。因此,马斯洛认为,人为万物之灵,所以人类潜藏的优良品质肯定远比动物多,如何加以引导,使人的潜能得以充分展现,是心理学理应研究但是仍未研究的问题。于是,他提出了自我实现是人性本质的观点。

"自我实现"是指个体在成长中,其身心各方面的潜能获得充分发展的过程和结果,也就是说,个体生来具有但是潜藏未露的良好品质得以在现实生活环境中充分展现出来。自我实现有两种类型:其一,健康型自我实现,即更务实、更能干的自我实现者;其二,超越型自我实现,即经常意识到内在价值、生活在存在水平或目的水平而具有丰富超越体验的人。

自我实现论是人本主义心理学的核心,自我实现是指充分利用和发挥天资、能力和潜能等。自我实现的人是竭尽所能使自己趋于完美的人,他们已经走到或者正在走向自己所能及的高度。就个体人格的发展与形成而言,自我实现的过程也可以被看作是个体发展的过程。马斯洛的人本主义学说把自我实现看作人发展的最高境界,也可以说是人生追求的最高境界。

**3. 心理健康与心理治疗观**　马斯洛对心理健康理论建立有重要贡献,他的心理健康思想建立在其自我实现理论的基础上。他认为,健康不仅是没有疾病,健康的人就是能自我实现的人;心理健康就是人性的丰富实现,即自我实现,心理疾病则是人的基本需要或自我实现的受挫与失败。他认为精神疾病可以看作是病人没有能力认识并满足自己的需要,没有能力达到心理健康状态,因此精神疾病是一种匮乏性疾病。

马斯洛通过对接受过心理治疗的人的调查发现,各种类型的、成功的心理治疗方法都能使病人进一步认识自己,增强、鼓励他们的基本需要,减少和消除他们的病态需要。因此,满足基本需要对成功地治疗或减轻神经症具有首要的作用。马斯洛认为心理治疗要取得成效,必须符合以下条件:①满足病人的基本需要。这是通向自我实现之路的重要一步。②改善病人的自我认识。就是帮助一个人朝向具有更丰满的人性和人格的完善方面发展。③建立良好的社会环境。由于社会的病态造成和加剧了心理疾病病人的病态,因此,改善病人生存的社会条件、建立良好的社会环境才能促进康复。

### (二) 罗杰斯的主要理论

卡尔·罗杰斯(Rogers CR)是人本主义心理治疗流派中最有影响力的人。他主张"以人为中心"的心理治疗方法,首创非指导性治疗,强调人具备自我调整以恢复心理健康的能力。

**1. 人格的自我理论** 罗杰斯在人本主义心理学的基础上提出了"自我论",这个理论是他的人格理论的核心,也是他的心理治疗理论和人本主义教育理论的基础。该理论强调自我概念的重要性,认为个体内在的自我认知对心理健康和自我实现至关重要。他在"自我论"中,区分了真实自我与理想自我,认为人们的目标是实现这两者的一致性,通过无条件的积极关注和支持来促进自我成长和实现内在潜力。该理论在心理咨询中强调个体的自我感受和情感需求,以及积极的人际关系和自我接纳的重要性。

罗杰斯认为,人格由"经验"和"自我概念"构成。自我概念是指个体对自己的认知、理解和评价。它包括个体对自己的身份、特质、能力、价值观和与他人的关系等方面的主观认知。罗杰斯认为,自我概念对个体的行为、情感和心理健康具有重要影响。

自我概念有两种:真实自我和理想自我。真实自我是指个体真实的、内在的本质。它是个体在经历和成长过程中逐渐形成的自我认知。罗杰斯认为,当个体能够真实地认识自己,并与自己的价值观和目标保持一致,他们会经历自我实现和满足感。理想自我是一个人渴望成为的理想形象。它是个体对自己的期待和渴望的塑造。

个体的真实自我与理想自我是否和谐与趋近,直接影响心理健康的质量。自我一致性是指个体的真实自我和理想自我之间的一致性程度。当个体的自我概念与他们的经验和感受一致时,他们会体验到更多的自我接纳和内心和谐。相反,当个体的自我概念与实际经验和感受之间存在明显的冲突时,可能会导致焦虑和不适。

罗杰斯认为,自我概念是在个体与环境相互作用的过程中形成的。出生以后,随着身心的成长,儿童由最初的物我不分、主客不分,到逐渐把自我与环境区分开来,并在语言的帮助下进一步分清了主我(I)和客我(me)。他认为,个体是完整存在的有机体,是一切体验的发源地,且在自我实现倾向的驱使下成长与发展,其结果就是"自我""自我概念"的发展、扩充及实现。当个体的自我概念与知觉的、内藏的经验呈现协调一致的状态时,他便是整合的、真实而适应的人,反之,他就会经历或体验到人格的不协调状态。

罗杰斯用"无条件积极关注"来解释自我发展的机制。罗杰斯认为,个体在成长过程中需要得到他人的无条件的积极关注和接纳。无条件的积极关注可以帮助个体发展出积极的自我概念,并促进他们的自我成长和实现。所谓无条件积极关注是一种没有价值条件的积极关注体验。即使自我行为不够理想时,他觉得自己仍受到父母或他人真正的尊重、理解和关怀。罗杰斯认为,在自我发展的过程中,最基本的必需品是在婴幼儿时期得到无条件积极关注。当母亲给予婴幼儿以慈爱和热爱而较少注意他们的行为时,这种满足也就实现了,在任何状况下,他们都感觉到自己有价值,他们在自我实现的道路上会无拘束地发展一切潜能,达到最终指向的目标,成为一个拥有健康人格的人。如婴幼儿的行为要得到重要他人(如父母)的好评,伴随着"你要乖,要听话"的条件,孩子的成长中,就会形成价值条件(condition of worth)的行为标准,也就是孩子知道要得到积极关注、感到自己是有价值的,必须按照他人的期待行事,这就会妨碍个体的自我实现。

**2. 心理治疗理论** 罗杰斯提出了代表着人本主义心理治疗的趋向的"以人为中心的治疗",即如果给来访者提供最佳的心理环境,他们就会尽其所能,最大限度地进行自我理解,改变他们对自我和对他人的看法,产生自我指导行为,并最终达到心理健康。

**3. 教育观** 罗杰斯把其"以人为中心的治疗"理论扩展到了心理治疗领域之外,形成了"以学生为中心"的教育观。他认为,学生的学习是一种经验学习,它以学生经验的积累为中心,以学生的自发性与主动性为学习动机。因此,教育的目标是促进学生变化和使学生学会学习,培养学生成为能够适应变化和知道如何学习的、有独特人格特征而又充分发挥作用的"自由人"。

## 二、现代人本主义理论的发展

人本主义理论过分强调主观经验,缺乏科学的研究方法,过分强调先天潜能,忽视社会和环境对个体的影响,在其崛起之后开始逐渐衰弱。20世纪80年代以来,人本主义运动进一步深化,出现了以罗洛·梅及其他存在主义心理学家为代表的自我选择说。此外,罗杰斯一派仍坚持以个体心理为中心的研究,另一些人开始研究超个人心理学。最近兴起的植根于人本主义心理学的新发展包括:动机访谈和积极心理学。

### (一)自我选择说

罗洛·梅(May R)开创了人本主义心理学的自我选择论取向,丰富了人本主义心理学的理论体系。他以探究人的经验和存在感为目标,重视人的自由选择、自我肯定和自我实现的能力,将人的尊严和价值放在心理学研究的首位。

罗洛·梅还通过与罗杰斯在理论上进行争论,推进了人本主义心理学的健康发展。他不同意罗杰斯人性本善的观点,而是从原始生命力的两重性,引出人性既有善的一面,又有恶的一面。他认为罗杰斯过于强调人的建设性,将消极因素归因于社会的作用,暗含着将人与社会对立起来的倾向;而他重视人的建设性,同时也注意到人的破坏性的一面,认为人置于世界之中,不存在人与社会的对立倾向。

罗洛·梅在晚年还对从人本主义心理学中分化出来的超个人心理学提出告诫,他认为超个人心理学强调人的积极和健康方面的倾向,存在脱离人的现实的危险。

### (二)超个人心理学

马斯洛明确指出人本主义的、第三种力量的心理学是过渡性的,提出心理学的第四势力,即超个人心理学(transpersonal psychology)。超个人心理学是人本主义心理学的派生物,至今仍未被美国心理学会正式承认。超个人心理学探讨个体意识如何超越自身而同广阔的世界融合起来,探求人类心灵与潜能的终极本源,主要关注人生价值、人类幸福、宗教体验、自我超越的途径、超越中的心理健康和意识状态等问题。

### (三)动机访谈

动机访谈由美国心理学及精神医学教授米勒(Miller NE)和英国心理学家罗尔尼克(Rollnick S)创立,指通过独有的面谈原则和谈话技巧,协助人们认识到现有的或潜在的问题,从而提升其改变的动机。动机访谈最初是为治疗药物滥用而开发的,但已发展到以下领域的应用:短程干预、课堂管理、家长教育、赌博成瘾戒除等。

### (四)积极心理学

积极心理学是心理学领域的一场革命,是从积极角度研究传统心理学研究内容的新兴科学。积极心理学作为一个研究领域,在1997年第一次被提出来,以塞利格曼(Seligman M)和米哈里·契克森米哈赖(Csikszentmihalyi M)在2000年1月发表的论文《积极心理学导论》为标志。它采用科学的原则和方法来研究幸福,倡导心理学的积极取向,研究人类的积极心理品质、关注人类的健康幸福与和谐发展。积极心理学关注的是幸福,塞利格曼总结他的幸福感理论内涵是积极情绪、参与、关系、意义和目的,以及成就,简称PERMA。积极心理学影响了一系列学术领域和学术研究,特别是组织行为学和精神病学。

积极心理学继承了人文主义和科学主义心理学的合理内核,修正和弥补了心理学的某些不足,它一反以往的悲观人性观,转向重视人性的积极方面。在研究方法上,积极心理学吸收了传统主流心理学绝大多数研究方法和研究手段(如量表法、问卷法、访谈法等),并与人文主义的现象学方法、经验分析法结合起来论述个体的发展历程。心理学的目的并不仅仅在于除去人的心理或行为上的问题,而是要帮助人们形成良好的心理品质和行为模式。

(关念红)

## 第四节 | 认知理论

### 一、理论的主要内容

认知理论认为,认知过程可以理解为信息处理系统,人的大脑像一台复杂的计算机,接收、存储、处理和检索信息。人们在大脑中形成了各种认知结构,如概念、范畴、信念和图式,它们帮助人们组织和解释信息。认知理论强调认知过程是一个主动的信息加工过程,而不是被动接受外界刺激的过程,人主动地选择和加工外界信息,从而形成自己的认知结构。面对失败,不同的人因为不同的认知结构会有不同的应对方式,有人寻找新方法应对困难,有人怨天怨地,也有人责怪自己,甚至有人悲观绝望而产生了或轻或重的心理问题。认知理论的重点在于帮助有心理问题的病人改变对人和物的看法及态度,从而解决其心理问题。通过改变个体的认知方式,认知理论可以帮助人们更好地应对挑战和困难,提高心理健康水平。

#### (一)认知概述

**1. 认知的内涵** ①从信息加工角度来说,认知(cognition)指信息被人接收之后经历的转换、合成、储存、重建、再现和使用等加工过程,包括了感觉、知觉、记忆、思维和注意、想象等过程;②从社会心理学角度来说,认知指个体对他人、自我、社会关系、社会规则等社会性客体和社会现象及其关系的感知、理解的心理活动,也可称为社会认知。根据认知的不同特性,可以把认知分为:主观和客观、积极和消极、理性和非理性等。

**2. 认知的基本过程** ①接受和评价内外刺激信息;②作出决策、产生应对行为以解决问题;③预测和评估行为后果。

**3. 认知的表现** 认知对心理和行为的影响是巨大的,通常表现为:①个体赋予事物不同的意义与解释,即个体对事物的认知不同,使得人们对同样的事件表现出完全不同的描述和不同的情感体验与行为反应;②人们自幼形成的认知模式影响着人们的信息加工过程,决定着人们对事物的评价、推理和解决问题的过程;③改变个体惯常的认知模式,就能改变人们的态度和行为,解决人们的心理问题。

#### (二)认知疗法理论基础

认知疗法(cognitive therapy)是一组通过改变思维或信念和行为的方法来改变不良认知,达到消除不良情绪和行为的短程心理治疗方法。认知疗法是 20 世纪 60—70 年代由一批心理学家在美国发展起来的心理治疗技术。它实际上并非一个统一的学派和运动,而基本上属于人本主义心理学范畴,但更注重应用认知心理学的研究成果、研究方法来解决具体问题。

认知学派认为外部世界的刺激并不直接引起个体的反应,它作为一种感觉信息,经过人格结构和过去经验的折射及思维过程对信息的评价后产生各种情绪。认知心理学家们认为任何情绪与行为都有认知因素参与,并由认知发动和维持。当病人出现认知的局限和歪曲时,可引起情绪的紊乱和行为的适应不良。若要治疗这种变态的行为和情绪,就必须纠正错误的认知过程和错误的观念。

认知疗法的基本原理包括:

**1. 认知影响行为** 认知是情感的中介,引起个体情绪和行为问题的原因不是事件本身,而是人们对事件的解释。认知和情感、行为互相联系,互相影响。负性认知和情感、行为障碍互相加强,形成恶性循环,是情感、行为障碍迁延不愈的重要原因。打破恶性循环是治疗的关键。

**2. 重建认知** 认知疗法治疗的关键在于重建认知。

**3. 着眼于病人非功能性的认知问题** 通过改变病人对己、对人或对事的看法与态度来改变并解决其心理问题。情绪障碍的病人往往存在重大的认知曲解,这些不良认知是病人痛苦的真正原因,一旦认知的曲解得到识别和矫正,病人的情绪障碍就会快速获得改善。

**4. 治疗技术在于改变病人的现实评价**　认知疗法根据认知过程影响情感和行为的理论假设,通过认知和行为技术来改变或重建不良认知,发现病人的不良认知成为认知疗法的重要环节。歪曲的、不合理的、消极的信念或想法,往往导致情绪障碍和自我挫败行为(self-defeating behavior)。认知疗法强调,常见的心理障碍的中心问题是某些歪曲的思维。认知疗法在于向病人提供有效的方法以克服盲目、错误的认知。从广义的角度看,认知疗法包括所有能改变错误认知的方法,如说明、教育、批评、促膝谈心等。作为一种特殊的治疗手段,相应的有其特殊的方法、技术和程序。

### (三) 认知行为理论

该理论中富有代表性的包括:埃利斯理性情绪治疗理论、格拉瑟现实治疗理论、贝克认知疗法理论。

**1. 埃利斯理性情绪治疗理论**　20世纪50年代美国临床心理学家埃利斯(Ellis A)提出了认知的"ABC情绪理论框架",认为"人不是为事情困扰着,而是被对这件事的看法困扰着"。简单来说,ABC指的是事件、人们对事件的看法、事件的结果;A指事件(accident);B指信念(belief),也称为非理性信念,是指个体在遇到诱发事件之后,对该事件的想法、解释和评价;C是指这件事发生后,人的情绪和行为结果(consequence)。埃利斯用这个框架来说明,如果人们有正确的认知,他的情绪和行为就是正常的;如果他的认知是错误的,则他的情绪和行为都可能是错误的。

**2. 格拉瑟现实治疗理论**　美国心理治疗学家威廉·格拉瑟(Glasser W)的现实治疗理论建立在控制理论基础上,假设人们可以对他们的生活、行为、感受和思想负责,依赖人的理智和逻辑能力,以问题为中心,以现实合理的途径求得问题的解决。它注意思维和行为,较少直接针对情感和情绪,强调现在和将来,不纠缠于过去,重视"怎么办",而不是"为什么"。格拉瑟现实治疗理论受到多种心理治疗理论和技术的影响,是具有一定程度整合的治疗模式。此理论的创立源于格拉瑟认为精神分析不是教人对自己负责,而是固守过去并因过去而总是指责别人。现实治疗理论强调当事人的责任和力量;重视当前的行为,协助当事人拟定明确的行为改变计划并切实执行;以关怀和尊重为基础建立彼此的信任关系;强调当事人自身优点和潜能,帮助他发展成功认同经验。格拉瑟强调了许多学派所忽视的责任问题,对心理治疗做出了宝贵的贡献。他还强调人的力量、价值、潜能,强调人的自主性,主张人们应积极生活、更好地把握自己的人生,使生命更有意义。

**3. 贝克认知疗法理论**　美国心理学家贝克通过大量的抑郁症临床案例及深入的研究,在1976年出版的《认知治疗和情绪困扰》一书中明确提出了认知疗法的理论观点:心理问题主要是在错误的前提下,对现实误解的结果;这种错误可以从平常的事件中产生,如错误的学习,依据片面的或不正确的信息作出错误推论,或者不能适当地区分现实与想象之间的差别等。他还提出,个体的情感和行为在很大程度上是由其自身认识外部世界的方式或方法决定的,即一个人的思想决定了他的内心体验和行为反应。认知疗法的基础理论来自信息加工的理论模式,认为人们的行为、感情是受对事物的认知所影响和决定的。贝克指出,心理障碍的产生并不是激发事件或不良刺激的直接后果,而是通过认知加工,在歪曲或错误的思维影响下促成的。他还指出,错误思想常以"自动思维"的形式出现,即这些错误思想常是不知不觉地、习惯地进行,因而不易被认识到,不同的心理障碍有不同内容的认知歪曲。

### (四) 认知理论在临床中的应用

认知理论流派强调认知可以改变人们的观念、行为和情绪。在临床上,认知理论不仅运用于心理障碍的治疗,还被用于对各科病人的健康教育,便于增加病人对疾病的认识,改变病人对疾病的错误认知,从而改变他们对疾病的诊疗行为,提高病人的依从性。

医护人员在糖尿病健康教育中应用认知理论,发现可以提高糖尿病病人的依从性。医护人员在门诊及病区的走廊以及病房内张贴糖尿病专业知识,包括疾病发生发展的过程和转归,使病人了解一些糖尿病方面的知识;向病人介绍饮食原则和运动疗法,教会病人测定尿糖或正确使用便携式血糖仪,帮助病人逐步学会胰岛素的注射方法,教会病人降血糖药物的注意事项;在医院安排糖尿病基础知识和治疗控制讲座,由糖尿病防治专业医护人员主讲,使病人及其家属认识到糖尿病是终身疾病,治疗需持之以恒;在医院召开公休座谈会,会议内容主要为糖尿病病人发表自己对糖尿病知识的认识、对医师的医嘱执行情况,讨论分析个人行为因素。在会上鼓励治疗效果好的病友介绍自己的经验、共同分享并制订奖励措施,唤起糖尿病病人的模仿意识,提高糖尿病病人依从性。实验组的规则用药和健康教育计划执行情况显著高于对照组,说明认知理论对提高糖尿病病人依从性有明显作用。糖尿病病人通过学习、交流心得、模仿榜样,改变了自身对糖尿病的错误看法,从而改变了自己的行为,积极配合治疗,提高用药的依从性,使血糖控制在正常范围,对提高生活质量有重要意义。

## 二、现代认知理论的发展

认知理论在现代的发展更趋多元化,其中的正念治疗是目前发展最为迅猛的。正念疗法是目前欧美最流行的心理治疗方法,被广泛应用于治疗和缓解焦虑、抑郁、强迫、冲动等情绪心理问题,在人格障碍、成瘾、饮食障碍、人际沟通障碍、冲动控制障碍等方面的治疗中也有大量应用。正念,是佛教的一种修行方式,它强调有意识、不带评判地觉察当下。自 1979 年马萨诸塞大学医学院的荣誉医学博士卡巴金在其所在学院开设了减压诊所,设计了一系列"正念减压"课程后,西方的心理学家和医学家将正念的概念和方法从佛教中提炼出来,发展出了多种以正念为基础的心理疗法。目前较为成熟的正念疗法包括正念减压疗法(mindfulness-based stress reduction)、正念认知疗法(mindfulness-based cognitive therapy)、辩证行为疗法(dialectical behavior therapy)和接纳与承诺疗法(acceptance and commitment therapy)。在心理机制上,正念与感知觉敏感性的变化,注意、记忆和情绪的改善有关。正念强调对此时此刻内外部刺激的持续注意和不评判接纳。在这个过程中,个体的感知觉敏感性和注意、记忆能力以及情绪状态、情绪调节能力等也将发生显著变化。基本认知能力的变化改变了个体对内外部刺激的初级和高级加工方式,这种信息加工方式的变化对于维持个体(尤其是抑郁、焦虑和注意缺陷病人)身心健康极其重要,这也可能是正念达到各种临床功效的重要原因。

(张　岚)

## 第五节 | 心理生物学理论

### 一、理论的主要内容

长期以来,许多生理学家和心理学家利用生物学理论和方法探索心身相互关系的规律和生理机制,逐渐形成了医学心理学的心理生物学方向。尽管在不同时期对心身关系有不同的看法和理论指导,并采用了多种不同研究手段,但心理生物学研究就本质而言都是研究心理行为变量与生物学变量之间的关系的。一方面,可以以心理和行为因素作为自变量,以生理指标为因变量,观察各种不同人格和行为状态下的各种生理变化(如脑电、心电、皮肤电、血液中激素及其代谢物的含量等);另一方面,也可以以生物干预为自变量(如损毁、电刺激、药物干预等),以心理变量为因变量,研究脑和躯体的生理状况改变所引起的心理行为的改变。

#### (一) 情绪丘脑假说与情绪中枢假说

20 世纪 20 年代,美国生理学家坎农(Cannon WB,1871—1945)基于当时的生理学实验研究成果提出了情绪丘脑假说。坎农的理论主张情绪控制的核心位于丘脑。他认为,丘脑不仅将情绪冲动传递至大脑皮质从而产生情绪体验,而且通过自主神经系统对外周心血管活动和内脏功能产生影响。因此,长期的不良情绪反应可能会诱发身体疾病。

瑞士生理学家赫斯(Hess WR,1881—1973)通过对猫和狗的脑部进行电刺激或损伤特定区域的实验,发现自主功能的中心位于延髓和间脑,尤其是下丘脑。赫斯观察到,对猫下丘脑特定区域施加微弱电流可以引发恐惧、愤怒等情绪反应和攻击行为。这些发现激发了科学界对"情绪中枢"的深入探索。下丘脑被证实拥有包括"性中枢""摄食中枢""饱食中枢"和"兴奋中枢"在内的多个功能区，这些"情绪中枢"的发现为中枢控制情绪的理论提供了实验证据。赫斯因其在自主神经系统功能方面的开创性工作，于1949年荣获诺贝尔生理学或医学奖。

### （二）应激学说

20世纪30年代，加拿大生理学家塞里（Selye H）提出了著名的应激（stress）适应假说，认为应激是机体对恐惧等各种有害因素进行抵御的一种非特异性反应，表现为一般适应综合征（general adaptation syndrome，GAS）。按照这一假说，个体对外界紧张性刺激首先表现警戒反应；随后是适应或抵抗期，在此阶段，个体将成功地动员有关反应系统，做好应对外界紧张刺激的准备，并使个体内部防御力量与紧张刺激建立新的平衡。如果应激源持续存在或反复出现，则出现衰竭期；在衰竭期，个体的抗衡能力逐渐衰竭，机体出现焦虑、头痛和血压升高等一系列症状，并可导致各种心身疾病的产生。塞里在应激方面的开创性工作对后来医学心理学的发展产生了巨大的影响，直至今日，应激仍是医学心理学的重要研究内容。

### （三）脑功能定位

很早以前，研究者们就对心理活动的脑定位感兴趣。1861年，法国外科医师、神经病理学家布罗卡（Broca PP）发现，病人言语表达障碍与左额叶后部病变有关，提出了"我们用左大脑半球说话"的观点，1874年德国神经医学家韦尼克（Wernicke C）又描述了一起左颞上回病变引起语言理解困难的病例。这些发现提示心理活动可以像感觉、运动等初级功能一样定位于大脑皮质的特定区域。美国神经心理学家斯佩里（Sperry RW）对经过割裂脑手术的病人进行了数年精细的实验研究，发现胼胝体切断以后，左、右半球便独立地进行活动，左右脑的功能分立就是通过这些行为实验被证实的。1973年，神经心理学家鲁利亚建立了他的大脑三个基本功能联合区的学说，把大脑区分为三大块基本功能单元区，这些区域各自负责不同的心理过程。这三个功能区具体如下：第一功能区负责调节大脑觉醒水平，这一区域主要涉及大脑的脑干和网状结构，负责维持大脑的觉醒状态和适当的紧张度。这一区域的功能对于保持意识和注意力是必不可少的。第二功能区负责信息的接收、处理和存储，这一区域主要包括大脑的后部，特别是顶叶、枕叶和颞叶。这些区域负责处理来自外部世界的感觉信息（如视觉、听觉和触觉），以及内部信息（如情绪和身体感受），并对这些信息进行分析和存储。第三功能区负责规划和执行复杂行为，这一区域主要是指前额叶，它负责高级认知功能，如抽象思维、计划、决策和执行复杂的行为模式。前额叶在调节社会行为和个人的动机方面也起着关键作用。这三个功能区通过神经网络相互连接和协调，共同支持人类的认知、情感和行为过程。每个区域的损伤都可能导致特定类型的心理和行为障碍。

## 二、心理生物学理论的进展

随着现代科学技术的发展，特别是医学基础学科如神经解剖学、病理学、神经生物学、内分泌学和免疫学等的发展，人们对脑的结构和功能及人类的心理与行为活动的认识越来越深刻。与其他心理学理论不同，发展迅速的分子生物学和各种成像技术使人们对心理的生物学基础有了更为直观和精细的认识。

### （一）遗传学的研究

研究已经表明很多精神疾病属于多基因遗传病，如精神分裂症和抑郁症。如果某种疾病是由于一系列遗传易感基因的累积而发病的，那么与病人的血缘关系越近，他带有相同易感基因的概率就越大，发病率也越高。疾病遗传学研究的最终目的是对疾病进行预防和治疗。虽然基因治疗在精神疾病中的应用还处于非常初期的探索阶段，但随着科学技术的发展，它有可能成为应对精神疾病的重要手段。

### （二）神经内分泌的研究

心理行为与神经内分泌调节之间的关系十分密切，其中由下丘脑、垂体和靶器官构成的几个轴，

如下丘脑 - 垂体 - 甲状腺轴（HPT）；下丘脑 - 垂体 - 肾上腺轴（HPA）；下丘脑 - 垂体 - 性腺轴（HPG）等起到了重要的调节作用。

1. HPT 由下丘脑所释放的促甲状腺激素释放激素（TRH）对神经元的兴奋性和神经递质的调节，特别是对黑质纹状体多巴胺系统、中枢胆碱能系统和海马胆碱能系统的调节有着直接作用。

2. HPA 由下丘脑释放的促肾上腺皮质激素释放激素（CRH）、由垂体释放的促肾上腺皮质激素（ACTH）和由外周器官肾上腺皮质释放的皮质醇都与应激调节有关。现代研究已经证明，处于紧急状态时血中 ACTH 的升高主要是因为下丘脑的室旁核释放 CRH。脑对应激的调节主要通过以下两条途径：①兴奋下丘脑 - 腺垂体 - 肾上腺皮质轴从而增加糖皮质激素的合成和分泌；②激活脑干蓝斑核交感神经 - 肾上腺髓质轴从而释放儿茶酚胺。同时，脑边缘系统，如海马、内嗅皮质等也参与应激的调节。

3. HPG 由下丘脑 - 垂体 - 性腺轴释放的性激素在个体出生后与心理和社会因素共同作用于性的发育。雄性功能不足状态会使攻击性和性动力不足，而补充雄激素则可提高攻击性和性动力。月经前及产后的情感改变可能与雌激素水平的改变有关。此外生理水平的雌激素还具有神经保护作用，它可增强乙酰胆碱神经元对皮质和海马的投射，从而减少由胆碱能神经元损害所伴随的认知障碍。如 Luine 等（2008）20 余年的基础研究发现雌激素对大脑有神经保护作用。Sherwin 等（2008）的观察及实验性研究也提示绝经妇女的雌激素治疗对大脑认知是有益的。

此外生长激素（GH）、催乳素（PRL）、缩胆囊素（CCK）和血管紧张素（VAP）等也具有重要的神经内分泌功能，可影响正常与异常心理的发生发展过程。

### （三）中枢神经递质的研究

目前的研究已证明乙酰胆碱（ACh）、去甲肾上腺素（NE）、多巴胺（DA）、5- 羟色胺（5-HT）、谷氨酸、γ- 氨基丁酸（GABA）等经典的神经递质在正常和异常的心理活动中发挥了作用。中枢 ACh 参与大脑的学习和记忆功能，阿尔茨海默病病人中枢 ACh 神经元发生退行性改变而导致其功能不足。在重性抑郁障碍时可能有中枢 NE 功能不足，特别是双相情感障碍的抑郁状态时，NE 代谢产物 MHPG［3- 甲氧基 -4- 羟基苯乙二醇（3-methoxy-4-hydroxyphenylglycol）］的排泄减少。中枢 DA 功能与人类的心理活动关系十分密切，中枢特别是前额叶 DA 功能不足可能与精神分裂症的阴性症状有关，而中脑边缘系统 DA 功能过高则可能与精神分裂症的阳性症状相关。5-HT 的正常功能对维持人类精神活动正常起着重要作用，药理学研究提示重性抑郁障碍、焦虑症、强迫性神经症和惊恐障碍以及进食障碍都与中枢某些通路 5-HT 功能不足有关，而中脑边缘系统和前额叶 5-HT 功能过高则可能与精神分裂症有关。

### （四）神经免疫学的研究

目前已经在几乎所有的免疫细胞上发现了神经递质和激素的受体，同样，神经递质和激素的受体也大多数都已在免疫细胞上发现。心理因素和神经 - 内分泌 - 免疫系统有很密切的关系。神经内分泌系统对免疫功能起调节作用，尤其是在机体应激过程中：早期关于应激反应的研究已经发现长久的应激可严重影响免疫功能，引起肾上腺增大，并伴随胸腺和淋巴结的退化。应激过程中 HPA 通过改变外周糖皮质激素水平，进而改变各种主要免疫细胞的反应性。总之，神经激素和神经调节激素在应激的作用下影响着免疫功能的不同方面。

心理因素对免疫系统的影响很大，如丧失亲人尤其是丧偶这样的负性生活事件能使 NK 细胞和淋巴细胞的活性受到抑制，是使恶性肿瘤发病率升高的部分原因。很多重性精神疾病也常伴有免疫功能的改变，如精神分裂症、抑郁障碍、孤独症等。使用精神药物也可使免疫细胞数量和功能发生改变，很多精神药物对免疫功能都起着不同程度的抑制作用。

### （五）脑影像的研究

目前用于脑定位、脑功能及脑代谢研究的脑影像技术包括磁共振成像（MRI）、功能磁共振成像（fMRI）、弥散张量成像（DTI）、正电子发射断层显像（PET）、单光子发射型计算机断层成像（SPECT）

等在认知神经科学、临床心理学和临床医学等领域得到了广泛应用。

　　另外还有心理应激测试术（MST），即以心理作业（如问题解决、信息处理、心理运动、情感状态、厌恶或痛苦等）为应激源，同时配合各种生物参数的记录，主要用于各系统的心理生理研究。

（邓　伟）

本章思维导图

本章目标测试

# 第三章 | 心理学基础

本章数字资源

人的心理活动或心理现象包括心理过程和人格特征两个方面,其具有生物和社会的双重属性。作为医学生,掌握心理学相关的概念和基本知识,了解心理的生物与社会学基础,有助于更好地理解人类行为和思维背后的心理机制,从而更好地诊断和治疗疾病;有助于医学生提高自己的心理素质和应对能力、更好地理解病人、增强人际交往能力,为未来的医学事业打下坚实的基础。

## 第一节 | 心理现象及心理的实质

### 一、心理现象

日常生活中,人会接触到各种各样的现象,有自然现象,如彩虹、地震、流水等;也有社会现象,如抢购、追星等。遇到这些不同的现象,人可能会心旷神怡,也可能会心情沮丧。心理现象(psychological phenomenon)是个体心理活动的表现形式,它包括两个方面,即心理过程和人格特征。

心理过程包括认知过程、情绪情感过程与意志过程。认知过程是人获得信息及信息加工和处理的过程,包括感觉、知觉、记忆、思维、想象等。人在认识客观事物的时候,由于人与客观事物的关系不同,人对客观事物会产生不同的态度或体验,如满意或不满意、愉快或不愉快等,这些复杂多样的态度或体验称为情绪和情感,产生态度或体验的过程就是情绪情感过程。人不仅能认识事物,体验对事物的态度,而且还能为了满足某种需要,自觉地确定目的、制订计划、克服困难、努力达到目的,这就是人的意志过程。由于先天素质不一样,生活的环境和受到的教育存在差别,所从事的实践活动也有所不同,所以人在活动的过程中,会表现出其各自的独特的特点,这些特点就是人格特征,人格是人稳定的心理特征的综合。

人的心理过程和人格特征是密切联系的。人格心理是通过心理过程表现的;同时,已经形成的人格又会制约心理过程的进行,从而对心理过程产生重要影响,使得每一个人在认知、意志、情感等方面表现出明显的人格差异。

### 二、心理的实质

人类对心理的实质问题经历了相当长的探索过程,只有到了近代,辩证唯物主义才将心理的实质问题做出了科学的解释。科学的心理观认为,脑是心理的器官,心理是脑的功能,是脑对客观现实主观的、能动的反映。归纳起来,可以理解为,心理是人脑的功能,是人脑对客观现实主观能动的反映。

#### (一)心理是脑的功能

心理活动与脑有密切的关系,人类的心理现象是人脑进化的结果。大脑是由大量神经细胞借助突触而形成的一个巨大的网络系统。每个神经细胞可能和 6 万～30 万个神经细胞发生联系。从动物进化角度看,随着神经系统特别是脑的进化,动物的心理由无到有、由简单到复杂地逐渐地发生着变化。特别是随着新皮层的出现,动物的心理有了质的改变,如类人猿能够借助于表象和简单的概括能力,在一定程度上发现事物之间的关系,并解决一些较复杂的问题。不同的动物随着其心理的需要,其皮层发展也是不同的,如人和猿猴相比,颞区、下顶区和额区的面积显著地增大,这些脑区正是对信息进行加工、综合、贮存、控制等的部位。大脑既可同时接受各种刺激,还受过去经历过的刺激的影响,加上反馈作用,使得心理变得极为复杂。现代个体研究也发现,心理的发生发展也是以脑的发育为物质基础的。现代的生理解剖和临床医学证明,人脑由于外伤或疾病受到损伤,相应的心理活动也会发生改变,例如大脑右半球病变时就会引起视空间、注意和情绪障碍,这都证明了心理是脑的功能。

### （二）心理是脑对客观现实主观的、能动的反映

脑是心理产生的器官,是一切心理活动的物质基础,但大脑本身并不能凭空产生心理活动,客观现实是心理的源泉和内容,没有客观现实就没有心理。心理活动的内容来源于客观现实,人的感觉和知觉是由于客观事物直接作用于人的感觉器官而产生的反应,记忆、思维、情绪、情感等心理活动是在感知觉的基础上形成和发展起来的。脑对客观现实进行反映时,不是机械的、被动的反映,是一种主观的反映,受到个人经验、人格特征和自我意识等多种因素的影响。在这一过程中,逐渐形成了不同的心理水平、心理状态和人格特征,而这些内容反过来又影响和调节个体对客观现实的反映,从而表现出人的心理的主观特点。

（冯正直）

## 第二节 ｜ 认知过程

认知过程（cognitive process）是指人们获得知识、应用知识以及信息加工的过程,它是人最基本的心理过程,包括感觉、知觉、记忆、想象、思维和语言等。人脑接受外界输入的信息,经过脑的加工处理,转换成内在的心理活动,进而支配人的行为,这个过程就是信息加工的过程,也就是认知过程。思维是认知过程的核心。

### 一、感觉

#### （一）感觉的概念

感觉（sensation）是人脑对直接作用于感觉器官的客观事物的个别属性的反映。客观世界丰富多彩,人们时时刻刻都接触到外界的各种事物,而每种事物都具有多种属性,这些属性直接作用于人的各种感觉器官,进而在人脑中产生各种各样的感觉。感觉是最为简单的心理现象,是人们认识客观世界的第一步,只有通过各种感觉才能分辨和感知事物的各种属性。人们通过视觉器官可以感受到事物的形状、颜色以及明暗度等各方面信息;通过听觉器官可以感受到各种声音的音高、音量和音色;通过嗅觉器官可以感受到各种气味;通过触摸可以感受到物体的软硬、温度等;通过内部感受器可以感受到有机体自身的活动情况,如自身的姿势和运动状态、躯体内部各器官的变化等。

感觉在人的心理活动中起到了极其重要的作用,感觉剥夺实验证实,正常人在被阻断来自外界的各种刺激后,会出现脑电波的改变以及错觉、幻觉、智力障碍等一系列心理活动的异常。人的一切较高级的心理现象都是通过感觉获得材料,并在感觉的基础上产生的。

虽然人们只有通过感觉才有可能逐步认识客观世界,但感觉仅仅是认识的初级阶段,人的感觉反映的往往只是作用于感受器的事物的个别属性,并不能反映事物的本质和联系,因此,仅靠感觉去认识事物是片面的。

#### （二）感觉的分类

根据感受器所在部位,可将感觉分为两类:

1. **外部感觉**　由外感受器引起的感觉称为外部感觉。它是指位于身体表面并感受外在环境刺激变化的感受器,包括眼、耳、鼻、舌、身,分别感受视觉、听觉、嗅觉、味觉以及皮肤的触压觉及温度觉。

2. **内部感觉**　由内感受器引起的感觉称为内部感觉。它是指位于身体内部(血管、内脏、骨骼肌、肌腱)并感受内在环境刺激变化的感受器,分别感受机体运动、平衡及内脏感觉等。

### (三) 感受性与感觉阈限

感受性（sensitivity）是指感觉器官对适宜刺激的感觉能力。各种感觉并不是由所有刺激引起的，人的感觉只能对一定范围内的适宜刺激作出反应。感受性的大小可以用感觉阈限（sensory threshold）来度量。感觉阈限是指能够引起感觉的最低刺激强度。每种感觉都有两种类型的感受性和感觉阈限，即绝对感受性和绝对感觉阈限、差别感受性和差别感觉阈限。

**1. 绝对感受性和绝对感觉阈限** 刺激物只有达到一定强度才能引起人们的感觉，例如在日常生活中我们很难觉察到落在皮肤上的灰尘，这是因为灰尘很轻，人们感觉不到它的存在。当灰尘达到一定量时人们就能清楚地感觉到它对皮肤产生的压力，这种刚刚能够引起感觉的最小刺激量称为绝对感觉阈限；而人的感官觉察这种微弱刺激的能力称为绝对感受性，它可以用绝对感觉阈限来衡量。绝对感觉阈限越大，能够引起感觉所需要的刺激量越大，感受性就越小；绝对阈限越小，能够引起感觉所需要的刺激量越小，感受性就越大。因此，绝对感受性与绝对感觉阈限在数值上成反比。

对于低于绝对感觉阈限的刺激，虽然我们感觉不到，但却能引起一定的生理效应。例如，低于听觉阈限的声音刺激能引起脑电波的变化和瞳孔的扩大等。因此，有意识的感觉阈限和生理上的刺激阈限并不是完全等同的。一般来说，生理上的刺激阈限要低于能够意识到的感觉阈限。

**2. 差别感受性和差别感觉阈限** 对于两个同类的刺激物，在刺激物引起感觉之后，如果刺激在数量上发生变化，它们的强度只有达到一定的差异才能引起差别感觉，这种刚刚能引起差别感觉的刺激物间的最小差异量称为差别感觉阈限（differential threshold）。刺激变化量与原刺激量之间存在着固定的比例关系。从感觉方面讲，产生的最小感觉差异称为最小可觉差（just noticeable difference，JND）。上述的固定比例对于不同的感觉是不同的。人们对这一最小差异量的感觉能力称为差别感受性（differential sensitivity）。差别感受性与差别感觉阈限在数值上也成反比关系。差别感觉阈限越低，即刚刚能够引起差别感觉的刺激物间的最小差异量越小，差别感受性就越大。

人们的感觉阈限往往受多种因素的影响，刺激物的不同、刺激作用的时间、刺激面积的大小、感受器原有的水平以及个体差异等都会影响个体的阈限值。

### (四) 常见的感觉现象

**1. 适应** 由于刺激物对同一感受器的持续作用，从而引起感受性改变的现象称为适应（adaptation）。适应是我们熟悉的一种感觉现象，例如，将手浸放在热水中，开始时会感觉很热，但不久就感觉不这么热了，这种现象就是皮肤对温度的适应现象，而古语所说的"入芝兰之室，久而不闻其香；入鲍鱼之肆，久而不闻其臭"的现象正是嗅觉的适应现象。

适应可引起感受性的改变，持续作用的强刺激会使感受性降低，而持续作用的弱刺激会使感受性增强。感受性的这种变化使得人们可以提高对弱刺激的感觉能力，并在超强刺激下防止感受器的伤害，使人更好地适应环境的变化。

在人的各种感觉中，除了痛觉很难适应，其他感觉都存在适应现象，但适应的速度和程度是不同的。视觉适应可区分为暗适应和明适应，暗适应（dark adaptation）是指由亮处转入暗处时视觉感受性提高的过程。例如，我们从室外进入光线较暗的电影院，经过一段时间后开始能看清黑暗中的物体，这时视觉的感受性提高了，这就是暗适应过程。明适应（bright adaptation）与暗适应相反，是指由暗处转入亮处时，视觉感受性下降的过程。

**2. 后像** 刺激物对感受器的作用停止以后，感觉现象并不立即消失，并能保留一个短暂的时间，这种现象称为后像（afterimage）。后像根据性质不同可分为正后像（positive afterimage）和负后像（negative afterimage），其中，后像与刺激物相同称为正后像；后像与刺激物相反称为负后像。例如，人在注视亮着的电灯时，如注视时间较短，然后闭上眼睛，仍会感到眼前有一个灯的光亮形象出现在暗的背景上，这是正后像；如注视时间较长，将灯光移去后便会有一个黑色的灯的形象出现在亮的背景上，这是负后像。颜色视觉也有后像，一般为负后像，比如，注视一个红色正方形约1分钟，然后将视线转向身边的白墙，那么在白墙上将看到一个绿色正方形后像；如果先注视一个黄色正方形，那么后像将是蓝色的。

3. **感觉的相互作用**　同一感受器同时接受两种不同刺激的作用而产生的对比称为同时对比。例如图3-1,将从同一张灰纸上剪下的两个小的长方形分别放在一张白色背景和一张黑色背景的纸上,这时人们会看到放在白色背景上的长方形显得暗一些,而放在黑色背景上的长方形显得亮一些。

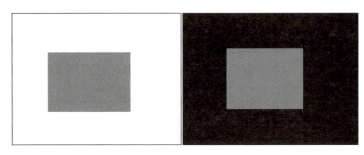

图 3-1　感觉的相互作用

同一感受器先后接受不同刺激的作用而产生的对比称为先后对比。例如,吃完糖之后,再吃苹果,就会觉得苹果不甜;先吃糖,后喝苦药,就会觉得药更苦。一般情况下,人对某种刺激物的感受性,不仅取决于该感受器直接接受的刺激,而且还取决于同时受到刺激的其他感受器的功能状态。

4. **联觉**　联觉(synaesthesia)是指一种感觉引起另一种感觉的心理现象。联觉属于一种特殊的感觉相互作用,生活中联觉的现象相当多见,尤其是颜色刺激,例如红、橙、黄三种颜色,往往使人们产生温暖的感觉,被称为暖色调;而绿色和蓝色容易使人们联想到草原、天空、海洋的颜色,使人感到神清气爽,心旷神怡;更深一些的颜色如深蓝、青色、紫色等,使人感到凉爽甚至寒冷,被称为冷色调。又如,医院的病房在布置时使用浅蓝色的窗帘、浅绿色的围墙、白色的床单,使病人在病房中感受到平静、安逸,有利于疾病的治疗和恢复。

## 二、知觉

### (一) 概念

知觉(perception)是人脑对直接作用于感觉器官的客观事物的整体属性的反映,它是一系列组织并解释外界客体和事件产生的感觉信息的加工过程。例如,我们看见一个红红的苹果、听到一首动听的歌曲,而不是仅仅看到红色的、圆形,听到高音或低音、乐音或噪声,这些就是知觉现象。

感觉和知觉是人认识客观事物的初级阶段,是人的心理活动的基础。人们通过感觉可以认识事物的个别部分或个别属性,而通过知觉能够把由各种感觉通道所获得的感觉信息进行整合以获得对事物整体的认识。人的感觉的产生更多地受客观刺激的影响,而知觉的产生除了受客观刺激的作用,很大程度上还受个人经验等主观因素的制约。

### (二) 知觉的分类

根据知觉反映的客观事物的特性的不同,我们可以把知觉分为空间知觉、时间知觉和运动知觉。

1. **空间知觉**　空间知觉是对物体的形状、大小、远近、方位等空间特性的知觉。它包括形状知觉、大小知觉、距离知觉和方位知觉等,是多种感受器协同活动的结果。

2. **时间知觉**　时间知觉是对客观事物的顺序性和延续性的反映。

3. **运动知觉**　运动知觉是个体对物体空间移动以及移动速度的反映。例如,鸟在天上飞、鱼在水里游等。通过运动知觉,人们可以分辨物体的运动和静止,以及运动速度的快慢。

### (三) 知觉的基本特性

1. **知觉的选择性**　人在知觉事物时,首先要从复杂的刺激环境中将一些有关内容抽象出来组织成知觉对象,而其他部分则留为背景,这种根据当前需要,对外来刺激物有选择地作为知觉对象进行组织加工的特征就是知觉的选择性。知觉的选择性是个体根据自己的需要与兴趣,有目的地把某些刺激信息或刺激的某些方面作为知觉对象而把其他事物作为背景进行组织加工的过程。影响知觉选择性的客观因素不仅与客观刺激物的物理特性有关,还与知觉者的需要和动机、兴趣和爱好、目的和任务、已有的知识经验以及刺激物对个体的意义等主观因素密切相关。知觉的选择性既受知觉对象特点的影响,又受知觉者本人主观因素的影响。

2. **知觉的整体性** 是指知觉系统倾向于把感觉到客观事物的个别特征、个别属性整合为整体的功能特性。知觉的整体性与过去经验有关,还与知觉对象本身的特征有关,如对象的接近性、相似性、连续性、封闭性等。一般来说,刺激物的关键部分、强的部分在知觉的整体性中起着决定性作用。临床医师根据病人疾病的典型特征得出正确的诊断就是知觉的整体性的体现。

3. **知觉的理解性** 人在感知当前的事物时,不仅依赖于当前的信息,还要根据自己过去的知识经验来理解它,给它赋予一定的意义,这就称为知觉的理解性。知觉的理解性使人的知觉更为深刻、精确和迅速。知觉的理解性会受到情绪、意向、价值观和定势等的影响,在知觉信息不足或复杂情况下,知觉的理解性需要语言的提示和思维的帮助。知识、经验不同,对知觉对象的理解也不同。

4. **知觉的恒常性** 当知觉对象的刺激输入在一定范围内发生了变化的时候,知觉形象并不因此发生相应的变化,而是维持恒定,这种特性称为知觉的恒常性。例如,一个人从不同角度看篮球板上的篮筐,视觉形象均不同,但也仍然以篮筐是"圆"的,而不是"椭圆"的形状来知觉。知觉的恒常性有利于人们正确地认识和精确地适应环境,对于我们现实生活有着重大意义。它可以使我们保持对事物本来面目的认识,保持对事物的稳定不变的知觉,从而更好地适应不断变化的环境。

### (四)错觉

当你坐在火车上,旁边的火车开始移动时,你会感觉到是自己的火车在动;当你同时拿起两个体积不同但重量相同的物体时,较小的物体感觉更重;当你看向远处的铁轨时,即使铁轨是平行的,它们在视觉上却汇聚于地平线处,这些现象都是错觉。错觉(illusion)是在客观事物刺激作用下产生的对刺激的主观歪曲的知觉,是不正确的知觉。在生活中常见的错觉有大小错觉、形状错觉、方向错觉、形重错觉、倾斜错觉、运动错觉、时间错觉等。错觉产生的机制到目前虽然不清楚,但是研究错觉对我们更好地研究知觉和认识自然现象具有重大的意义。在错觉中,视错觉表现得最明显(图3-2)。你相信图3-2中的水平线彼此间都是平行的吗?近年来,由于技术的发展特别是计算机制图技术的发展,颜色错觉和运动错觉的研究逐渐成为焦点。错觉虽然有时候会给我们的生活带来不便,但也能为我们服务。比如装修房间的时候在地板的四周铺上粗糙的鹅卵石,会使得地板"变得"格外的光滑。

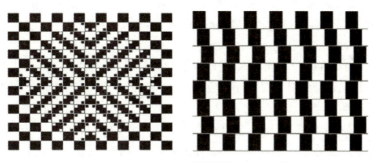

图 3-2 视错觉

## 三、注意

注意(attention)是心理活动对一定对象的指向和集中。注意本身不是一种独立的心理活动,它不能单独进行或完成,它是心理活动的一种属性或特性,指向性和集中性都是注意的基本特征。

### (一)注意的功能与外部表现

注意有选择功能、保持功能及对活动的调节和监督功能,这些功能使个体能从大量周围环境的刺激中,选择出哪些对人很重要,哪些对人不那么重要,排除无关信息,控制并使信息保持在意识中。

注意是一种内部心理状态,可以通过人的外部行为表现出来。人在注意时,血液循环和呼吸都可能出现变化,当注意力高度集中时,还常常伴随某些特殊的表情动作,如托住下颌、凝神远望等。

### (二) 注意的分类

**1. 无意注意**　是指没有预定目的,也不需要做意志努力的注意。如天空中突然有一架飞机飞过,人们不由自主地抬头去望,这时的心理活动就是无意注意。无意注意是一种初级的、被动的注意形式,它的产生和维持,不依靠意志的努力。新异的刺激物、强度大的刺激物、刺激物与背景的差别大以及刺激物的运动和变化都是引起无意注意的客观因素。

**2. 有意注意**　是指有预定的目的,需要一定意志努力的注意,是注意的一种高级形式。人们在劳动、工作和学习中都需要大量的有意注意才能完成任务。有意注意自觉主动地服从一定目的和任务。需通过一定意志努力自觉调节和支配,去注意那些必须注意的事物。

**3. 有意后注意**　是指事先有预定的目的,但不需要付出意志努力的注意。有意后注意是在有意注意的基础上发展起来的,它具有高度的稳定性,是人类从事创造活动的必要条件。如人们在熟练地进行阅读、打字、开车等机械枯燥的工作,在强迫自己做下去的同时,不断培养自己对事物的兴趣,随着熟悉强度的加大,慢慢地接受这份工作,而不需意志力的努力。

### (三) 注意的品质

良好的注意应具有适当的范围、比较稳定、善于分配和主动转移等四个品质。

**1. 注意广度**　是指在单位时间内(0.1秒)能够清楚地把握的对象数量。在0.1秒的时间内,人眼只能知觉对象一次,那么这一次知觉到的数量就是注意的范围。正常成人能注意到4~6个毫无关联的对象。

**2. 注意的稳定性**　是指在同一对象或同一活动上注意所能持续的时间,这是注意品质在时间上的特性。保持的时间越长,表明注意的稳定性越好。一般人的注意集中时间为10分钟左右,但经过严格训练的外科医师可以集中注意在手术部位达数小时之久。注意的稳定性并不是一成不变的,而是在间歇性地加强和减弱,这种现象称为注意的动摇,是注意的基本规律之一。注意的动摇可以用图3-3来说明。当我们注视前面的这个棱台框架时,我们时而觉得小方框平面位于前方,大方框平面位于后方;时而又觉得小方框平面位于后方,而大方框平面位于前方。这种反复的变化是由注意的动摇造成的。

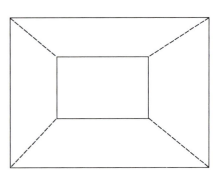

图3-3　注意的动摇

**3. 注意分配**　是指在同一时间内人把注意同时指向两种或两种以上活动或对象中去的能力。注意分配的能力可以通过训练得到提高,例如通过长期的针对性训练,足球运动员在比赛中的注意分配情况可谓"眼观六路、耳听八方"。

**4. 注意转移**　是指个体有目的地、主动地把注意从一个对象转移到另一个对象。注意转移的速度主要取决于注意的紧张性和引起注意转移的新的刺激信息的性质。决定注意转移快慢的因素有,①原有注意的紧张、稳定和集中的程度:紧张度高者较难转移;②引起注意转移的新事物的意义、趣味性与吸引力的大小:新事物越符合个体的需要,越易引起注意转移;③个体的神经活动类型:灵活型者较易产生注意转移。

## 四、记忆

### (一) 记忆的概念和分类

记忆(memory)是指在头脑中积累和保持个体经验的心理过程。从信息加工的观点看,记忆是人脑对外界输入的信息进行编码、储存和提取的过程。记忆根据分类标准的不同,可以分为不同的类型。

**1. 按记忆的内容分类**　根据记忆的内容不同,记忆可分为形象记忆、逻辑记忆、情绪记忆和运动记忆。形象记忆是以感知过的客观事物在头脑中再现的具体形象为内容的记忆。它可以帮助我们记住事物的具体形象,包括事物的大小、形状、颜色、声音以及物体的活动变化等。逻辑记忆又称语义记忆,是指以概念、公式、理论、推理等为内容的记忆。它是人类所特有的,具有高度的理解性、逻辑性。情绪记忆是以过去体验的情绪、情感为内容的记忆。如触景生情、经验教训等都是情绪记忆。运动记忆又称操作记忆,是对过去做过的运动或操作动作的记忆。如开车、游泳都是运动记忆。这种记忆是技能、技巧、技术和习惯动作形成的基础。

**2. 按记忆加工的方式或保持时间的长短分类**　根据记忆中信息保持时间的长短,将记忆分为瞬时记忆、短时记忆和长时记忆(图 3-4)。瞬时记忆的信息在感觉系统存留时间仅为 0.25～2.00 秒,具有鲜明的形象性。短时记忆是瞬时记忆和长时记忆的中间阶段,信息在头脑中存留 5 秒～1 分钟,信息储存量有限,一般为 7±2 个记忆单位。长时记忆是信息经过深入加工,在头脑中长期贮存的记忆。长时记忆的内容是个体的知识和经验,可以保持一段时间,甚至终生。

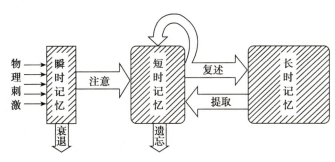

图 3-4　记忆的三个系统

**3. 根据记忆时空关系的方式分类**　图尔文(Tulving E,1972)将长时记忆分为两类:情景记忆和语义记忆。情景记忆是人们根据时空关系对某个事件的记忆。这种记忆是与个人亲身的经历分不开的,如人们对自己参加某次聚会的记忆、对游览某个景点的记忆。由于该记忆受一定的时间、空间的限制,信息的储存容易受到各种因素的干扰,因而不够稳定。语义记忆是人们对一般知识和规律的记忆,与特殊的地点、时间无关。如人们对符号、公式、定理等的记忆。这种记忆受规则、知识、概念和词的制约,较少受外界因素的干扰,因而比较稳定。

**4. 根据记忆获得的方式分类**　安德生(Anderson JR,1980)根据记忆获得的方式以及提取时是否需要意识的参与,将记忆分为陈述性记忆和程序性记忆两种。陈述性记忆是对有关事实和事件的记忆,它可以通过语言传授而一次性获得,它的提取往往需要意识的参与,如我们对日常生活常识的记忆。程序性记忆是如何做事情的记忆,包括对知觉技能、认知技能和运动技能的记忆。在利用这类记忆时往往不需要意识的参与。例如,一项运动技能的形成,先前的动作要领的学习是陈述性记忆,动作技能形成以后,形成的某项动作后的操作动作是程序性记忆。

**(二)记忆的基本过程**

**1. 识记**　识记(memorization)是通过对客观事物的感知与识别而获得事物的信息和编码,并在头脑中留下映像的过程。识记是记忆的开端,是保持的前提。

**2. 保持**　保持(retention)是指识记过的材料(经验)和获得的信息在头脑中得到储存和巩固的过程,它是实现再认和回忆的重要保证。保持是一个动态变化的过程,表现为保存信息的数量和质量会随着时间的推移而发生改变。在质的方面:一种是原来识记内容中的细节趋于消失;另一种是增添了原来没有的细节,内容更加详细、具体或者突出夸大某些特点,使其更具特色。在量的方面:一种是记忆回溯现象,即在短时间内延迟回忆的数量超过直接回忆的数量,也有人称之为记忆恢复现象;另一种是识记的保持量随时间的推移而日趋减少,有部分内容不能回忆或发生错误,即遗忘。

**3. 再认和回忆**　再认和回忆都是对长时记忆所储存的信息的提取过程。再认(recognition)是指过去经历过的事物重新出现时能够识别出来的心理过程。回忆(recall)是过去经历过的事物不在主体面前,由其他刺激作用而在大脑里重新出现的过程。通常,能够回忆的内容都可以再认,而可以再认的内容不一定能够回忆。

### (三) 遗忘

记忆的内容不能保持或提出时有困难称为遗忘。遗忘可分为暂时性遗忘和永久性遗忘。由于某种原因对识记材料一时不能再认或回忆的称为暂时性遗忘,识记过的内容不经重新学习不能再认或回忆的称为永久性遗忘。

德国心理学家艾宾豪斯(Ebbinghaus H)对遗忘规律做了首创性、系统性的研究。结果表明,学习后最初一段时间遗忘快,随时间推移和记忆材料的数量减少,遗忘便渐渐缓慢,最后稳定在一定水平(图 3-5)。

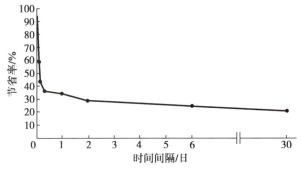

图 3-5　艾宾豪斯遗忘曲线

遗忘的规律与特点如下:

**1. 遗忘进程先快后慢**　遗忘的进程是不均衡的,有先快后慢的特点。

**2. 遗忘的多少与记忆材料的性质和长度的关系**　从记忆材料的性质来说,抽象的材料遗忘快于形象的材料;无意义的材料遗忘快于有意义的材料;言语材料遗忘快于形象材料;熟练的技能遗忘最慢。从记忆材料的长度来说,记忆材料长度越长,就越容易遗忘。

**3. 遗忘的多少与个体的心理状态的关系**　能满足个体需要或对个体有重要意义的材料容易保持,不能满足个体需要或对个体没有意义的材料容易遗忘;能引起个体愉快的情绪体验的材料容易保持,能引起个体不愉快的情绪体验的材料容易遗忘。

**4. 遗忘与个体的学习程度和学习方式的关系**　从学习程度方面来说,学习重复的次数越多,就越不容易遗忘,但从经济高效的角度来看,超额学习 50% 最佳;从学习方式方面来说,反复阅读与试图回忆相结合比单纯的反复阅读记忆保持的效果好,这是因为,反复阅读与试图回忆相结合能加强注意力,充分利用时间。

## 五、思维

### (一) 思维的概念

思维(thinking)是人脑借助于语言而实现的,以已有知识为中介,对客观现实间接的、概括的反映。思维是认识的高级形式,它揭示事物的本质特征和内在联系,并以概念的形式进行判断、推理,解决人们面临的各种问题。

间接性和概括性是思维过程的主要特征。思维的间接性表现在它借助其他事物为媒介间接地认识事物。比如,医师难以直观感知到病人心肌缺血,但借助心电图描记的 ST 段下移和 T 波倒置就可间接地诊断为心肌缺血。思维的概括性表现为两个方面:一是对一类事物共同本质特征概括性的认识。例如,在医院里用于医疗的工具很多,而且具体用途也各不相同,但都具有一个共同的特征,即都是用于医疗的工具,抓住这一本质特征,就可将其统称为医疗器械。二是对事物之间规律性的内在联系的认识。例如,严重腹腔积液的病人一般都有移动性浊音,这是医师对"严重腹腔积液"和"移动性浊音"之间规律性联系的认识。

### (二) 思维的分类

**1. 根据思维方式分类**　包括①动作思维(motoric thinking),是以实际动作或操作来解决问题的思维,即思维以动作为支柱,依赖实际操作解决具体直观的问题,在个体心理发展中,此种思维方式是1~3岁幼儿的主要思维方式,在实际的生活中成人也常常依赖实际操作来解决一些问题,但这种直观动作思维要比幼儿的直观动作思维水平高;②形象思维(imaginal thinking),是利用具体形象解决问题的思维,思维活动依赖具体形象和已有的表象,在个体心理发展中,它是3~6岁儿童的主要思维方式,也是许多艺术家、文学家及设计师较多运用的思维方式;③抽象思维(abstract thinking),是以抽象的概念和理论知识来解决问题的思维,这是人类思维的核心形式,例如,学生运用公式、定理、定律解答数学、物理、化学问题的思维方式等。

2. **根据思维探索答案的方向(思维的指向性)分类**　包括①聚合思维(convergent thinking),也称求同思维,就是把解决问题所能提供的各种信息聚合起来,得出一个正确的答案或一个最好的解决问题的方案;②发散思维(divergent thinking),又称求异思维,是解决一个问题时,沿着各种不同的方向进行积极思考,找出符合条件的多种答案、解决方法或结论的一种思维。

3. **根据思维的独立程度来分类**　包括①常规思维(normative thinking),是用常规的方法和现成的程序解决问题的思维。这种思维不创造新成果,创造性水平很低。②创造性思维(creative thinking),是在思维过程中,在头脑中重新组织已有的知识经验,沿着新的思路寻求产生一些新颖的、前所未有的、有创造想象参加的且具有社会价值的思维。

### (三)思维过程

1. **分析与综合**　分析是指在头脑中把整体事物分解为各个部分或各个属性,再分辨出个别方面、个别特征,并加以思考的过程。而综合则是指在头脑中把事物的各个部分、各个特征、各种属性结合起来,形成一个整体。综合是思维的重要特征,通过综合,可以全面、完整地认识事物,从而认识事物之间的联系和规律。

2. **比较和分类**　比较是在分析、综合的基础上,把各种事物和现象加以对比,从而找出事物之间的相同点、不同点及其联系。通过比较,才能看出异中之同或同中之异。分类是在比较的基础上确认事物主次并将其联合为组、局、种、类的过程。通过分类可揭示事物的从属关系、等级关系,从而使知识系统化。

3. **抽象与概括**　抽象是指找出事物的本质属性,排除非本质属性的思维过程。概括是指在思想上把抽象出的各种事物与现象的共同特征和属性综合起来,形成对一类事物的概括性本质属性的认识。例如炎症有各种表现,经抽象找出其本质特征如红、肿、热、痛。推而广之,只要有红、肿、热、痛就可认为有炎症,这就是概括。

## 六、表象和想象

### (一)表象

表象(representation)是指当感知过的事物不在眼前时,人们在头脑中出现的有关事物的形象。表象是在知觉的基础上产生的,构成表象的材料均来自过去知觉过的内容,可见表象是直观的感性反映。表象是多次知觉概括的结果,它有感知的原型,是对某一类对象的一般特性的概括性反映。表象具有直观性、概括性和可操作性的特点。

当阅读小说时,人们会在脑海中构建场景和角色的表象;当解决数学问题时,人们可能会在心中形成数字和形状的表象。

### (二)想象

1. **想象的定义**　想象(imagination)是对大脑中已有表象进行加工改造,形成新形象的过程。想象有形象性和新颖性的特点,是一种创造性地反映客观现实的形式。表象是想象的素材,但想象不是表象的简单再现,而是对表象进行加工改造、重新组合形成形象的过程。如孙悟空、猪八戒等形象就是想象的成果。想象力是创新观念的源泉,它具有预见的作用,它能预见活动的结果,指导人们活动进行的方向。科学的假说、工程师的设计、作家的人物塑造等凡属人类的创造性劳动,无一不是想象的结晶。没有想象便没有文学艺术、没有创造发明、没有科学预见。

2. **想象的种类**  根据产生想象时有无明确的目的性,可以把想象划分为有意想象和无意想象。有一定目的、自觉进行的想象是有意想象;有意想象又分为再造想象、创造想象和幻想。在刺激作用影响下,没有目的、不由自主地进行的想象是无意想象,如"青春期白日梦"。在日常生活中,梦是很常见的一种无意想象。

(冯正直)

## 第三节 │ 情绪和情感过程

情绪和情感是人类大脑的高级功能,对个体的学习、记忆和决策有着重要的意义,是人类生存和适应的重要保障。人们在与自然界和社会的接触中,会遇到各种现象和各种情境,从而产生喜、怒、忧、思、悲、恐、惊等情绪、情感体验。正是由于情绪、情感的不同变化,人们的心理活动才更加丰富多彩。

### 一、情绪和情感的概念

情绪(emotion)和情感(affection)是指人对客观事物的态度体验,是人的需要是否得到满足的反映。情绪与情感是人们对客观事物的一种反映形式,客观事物是产生情绪、情感的源泉,离开了客观事物,情绪、情感就成了无源之水。客观事物与人的需要之间的关系,又决定了人对客观事物的态度,人对这种关系进行反映的形式则是体验和感受。所以当客观事物满足了人的需要和愿望时,就会引起人的正性和积极的情绪、情感,诸如高兴、愉快、满意、喜欢等;当客观事物不能满足人的需要和愿望时,则会引起负性和消极的情绪、情感,诸如生气、苦闷、不满、憎恨等;当客观事物只能满足人们一部分需要时,则会引起诸如喜忧参半、百感交集、啼笑皆非等肯定与否定、积极与消极相互交织的情绪与情感。

### 二、情绪和情感的关系

情绪、情感是彼此依存、相互交融的,稳定的情感是在情绪的基础上发展起来的,同时又通过情绪反应得以表达;情绪的变化往往反映情感的深度,在情绪发生的过程中,常常蕴涵着深刻的情感。

情绪和情感以前曾统称为感情,它既包括感情发生的过程,也包括由此产生的各种体验,因而用单一的感情概念难以全面表达这种心理现象的全部特征。现代心理学分别采用情绪和情感来表达感情的不同方面。情绪和情感的区别在于情绪与生理需要是否满足相联系,而情感与社会需要是否满足相联系;情绪具有情境性,而情感具有稳定性、深刻性;情绪带有更多的冲动性和外显的反应,而情感则显得更加深沉和内隐;稳定的情感是在情绪的基础上发展起来的,又通过情绪反应得以表达,情绪的变化往往反映情感的深度。情绪主要指感情的过程,也就是脑的神经机制活动的过程。情绪代表了感情的种系发展的原始方面,所以情绪的概念可用于动物和人。而情感的概念是感情的"觉知"方面,集中表达感情的体验和感受。情绪和情感又是人类社会历史发展的产物,而且情感是人才具有的高级心理现象。

### 三、情绪的功能

#### (一)情绪的适应功能

情绪是生物进化的产物,在低等动物种系中,几乎无情绪而言,只有一些具有适应性的行为反应模式。当动物的神经系统发展到一定阶段时,生理唤醒在头脑中产生相应的感受状态并留下痕迹,最原始的情绪就出现了。当特定的行为模式、生理唤醒及相应的感受状态出现后,就具备了情绪的适应性,其作用是使机体处于适宜的活动状态。所以,情绪从一开始就成为适应生存的工具。

人类继承和发展了动物情绪这一高级适应手段。情绪的适应功能在于改善和完善人的生存条件。例如,婴儿出生时,由于脑的发育尚未成熟,还不具有独立生存的基本能力,他们靠情绪信息的传递,得到成人的抚育。人们常通过快乐表示情况良好;通过痛苦表示急需改善不良处境。由于人生活在高度人文化的社会里,情绪适应功能的形式有了很大的变化,人用微笑向对方表示友好,通过移情和同情来维护人际联结,情绪起着促进社会亲和力的作用,但对立情绪有着极大的破坏作用。总之,各种情绪的发生,时刻都在提醒着个人和社会去了解自身或他人的处境和状态,以求得良好适应。

### (二)情绪的动机功能

情绪构成一个基本的动机系统,它能够驱动有机体发生反应,在最广泛的领域里为人类的各种活动提供动机。情绪的动机功能既体现在生理活动中,也体现在人的认识活动中。

内驱力是激活有机体行为的动力。情绪的作用在于能够放大内驱力的信号,从而更强有力地激发行动。例如,人在缺水或缺氧的情况下,产生补充水分或氧气的生理需要。但是这种生理驱力本身并没有足够的力量去驱化行动。而此时产生的焦虑感起着放大和增强内驱力信号的作用,并与之合并而成为驱动人行为的强大动力。

内驱力带有生物节律活动的刻板性。情绪反应比内驱力更为灵活,它不但能根据主客观的需要及时地发生反应,而且可以脱离内驱力独立地发生作用。情绪的动机功能还体现在对认识活动的驱动上,认识的对象并不具有对活动的驱动性,促使人去认识事物的是兴趣和好奇心。兴趣作为认识活动的动机,导致注意的选择和集中,支配感知的方向和思维加工,从而支持着对新异事物的探索。

### (三)心理活动的组织功能

情绪是独立的心理过程,有自己的发生机制和活动规律。作为脑内的一个监察系统,情绪对其他心理活动具有组织作用。它包括对活动的促进或瓦解两方面,正性情绪起协调、组织作用,负性情绪起破坏、瓦解作用。研究证明,情绪能影响认知操作的效果,影响效应取决于情绪的性质和强度。愉快强度与操作效果呈倒"U"形曲线关系(图 3-6),即中等水平的愉快唤醒为认识活动提供最佳的情绪背景,过低或过高的愉快唤醒均不利于认知操作。对于负性情绪来说,痛苦、恐惧的强度与操作效果呈直线相关,情绪强度越大,操作效果越差。

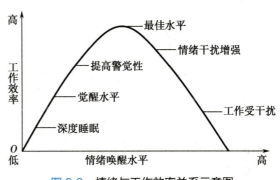

图 3-6 情绪与工作效率关系示意图

情绪的组织功能在对记忆的影响方面也有体现。在良好情绪状态下,人们很容易回忆带有愉快情绪色彩的材料;如果识记材料在某种情绪状态下被记忆,那么在同样的情绪状态下,这些材料更容易被回忆出来。情绪的组织功能也表现在对人行为的影响上。人的行为常被当时的情绪所支配。当人处在积极、乐观的情绪状态时,倾向于注意事物美好的一面,而消极情绪状态则使人产生悲观意识,失去希望和渴求,更易产生攻击性行为。

### (四)情绪的信号功能

情绪和语言一样,具有服务于人际沟通(interpersonal communication)的功能。情绪通过独特的无言语沟通形式,即由面部肌肉运动、声调和身体姿态变化构成的表情来实现信息传递和人际相互了解。其中面部表情是最重要的情绪信息媒介。在许多情景中,表情能使言语交流的不确定性和模棱两可的情况明确起来,成为人的态度、感受最好的注释;在人的思想或愿望不宜言传时,也能够通过表情来传递信息。表情信号的传递不仅服务于人际交往,而且常常成为人们认识事物的媒介。例如当面临陌生的不确定的情景时,人们常从他人面孔上搜寻表情信息,然后才采取行动。这种现象称作情绪的社会性参照作用(social referencing of emotion),它有助于人的社会适应。情绪的沟通交流作用还体现在构成人与人之间的情感联结上。例如婴儿对母亲的依恋就是以感情为核心的特殊的情感联结模式。此外,情感联结还有许多其他形式,如友谊、亲情和恋爱等都是以感情为纽带的联结模式。

## 四、情绪和情感的分类

情绪的分类方法有许多,我国最早的情绪分类思想源于《礼记》,其中记载人的情绪有"七情"分法,即喜、怒、哀、惧、爱、恶、欲七种基本情绪。从生物进化的角度来看,人的情绪可分为基本情绪和复合情绪。基本情绪是人与动物共有的,每一种基本情绪都具有独立的神经生理机制、内部体验和外部表现,并有不同的适应功能。20世纪70年代初,美国心理学家伊扎德(Izard CE)用因素分析的方法提出人类的基本情绪有11种,即兴趣、惊奇、痛苦、厌恶、愉快、愤怒、恐惧、悲伤、害羞、轻蔑和自罪感等。还有的心理学家将情绪分为七类。虽然情绪的分类方法有很多,但一般认为有四种基本情绪,即喜、怒、哀和惧。

### (一) 情绪的基本分类

**1. 快乐** 快乐是一种感受良好时的情绪反应,一般来说是一个人盼望和追求的目的达到后产生的情绪体验。由于需要得到满足、愿望得以实现、心理的急迫感和紧张感解除,快乐随之而生。快乐的程度取决于多种因素,包括所追求目标价值的大小、在追求目标过程中所达到的紧张水平、实现目标的意外程度等。

**2. 愤怒** 愤怒是指在实现目标过程中受到阻碍,而使愿望无法实现时产生的情绪体验。愤怒时紧张感增加,并且有时不能自我控制,甚至可能出现攻击行为。愤怒的程度取决于干扰的程度、干扰的次数与挫折的大小。愤怒的引起在很大程度上依赖于对障碍的意识程度。这种情绪对人的身心的伤害也是非常明显的。

**3. 悲哀** 悲哀也称悲伤,是指心爱的事物失去或理想和愿望破灭时产生的情绪体验。悲哀的程度取决于失去的事物对自己的重要性和价值。悲哀时带来的紧张的释放,会导致哭泣。当然,悲哀并不总是消极的,它有时能够转化为前进的动力。

**4. 恐惧** 恐惧是指企图摆脱和逃避某种危险情景而又无力应对时产生的情绪体验。所以,恐惧的产生不仅与危险情景的存在有关,还与个人排除危险的能力和应对危险的手段有关。一个初次出海的人遇到惊涛骇浪或者鲨鱼袭击会感到恐惧无比,而一个经验丰富的水手对此可能已经司空见惯。

复合情绪是由基本情绪的不同组合派生出来的,在以上这四种基本情绪的基础之上,可以派生出众多的复杂情绪,如厌恶、羞耻、悔恨、嫉妒、喜欢等。

### (二) 情绪状态的分类

情绪状态是指在一定的生活事件影响下,一段时间内各种情绪体验的一般特征表现。根据情绪状态的强度和持续时间可分为心境、激情和应激。

**1. 心境** 心境(mood)是指一种微弱、持久和弥漫性的情绪体验状态,它不是关于某一事物的特定的体验,而是以同样的态度体验对待一切事物。喜、怒、哀、惧等各种情绪都可能以心境的形式表现出来。一种心境的持续时间依赖于引起心境的客观刺激的性质,如"感时花溅泪,恨别鸟惊心。"一个人取得了重大的成就,在一段时间内处于积极、愉快的心境中。

心境对个体既有积极的影响,也有消极的影响。良好的心境有助于积极性的发挥,可以提高工作学习效率;不良的心境会使人沉闷,妨碍工作学习,影响人们的身心健康。所以,保持一种积极健康、乐观向上的心境对每个人都有重要意义。

**2. 激情** 激情(intense emotion)是一种迅猛爆发、激动短暂的情绪状态。激情是一种持续时间短、表现剧烈、失去自我控制力的情绪,激情是短暂的爆发式的情绪体验。人们在生活中的狂喜、狂怒、深重的悲痛和异常的恐惧等都是激情的表现。和心境相比,激情在强度上更大,但维持的时间一般较短暂。激情通过激烈的言语爆发出来,是一种心理能量的宣泄,从一个较长的时段来看,对人的身心健康的平衡有益,但过激的情绪也会使当时的失衡产生可能的危险。特别是当激情表现为惊恐、狂怒而又爆发不出来的时候,会出现全身发抖、手脚冰凉、小便失禁、浑身瘫软等症状。

**3. 应激** 应激(stress)是指个体对某种意外的环境刺激所作出的适应性反应,是个体觉察到环境的威胁或挑战而产生的适应或应对反应。比如,人们遇到突然发生的火灾、水灾、地震等自然灾害,刹那间,人的身心都会处于高度紧张的状态,此时的情绪体验,就是应激状态。

应激既有积极作用,也有消极作用。一般应激状态使机体具有特殊的防御或排险功能,使人精力旺盛、活动量增大、思维特别清晰、动作机敏,帮助人化险为夷,及时摆脱困境。但应激也会使人产生全身兴奋、注意和知觉的范围缩小、言语不规则或不连贯、行为动作紊乱等表现。紧张而又长期的应激甚至会导致休克和死亡。

### (三) 情感的分类

情感是指与人的社会性需要相联系的主观体验。人类高级的社会性情感主要有道德感、理智感和美感。

1. **道德感**　道德感(moral feeling)是在评价人的思想、意图和行为是否符合道德标准时产生的情感。由于不同历史时代、不同社会制度、不同的民族具有不同的道德标准,所以人的道德感具有社会历史性。

2. **理智感**　理智感(rational feeling)是在认识和评价事物过程中所产生的情感。它是人们学习科学知识、认识和掌握事物发展规律的动力。人的理想、世界观对理智感有重要的作用。例如求知欲、好奇心等都属于理智感的范畴。

3. **美感**　美感(aesthetic feeling)是根据一定的审美标准评价事物时所产生的情感。人的审美标准既反映事物的客观属性,又受个人的思想观点和价值观念的影响,美感具有一定的社会历史性,不同历史时期、不同文化背景的人们对美的认识不同,例如,唐朝的女性以胖为美。

## 五、情绪的维度与两极性

情绪的维度(dimension)是指情绪所固有的某些特征,主要指情绪的动力性、激动性、强度和紧张度等方面,这些特征的变化幅度又具有两极性(bipolarity),即每个特征都存在两种对立的状态。

### (一) 情绪的动力性

情绪的动力性有增力和减力两极。一般来说,需要得到满足时产生的肯定情绪是积极的,可提高人的活动能力,对活动起促进作用;需要得不到满足时产生的否定情绪是消极的,会降低人的活动能力,对活动起瓦解作用。

### (二) 情绪的激动性

情绪的激动性有激动与平静两极。激动是由一些重要的刺激引起的一种强烈的、外显的情绪状态,如激怒、狂喜、极度恐惧等;平静的情绪是指一种平稳安静的情绪状态,它是人们正常生活、学习和工作时的基本情绪状态,也是基本的工作条件。

### (三) 情绪的强度

情绪的强度有强、弱两极。在情绪的强弱之间有各种不同的强度,如从愉快到狂喜,从微愠到狂怒。在微愠到狂怒之间还有愤怒、大怒、暴躁等不同程度的怒。情绪强度的大小取决于情绪事件对个体意义的大小,较大的情绪反应强烈,较小的则情绪反应弱。

### (四) 情绪的紧张度

情绪的紧张度有紧张和轻松两极。人们情绪的紧张程度决定于面对情境的紧迫性、个体心理的准备状态以及应变能力。如果情境比较复杂、个体心理准备不足而且应变能力比较差,人们往往容易紧张,甚至不知所措。如果情境不太紧急、个体心理准备比较充分、应变能力比较强,人就不会紧张,而会觉得比较轻松自如。

## 六、表情

情绪和情感是内部的主观体验,当这种体验发生时,又总是伴随着某些外部表现,并可观察到。人的外显行为主要指面部可动部位的变化、身体的姿态和手势,以及言语器官的活动等。这些与情绪、情感有关联的行为特征称为表情（emotional expression），它包括面部表情、身段表情和言语表情。

### （一）面部表情

面部表情（facial expression）是指通过眼部、颜面和口部肌肉的变化来表现各种情绪状态。达尔文在他的《人类和动物的表情》一书中认为，表情是动物和人类进化过程中适应性动作的遗迹。例如，悲伤时的嘴角下拉，可能源于啼哭时的面型，其功能是在苦难中求援。这种求援行为的痕迹世世代代遗传下来，就自然成为不愉快的普遍表情。正因为人的表情具有原始的生物学的根源，所以，许多最基本的情绪，如喜、怒、悲、惧的原始表现是通见于全人类的。人面部的不同部位在表情方面的作用是不同的，眼睛对表达忧伤最重要，口部对表达快乐与厌恶最重要，前额能提供惊奇的信号，眼睛、嘴和前额对表达愤怒情绪很重要。

### （二）身段表情

身段表情（body expression）是指情绪发生时身体各部分呈现的姿态，通常也称"体语"。如手舞足蹈、捶胸顿足、摩拳擦掌等身体姿势都可以表达个人的某种情绪。

手势（gesture）是一种重要的身段表情，它通常和言语一起使用来表达人的某种思想感情。在一些情况下，手势也可以单独使用，如人们在无法用言语进行沟通时，往往通过手势等肢体语言进行交流、表达个人的情感、传达个人信息。手势为人们提供了非言语信息和感觉反馈。近年来，人们发现通过身体的反馈活动可以增强情绪和情感的体验。

### （三）言语表情

言语表情（language expression）是指情绪发生时在语音的语调、节奏和速度等方面的变化，是人类特有的表达情绪的手段。言语中音调的高低、强弱，节奏的快慢等所表达的情绪是言语交际的重要辅助手段。例如喜悦时语调高昂，语速较快；悲哀时语调低沉，语速缓慢。此外，感叹、激愤、讥讽、鄙视等也都有一定语速和语调的变化。

由于外部表达方式具有习得性，人们往往为达到某种目的而故意隐瞒或装扮某种情绪表现，因此表情常常带有掩饰性和社会称许性，所以我们在观察个体的情绪变化时，只注意他的外在表现是不够的，还需要注意观测个体的一些生理变化的指标。

## 七、情绪的理论

关于情绪理论的研究，不同学派的观点不同、采取的研究方法各异，研究结论也各有不同。

### （一）詹姆斯 - 兰格的情绪外周理论

美国心理学家詹姆斯（James W）和丹麦生理学家兰格（Lange C）各自于 1884 年和 1885 年提出了观点基本相似的理论。詹姆斯认为情绪是由内脏器官和骨骼肌肉活动在脑内引起的感觉，情绪是对身体变化的知觉。在他看来，悲伤由哭泣引起，而愤怒由打斗所致。兰格还特别强调情绪与血管变化的关系。在这一理论中，他们认为情绪产生的方式是：刺激情境→机体反应→情绪。詹姆斯 - 兰格理论提出了机体生理变化与情绪发生的直接联系，强调了自主神经系统在情绪产生中的作用，因此该理论也被称为情绪的外周理论（图 3-7）。

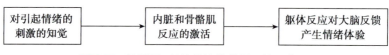

图 3-7　詹姆斯 - 兰格的情绪外周理论示意图

### （二）坎农 - 巴德的情绪丘脑理论

坎农（Cannon WB）认为情绪产生的中心不在外周系统，而在中枢神经系统的丘脑。坎农和巴德（Bard P）于 20 世纪 20—30 年代提出了情绪的丘脑学说，他们认为由外界刺激引起的感官的神经冲动，通过感觉神经传至丘脑，再由丘脑同时向上向下发出神经冲动，向上传到大脑产生情绪的主观体验，向下传至交感神经引起机体的生理变化（图 3-8）。

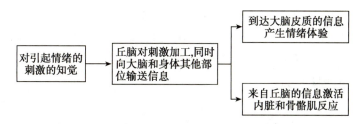

图 3-8　坎农 - 巴德的情绪丘脑学说示意图

### （三）阿诺德的评定 - 兴奋理论

美国心理学家阿诺德（Arnold MB）于 20 世纪 50 年代提出了情绪的"评定 - 兴奋学说"，强调情绪的来源是大脑皮质对刺激情境的评估，大脑皮质的兴奋是情绪产生的最重要条件。刺激情境并不能直接决定情绪的性质，对于同一刺激情境，人们的认知和评估不同，会产生不同的情绪。例如人们在森林里看到老虎会产生恐惧，而在动物园里看到关在笼子里的老虎却不产生恐惧。阿诺德认为情绪产生的具体模式是：外界刺激作用于感受器，产生神经冲动，通过感觉神经上传至丘脑，进而传至大脑皮质，在大脑皮质，刺激得到评估，形成一种特殊的态度，这种态度通过皮质的冲动传至丘脑的交感和副交感神经，并进而将冲动下行传至血管和内脏组织，引起血管和内脏反应，进一步反馈到大脑皮质，大脑皮质进行再次评估，使认知经验转化为情绪体验。

### （四）沙赫特 - 辛格的情绪三因素学说

20 世纪 60 年代美国心理学家沙赫特（Schachter S）提出情绪的产生受认知过程、环境刺激、生理反应三种因素制约，其中认知因素对情绪的产生起关键作用。沙赫特和辛格（Singer J）在 1962 年用实验验证了他们的理论，证明情绪状态是由认知过程、环境刺激、生理反应在大脑皮质整合的结果，即环境中的刺激因素通过感受器向大脑皮质输入外界信息；同时生理因素通过内部器官、骨骼肌的活动也向大脑输入生理变化的信息；认知过程是对过去经验的回忆和对当前情境的评估，来自这三方面的信息经过大脑皮质的整合作用，才产生某种情绪体验。沙赫特 - 辛格理论认为认知评价在情绪产生中起着关键作用，故该理论亦被称为情绪认知理论。

（钱　明）

# 第四节 │ 意志过程

意志（will）是指人们自觉地确定目标，有意识地支配、调节行为，通过克服困难以实现预定目标的心理过程。意志作为人的重要的精神力量，对人的活动有着最直接的影响。

意志是人类所特有的一种极其复杂的心理过程，和人类所独有的第二信号系统的作用是分不开的。意志使人的内部意识转化为外部的动作，充分体现了意识的能动性。意志具有引发行为的动机作用，但比一般动机更具选择性和坚持性，因而可以看成人类特有的高层次动机。

意志过程和认知过程、情绪情感过程共同构成了人的心理过程，它们从不同方面反映了心理活动的不同特征，认知是基础，情绪、情感是动力，意志是保证，三者之间是相互联系、相互影响的。一方面认知过程是意志活动的前提和基础，认知协助意志确定目的、制订计划、采取克服困难的合理办法，而情绪、情感对意志具有动力作用，表现为情绪、情感既能激发又能阻碍人的意志行动；另一方面意志过程又可以推动认识活动的不断深入，同时意志对情绪、情感具有调节和控制作用。

## 一、意志行动的基本过程和特征

### （一）意志行动的基本过程

人的意志是通过行为表现出来的，受意志支配的行为称为意志行动。意志行动的基本过程包括准备阶段和执行阶段。准备阶段是意志行动的初始阶段，它包括确定行动的目标、选择行动的方法并做出行动的决定;执行阶段是意志行动的完成阶段,一方面它要求个体坚持执行预定的目标和计划好的行为程序,另一方面制止和修改那些不利于达到预定目标的行动。只有通过这两个阶段,人的主观目的才能转化为客观结果,主观决定才能转化为实际行动,实现意志行动。

### (二)意志行动的基本特征

1. **明确的目的性** 这是意志活动的前提。人不同于一般动物,不是消极被动地适应环境,而是积极能动地改造世界,成为现实的主人。人为了满足某种需要而预先确定目的,并有计划地组织行动来实现这一目的。人在从事活动之前,活动的结果已经把行动的目的以观念的形式存在于头脑中,并用这个观念来指导自己的行动。人的这种自觉的目的性还表现在能发动符合于目的的行动,同时还能制止不符合目的的另一些行动。意志的这种调节作用也是意志的能动性表现。

2. **与克服困难相联系** 这是意志活动的核心。在实际生活中,并不是人的所有目的的行动都是意志的表现,有的行动虽然也有明确的目的,但如果不与克服困难相联系,就不属于意志行动。意志是在人们克服困难中集中表现出来的,这种困难包括内部的困难和外部的困难,内部的困难指来自自身内部的困难,如缺乏信心等;外部困难是指来自外部环境的困难。所以,个体的行动需要克服的困难越大,意志的特征就显得越充分、越鲜明。

3. **以随意活动为基础** 人的活动可分为随意活动和不随意活动两种。不随意活动是指那些不以人的意志为转移的、自发的、不能控制的运动,主要是指由自主神经支配的内脏运动。随意活动是指可以由人的主观意识控制的运动,主要是由支配躯体骨骼肌的自主神经控制的躯干、四肢的运动。意志行动是有目的的行动,这就决定了意志行动是受人的主观意识调节和控制的。

## 二、意志的品质

意志的品质是指构成人的意志的某些比较稳定的心理特征。意志品质是人格的一个组成部分,它具有明显的个体差异。良好的意志品质是在人生中逐渐形成的,需要从小进行培养和自我锻炼。

### (一)自觉性

自觉性是指能主动地支配自己的行动,使其能达到既定目标的心理过程。个体具有明确的行动目的,并能充分认识行动效果的社会意义,使自己的行动符合社会、集体的利益,不屈从于周围人的压力,按照自己的信念、知识和行动方式进行行动的品质。与自觉性相反的有意志的动摇性、易受暗示性、随波逐流、刚愎自用和独断性等。

### (二)果断性

意志的果断性是指人善于明辨是非、迅速而合理地采取决断并实现目的的品质。这种品质以深思熟虑和大胆勇敢为前提,在动机斗争时,能当机立断;在行动时,能敢作敢为;在不需要立即行动或情况发生变化时,能立即停止已做出的决定。与果断性对立的是优柔寡断、患得患失和草率从事,这些都是不果断的表现。

### (三)坚韧性

坚韧性是指一个人能长期保持充沛的精力,战胜各种困难,不屈不挠地向既定的目的前进的品质。与坚韧性相悖的品质是做事虎头蛇尾、见异思迁、急躁和执拗等。

### (四)自制性

自制性是指一种能够自觉地、灵活地控制自己的情绪和动机,约束自己的行动和语言的品质。这种人能够克服懒惰、恐惧、愤怒和失望等内、外诱因的干扰。善于使自己做与自己愿望不符合的事情,执行已确定的目的和计划。与自制性相对立的是任性和怯懦。易冲动、易激惹、感情用事都是自制性差的表现。

## 三、培养良好的意志品质

培养一个人的意志品质需要一定的方法和策略,以下是一些建议:

## （一）设定明确的目标

建立明确的目标和愿景,并确保目标是切实可行的,并分解为小步骤,以便逐步实现。

## （二）坚持做计划

制订详细的计划,并按照这些计划执行。通过制订时间表、设定里程碑和跟踪进度来提高执行力。

## （三）培养自律能力

自律是意志力的核心,抵制诱惑,养成良好的习惯。可以通过建立固定的作息时间、锻炼计划和阅读计划等活动强化自律能力。

## （四）积极思考和保持积极心态

塑造积极的思维模式对于培养意志品质至关重要。学会看到挑战中的机会和成长,培养抗挫折的能力,并从失败中吸取教训。

## （五）持之以恒

培养意志品质需要时间和坚持,鼓励保持长期的专注,不轻易放弃,有助于克服困难和挑战,最终实现目标。

（钱　明）

# 第五节 ｜ 人　格

人的心理现象分为心理过程和人格两部分,人格又可分为人格倾向性、人格心理特征和自我意识。

## 一、概述

### （一）人格的概念

人格（personality）一词来源于拉丁文“面具”（persona）。一般认为,人格是指一个人的整个精神面貌,是具有一定倾向性的、稳定的心理特征的总和。人格是一种心理特性,它使每个人在心理活动过程中表现出各自独特的风格。

在心理学中,还有一个与人格的含义相似的同义词——个性（individuality）。从广义的角度,两者没有大的区别。但严格地说,个性与人格还是有一定不同的。个性着重强调人的独特性,强调人与人之间的差异性。而人格则强调人的整体性。值得注意的是,人们在日常生活中常说“你不要侮辱他的人格”“我以我的人格担保”等,这里的人格的涵义并不是心理学中人格的概念,而是带有法律和社会伦理道德的意味。

### （二）人格的特征

不同学者对人格的理解不尽一致,但都强调了人格概念所具有的重要特点:

1. 独特性与共同性　人的人格千差万别。俗话说:“人心不同,各如其面。”人们常说“世界上没有两片相同的树叶”,心理学家认为,“世界上没有两个相同的人”,个体之间的区别,不在于外貌长相,而在于人格特点。独特性除了人的遗传因素,还表现出成长过程中的各种特色。人格还存在着共性,这种共性是在一定的群体环境、社会环境、自然环境中逐渐形成的,并具有稳定性和一致性,它制约着个人的独特性特点。

2. 社会性与生物性　人格是在一定社会环境中形成的,人格既具有生物属性,也有社会属性。因此,人格必然会反映出一个人生活环境中的社会文化特点,体现出个人的社会化程度和角色行为,这说明人格具有社会制约性。脱离了人类社会实践活动,不可能形成人格。“狼孩”的故事就是最有力的例证。

3. 稳定性与可塑性　由各种心理特征构成的人格结构是比较稳定的,它对人的行为的影响是长期的、一贯性的。日常生活中,在某些场合表现出的一时偶然的心理特征不能被认定为人格特征。例如,有人在某种刺激下,表现得比较冲动。并不表明这个人具有暴躁的性格特征。所谓“江山易改,禀性难移",在心理学中并无贬义,只是说明了人格的稳定性。人格并非一成不变,它会随着现实的多样性和多变性发生或多或少的变化,只是这种变化是比较缓慢的。

**4. 整体性**　人格由许多心理特征组成,这些心理特征相互影响,相互制约组成个体复杂的人格结构体系,使人的内心世界、个体动机与外显行为之间保持和谐一致,否则将会导致人格分裂的病态特征。

### (三) 人格心理结构

人格心理结构包括倾向性、心理特征和自我调节系统。

**1. 人格倾向性**　它是决定人对客观事物的态度和行为的基本动力,是人格心理结构中最活跃的因素,主要在后天社会化过程中形成。人格倾向性主要包含需要、动机、兴趣、理想、信念和世界观等。人格倾向性的各种成分之间相互影响、相互制约。

**2. 人格心理特征**　它指个体心理活动中所表现出的比较稳定的心理特点,它集中反映了人的心理活动的独特性。人格心理特征主要包含能力、气质和性格。

**3. 人格自我调节系统**　它是指个体对自己作为主体和客体存在的各方面的意识,通过自我感知、自我评价、自我分析和自我控制等对人格的各种心理成分进行调节和控制,使人格心理诸成分整合成一个完整的结构系统。

### (四) 影响人格形成的因素

人格是在个体先天遗传素质的基础上、在后天社会环境的社会实践中逐渐形成和发展起来的,其中教育发挥了主导作用。

遗传素质是人格形成和发展的自然基础,在能力、气质和性格三者中以气质受其影响最明显。

社会生活环境和实践活动是人格发展的决定因素。它包含家庭、学校教育、人际关系和社会文化背景等因素。值得注意的是家庭中父母行为和教育方式对早期儿童人格的形成影响极大。

人格形成的标志是个人自我意识的确立和社会化程度,即个体对自身按照社会需要能够合理地进行调节,同时个人行为活动符合社会对特定年龄段个体的基本要求。

### (五) 人格特质理论

在心理学科的发展过程中,人格作为一种复杂的心理现象,历来是许多心理学家研究的重要问题之一,其受不同心理学派的理论体系影响,形成了众多的人格特质理论。特质(trait)是决定个体行为的基本特性,是人格的有效组成元素,也是常用的测评人格的基本单位。这些理论中具有代表性的观点主要有以下几种:

**1. 卡特尔的特质理论**　卡特尔(Cattell RB)是美国著名的人格心理学家和特质论者。卡特尔通过群集分析法和因素分析法将人的特质分为表面特质与根源特质。

表面特质是指能够直接从外部观察到的个体的特质,其特点是经常发生,可以外部直接观察到外显行为,卡特尔通过研究提出人的表面特质共有 35 个。根源特质则是隐藏在表面特质背后并制约表面特质的特质。它是人格结构体系中最重要的部分。例如,日常生活中一个人经常表现出独立、大胆和坚韧的人格特点,这些就是表面特质。通过对这些表面特质进行统计学的研究,发现彼此间具有很高的相关性,经过因素分析可以得出它们的共同根源特质是"独立性"。卡特尔认为,根源特质之间相关性小,彼此各自独立,并且相当稳定,但其强度却因人而异,这就决定了人与人之间人格的差异性。卡特尔及其同事通过对 35 个表面特质的因素分析,得出了 16 个根源特质,以此作为"卡特尔 16 种人格因素问卷"(16PF)建构的基础。该问卷已广泛应用。

**2. 艾森克人格维度理论**　英国心理学家艾森克(Eysenck HJ)运用精神病学、心理问卷测验、客观性动作测验和身体测量等多种方法分析人格结构,并对这些材料进行了因素分析。艾森克认为人格由两个基本维度构成,它们分别是外向 - 内向维度(简称外内向维度,用 E 表示)和情绪稳定 - 不稳定维度(简称情绪维度,用 N 表示)。他以这两个基本维度构成人格的 32 种基本特质,并以此与胆汁质、多血质、黏液质和抑郁质四种气质类型相对应,从而构成了著名的艾森克人格二维模型。多年后艾森克还提出人格的第三个维度,即精神质维度,但其含义尚待充分阐明,艾森克根据上述理论编制出人格测验问卷。

3. **大五人格理论**　人格研究领域传统上有临床的、相关的和实验的三种不同的研究取向。从弗洛伊德(Freud S)的人格结构到卡特尔(Cattell RB)的 16 种人格因素,无论采用什么研究取向,都力图构建一个可能描述、解释人格特点的人格模型。但这些众多的人格模型所包括的因素数量和因素性质都有很大的不同,一致性很小。20 世纪 90 年代,一些心理学家提出了人格五因素模式,被称为“大五人格(big five personality)”,作为性格研究的通用构架,并且得到广泛认同和接受。大五人格包括:开放性(openness to experience)、尽责性(conscientiousness)、外向性(extroversion)、宜人性(agreeableness)、神经质(neuroticism)或情绪不稳定性 5 个部分,缩写为 OCEAN。

(1)开放性:具有想象、审美、情感丰富、求异、创造、智慧、直率、思路开阔等特征。高开放性个体有独创性,广泛接受各种刺激,有广泛兴趣,愿意冒险。低开放性者思维狭隘,小心谨慎。高开放性者容易适应创新性或冒险性的工作,适合做主管领导。

(2)尽责性:包括胜任、公正、条理、尽职、成就、自律、谨慎、克制等特点。尽责性指控制、管理和调节自身冲动的方式,评估个体在目标导向行为上的组织、坚持和动机。反映个体自我控制的程度以及推迟需求满足的能力。冲动行为虽然会给个体带来暂时的满足,但常常也给自己带来麻烦,容易产生长期的不良后果。冲动的个体一般不会获得很大的成就。谨慎的人容易避免麻烦,能够获得更大的成功。

(3)外向性:外向性表示人际互动程度、对刺激的需要以及获得愉悦的能力。这个维度将社会性的、主动的、个人定向的个体和沉默的、严肃的、腼腆的、安静的人进行对比。这个方面由人际卷入水平和活力水平两个品质衡量。前者评估个体喜欢他人陪伴的程度,后者反映个体个人的节奏和活力水平。

外向的人喜欢与人接触,充满活力,经常感受到积极的情绪。他们热情,喜欢运动,喜欢刺激冒险。在群体中,非常健谈、自信、喜欢别人的关注。

内向的人比较安静、谨慎,不喜欢与外界过多接触。不喜欢与人接触并不是因为害羞或者抑郁,只是比起外向的人,他们不需要那么多的刺激,因此喜欢一个人独处。

(4)宜人性:具体表现为以下几方面的对比,热心对无情,信赖对怀疑,乐于助人对不合作。包括信任、利他、直率、谦虚、移情等品质。宜人性考察个体对其他人所持的态度,这些态度一方面包括亲近人的、有同情心的、信任他人的、宽大的、心软的,另一方面包括敌对的、愤世嫉俗的、爱摆布人的、复仇心重的、无情的。

宜人性高的人善解人意、友好、慷慨大方、乐于助人,愿意为了别人放弃自己的利益,对人性持乐观的态度,相信人性本善。宜人性低的人把自己的利益放在别人的利益之上,不关心别人的利益,也不愿意去帮助别人。有时候,他们对别人是非常多疑的,怀疑别人的动机。

(5)神经质或情绪不稳定性:包括焦虑、敌对、压抑、自我意识、冲动、脆弱等特质。神经质反映个体情感调节过程、个体体验消极情绪的倾向和情绪不稳定性。高神经质者有心理压力、不现实的想法、过多的要求和冲动,容易体验到愤怒、焦虑、抑郁等消极情绪。对外界刺激反应比一般人强烈,对情绪的调节、应对能力比较差,思维、决策及有效应对外部压力的能力较差。相反,神经质维度得分低的人较少烦恼,较少情绪化,比较平静。

基于大五人格理论编制的人格测试方法已在人力资源管理等领域广为应用,并取得了较好的效果。

## 二、需要

### (一)需要的概念

需要(need)是个体对生理的和社会的客观需求在人脑的反映,是个体的心理活动与行为的基本动力。由于个体存在着各种需要,才推动着人们以一定的方式,在某些方面进行积极的活动。人的需要是多种多样、非常复杂的。一般把需要分为生理性需要(机体需要、自然性需要)和社会性需要。

生理性需要是指个体对维持其生存和种族延续所必需的条件的要求,如充饥解渴、避暑御寒、睡眠及性的要求等。生理性需要在于维持个体生理状况的平衡,需要从外部获得一定的物质来满足。当个体的生理性需要不能满足时,就会引发个体的行为,个体朝着满足这种需要的方向而努力,使生理状况趋于平衡。

社会性需要是指个体对维持社会发展所必需的条件的要求,如人们对劳动、人际交往、获得成就、符合道德规范等方面的需求。人们所处的经济状况、社会生活制度、生活习惯不同,所受的教育程度以及周围生活环境不一样,社会性需要也就存在着很大的差异。社会性需要受社会发展条件的制约,多为精神性的,比较隐晦,不易直接察觉且具有连续性。社会性需要如果得不到满足,虽不会危及生命,但却会因此而产生不愉快的情绪。

根据需要的对象,还可以把需要分为物质的需要和精神的需要。物质的需要主要指个体对物质文化对象的欲求,如对衣、食、住、行有关物品的要求,对劳动工具、文化用品的需要等。精神的需要则表现为对精神文化方面的欲求、对掌握社会意识产品的欲求和对美的享受的需求及对创造发明的欲望等。

### (二) 马斯洛的需要层次理论

美国人本主义心理学家马斯洛(Maslow AH,1908—1970)曾提出需要层次论(hierarchical theory of needs)。认为每个人都存在一定的内在价值。这种内在价值就是人的潜能或基本需要,人的需要应该得到满足,潜能应该得到释放。他将人的需要分为生理需要、安全需要、归属与爱的需要、尊重需要和自我实现的需要等。

需要层次理论揭示了人的需要存在着不同的层次,重视人的自我价值和内在潜能的实现。但忽视了社会因素对人的成长起着决定性的影响,忽视了人的多种需要往往是同时存在、互相制约的。如临床病人虽然以安全需要最为迫切,但同时也有归属和获得他人爱与尊重的各种需要。

## 三、动机与挫折

### (一) 动机的概念

动机(motivation)是引起和维持个体的活动,并使活动朝着一定目标的内部心理动力。动机和人们的需要有着密切的联系,需要是动机的基础和根源,动机是推动人们活动的直接原因。当人的需要具有某种特定的目标时,需要才能转化为动机。内驱力、情绪和诱因也可激发活动的动机。积极的情绪会激发人们设法去实现某种目标,而消极的情绪则会阻碍或降低人们实现某种目标。

动机具有激活、指向、维持和调整功能。激活功能是人的积极性的一个重要方面。如饥饿和渴的动机激发人们通过活动来实现其目标。动机的性质与强度不同,激活作用的大小也不同。指向功能是指在动机的引导下,有机体的活动朝向一定的对象或目标。动机不一样,有机体活动和追求的目标也有区别。维持和调整功能则表明活动受到动机的调控。当活动过程受到其他因素作用的影响时,动机便发挥调控作用,表现为与其相一致地得到强化,相反则进行调整,以保障目标的实现。

### (二) 动机的种类

人类的动机是非常复杂的,在生活、工作和社会实践中,人们常常会受到各种动机的支配。根据动机的内容、性质、作用和产生的原因,可以将其进行不同的分类。

根据动机的内容,可以将其分为生理性动机和社会性动机。起源于生理性需要的动机称为生理性动机,如饥饿动机和干渴动机。起源于社会性需要的动机称为社会性动机,如成就动机和权力动机。由于社会性动机是后天习得的,因此在人和人之间有很大的个体差异。

根据动机的作用,可以将其分为主导动机和辅助动机。主导动机是一个人动机中最强烈、最稳定的动机,处于主导和支配地位。而辅助动机则往往与一个人的习惯和兴趣相联系,对主导动机起补充作用。

根据动机维持时间的长短,可将其分为长远动机和短暂动机。长远动机侧重于未来的成就和奖励,而不是立即满足,具有比较稳定的性质。短暂动机通常与即时奖励、短期目标或紧急任务相关联,容易受情绪的支配和影响且不够稳定。

根据引起动机的原因,可将其分为内部动机和外部动机。内部动机是指人们从活动的本身得到满足,活动本身就是个体自己的奖励或报酬,不需要外力的推动。外部动机则是指活动外的动机,是个体受到刺激而诱发出来的动机。

### (三) 动机冲突

现实生活中,常常同时存在很多动机,这些动机的强度又随时变化。个人在决策和采取行动时,面临两个或多个相互矛盾的动机时所产生的内心冲突称为动机冲突。

动机冲突有四种基本形式:

1. **双趋冲突**　指两个目标对个体具有相同的吸引力,引起同样强度的动机,但由于受条件等因素的限制,无法同时实现,二者必择其一,如"鱼与熊掌不可兼得"。

2. **双避冲突**　指两个目标对个体具有相同的威胁,产生同等强度的逃避动机,但是迫于情势,必须接受其中一个,才能避开另一个,处于左右为难的状态,如"前有狼,后有虎"。

3. **趋避冲突**　指个体对同一事物同时产生两种动机,既向往得到它,又想拒绝和避开它。

4. **双重趋避冲突**　指个体常常会遇到多个目标,每个目标对其都有利也都有弊,反复权衡拿不定主意所产生的冲突。如临床上对某一疾病有两种治疗方案,一种疗效显著但风险高;另一种风险低但疗效不显著,选择哪种方案,难以拿定主意。

### (四) 挫折

动机会引导个体的行为指向目标。在实现目标的过程中并非都是一帆风顺的,往往会因各种原因使之不能实现。动机受到干扰阻滞、被迫暂时放弃或完全受阻所导致的需要不能满足的情绪状态,称为挫折(frustration)。在实现目标过程中受到阻碍时,可能会产生以下几种情况:①经过自己加倍努力,提高克服障碍的能力,实现目标;②改变自己的行为,绕过障碍,实现目标;③如果障碍难以逾越,寻求替代目标;④如果障碍难以逾越,又无法寻求替代目标,走投无路,则不能实现目标。前三种情况都不会产生挫折感,只有第四种情况才会产生挫折感。在现实生活中,挫折总是难免的,只要正确地对待并且实事求是地分析,就可以使个体的认识产生创造性的发挥,提高解决各种问题的能力和忍挫力,以更好的方法和途径实现动机,达成目标,满足需要。如果挫折太大、过于频繁、超过了个体的耐受能力或者个体不能正确对待,就会产生紧张状态,导致个体情绪消沉低落、产生行为偏差,对个体的生理、心理造成影响,甚至导致躯体及精神的各种疾病。

## 四、能力

### (一) 能力的概述

1. **能力的概念**　能力(ability)是人顺利地完成某种活动所必备的心理特征。能力是在活动中形成、发展,并在活动中表现出来的,能力的高低影响活动的效果。例如,一名医师要对病人做出准确诊断,除了具备必要的医学知识,还要具备敏锐的观察力、良好的沟通与影响病人的能力,以及具有一定的医疗器械的操作能力等。

2. **能力与知识技能**　能力、知识与技能都是我们保证任务顺利完成的重要条件,但能力并不等于知识和技能,三者之间既有区别,又紧密联系。能力是人的一种人格特征,知识是人类社会历史经验的总结和概括,技能则是通过练习而巩固了的已经"自动化"了的动作方式。以临床病人的诊断为例,在诊断过程中所用的定理、公式属于知识范围,诊断中所进行的思维活动的严密性和灵活性则属于能力范围。相对而言,能力的形成和发展要比知识的获得慢得多。能力虽不等于知识、技能,但又与二者有着密切关系。能力是掌握知识、技能的前提。能力表现在掌握知识、技能的过程中,从一个人掌握知识、技能的速度和质量中,可以评定一个人能力的高低。能力是在知识、技能的基础上发展的。

## (二) 能力的分类

1. **一般能力和特殊能力** 一般能力是指在任何活动中都必须具备的能力。具体表现为观察力、注意力、记忆力、想象力和思维能力五个方面,也就是人们通常所指的智力。特殊能力是指在某种专门活动中所表现出的能力。它是顺利完成某种专业活动的心理条件。如音乐活动中必须具备音乐表象的能力和节奏感的能力。而在美术活动中则需要色彩的鉴别力、形象记忆力和空间比例关系的辨别能力,缺乏这些专业能力就无法保证它们的顺利完成。

一般能力与特殊能力是互相影响、互相制约的关系。人们要顺利进行某种活动,必须既要具有一般能力,又要具有与其活动有关的特殊能力。一般能力的发展为特殊能力的形成和发展创造了有利条件。在各种活动中发展特殊能力的同时,也将促进一般能力的发展。

2. **实际能力和潜在能力** 能力有两种含义:一是已经表现出的实际能力,二是潜在的能力,通过个体的发展成熟和学习实践,潜在能力有可能转变为实际能力。

## (三) 能力的形成和发展

能力的形成和发展是许多因素共同作用的结果,这些因素在不同时期起着不同作用。

1. **遗传素质** 素质是有机体生来具有的某些生理解剖特性,它是能力形成和发展的自然前提。先天或早期听障人士难以发展音乐能力,严重的早期脑损伤或脑发育不全是能力发展的障碍。

2. **环境和教育** 人的神经系统在出生后的前四年迅速发展,为能力的发展提供了物质基础,发展能力要重视早期环境的作用。其中营养状况对能力形成和发展有很大作用,尤其是在胎儿期和早期儿童的成长过程中作用更为突出。严重的营养不良将影响脑细胞的发育,影响有机体的心理功能的发展。

教育包含早期教育和学校教育等方面。有学者经研究后提出,如把17岁时人所能达到的一般能力视为100%,那么从出生到4岁就获得了50%;还有30%是4岁至8岁获得的;其余20%是8岁至17岁获得的。因此,儿童早期生活环境和教育应当在遵循儿童身心发展规律的基础上安排。

3. **社会实践** 社会实践活动对能力的发展起着重要作用,不同职业的劳动实践因其特殊要求的不同,制约着人的能力发展的方向。

## (四) 能力发展的个别差异

心理学研究表明,人的能力的个别差异可以以质和量两个方面来分析。质的差异主要是能力类型等方面的差异;量的差异主要体现在能力的发展水平和表现时间上。

1. **能力的类型差异** 能力由各种不同的成分或因素构成,它们可以按不同方式结合起来,构成了结构上的差异。能力的类型差异可以表现在两个方面:一是不同的人在完成同一活动时可能采取的途径不同;二是不同的人在完成同一种活动时能力的组合因素不同。

2. **能力发展水平的差异** 人口统计学研究表明,能力在人群中呈正态分布,即能力很高或很低的人都很少,绝大多数人能力都接近平均水平。

3. **能力表现时间的差异** 人的能力发挥有早有晚。有些人较早就表现出其能力的发挥,称为"早慧"。如我国古代诗人李白5岁诵六甲,10岁观百家。奥地利作曲家莫扎特5岁开始作曲,8岁试作交响乐,11岁创作歌剧。古今中外都不乏早慧者,尤其在音乐、绘画等领域。而有些人年轻时并未显现出众的能力,但到后期才表现出惊人的才智,被称为"大器晚成"。如齐白石40岁才表现出绘画才能。

## (五) 智力

智力(intelligence)属于一般能力,是指认识方面的各种能力的综合,其核心是抽象逻辑思维能力。智力的重要性在于获得知识、技能的动态方面,即表现在对复杂事物的认识、领悟能力和在分析解决疑难问题时的正确性、速度和完善程度等方面。因此,智力主要集中于人的认识活动和创造活动。

就智力的个体发展而言,从出生到青春期,智力伴随年龄而增长,以后增长逐渐减缓。20～34岁时达高峰期,中年期保持在一个比较稳定的水平,老年时开始逐渐衰减。

就群体而言,智力在人群中呈正态分布,即智力非常优秀和较差的处于两个极端,绝大多数人处于中间水平。通过智力测验程序,可以对个体的智力水平进行间接的测量,用智商(intelligence quotient,IQ)反映智力水平的高低。

承认智力的差别并对其进行鉴别,才能使人各有所用,各尽其能;对不同的人也能因材施教。从医学角度来看,智力的研究有助于了解脑功能和器质性疾病方面的有关问题。

美国心理学家卡特尔(Cattell RB,1965)和霍恩(Horn JL,1976)根据因素分析的结果,按智力功能的差异,把人类的智力分为两种不同的形态。一种称为流体智力(fluid intelligence),另一种称为晶体智力(crystallized intelligence)。流体智力是一种以生理为基础的认知能力,如对新事物的快速辨识、记忆、理解等能力都属于流体智力。其特征表现为对不熟悉的事物,能够根据信息做出准确的反应,判断其彼此之间的关系。流体智力的发展与年龄有密切的关系。一般人在20岁时,流体智力的发展达到顶峰,30岁以后,流体智力将随着年龄的增长而降低。流体智力属于人类的基本能力,在个别差异上,受教育文化的影响较少。晶体智力则是以学得的经验为基础的认知能力。如运用既有的知识和掌握的技能去吸收新知识或解决问题的能力属于晶体智力。晶体智力与教育文化有关,但在个别差异上与年龄的变化没有密切的关系,不因年龄的增长而降低,甚至有些人因知识和经验的积累,晶体智力反而随年龄的增长而呈升高的趋势。根据这个理论观点可以解释:成年人(尤其是老年人)接受新知识的能力开始下降是因为流体智力的减退,而用以往的知识、经验解决新问题时毫不逊色,甚至有些70岁以上的人,在晶体智力方面的表现优于青年人。

## 五、气质与性格

### (一) 气质

**1. 气质的概念**　气质(temperament)是不以活动目的和内容为转移的典型、稳定的心理活动的动力特征,即通常所说的"性情""脾气"或"秉性"。它与人的生物学素质有关,它主要表现在人的心理活动的动力方面,如心理活动过程的速度和灵活性(如知觉的速度、思维的灵活度、注意集中时间的长短等);强度(如情绪的强弱、意志努力的程度等);心理活动的指向性(倾向于外部事物或倾向于内部体验)。气质对个人活动的各个方面都有重要的影响。

气质具有明显的天赋性,较多地受稳定的个体生物因素制约。这一点可以从婴儿身上发现,如有的总是喜吵闹、好动、反应灵活;有的却比较平稳、安静、反应缓慢。因为气质的心理活动动力特征不依赖于活动的时间、条件、目的和内容,所以它不具有社会评价意义。气质与性格、能力等其他人格心理特征相比,更具有稳定性。

**2. 气质的特征**　气质是心理特征的结合,其特征可概括为以下几点:①感受性,即人对外界刺激的感觉能力;②耐受性,这是指人在经受外界刺激作用时表现在时间和强度上的耐受程度;③反应的敏捷性,主要指不随意注意及运动的指向性,心理反应及心理活动的速度、灵活程度;④行为的可塑性,这是指人依据外界事物的变化情况而改变自己适应性行为的可塑程度;⑤情绪兴奋性,它包括情绪兴奋性的强弱和情绪外露的程度两方面;⑥外倾性与内倾性,即外倾的人动作反应、言语反应、情绪反应倾向于外,内倾的人的表现则相反。

**3. 气质的类型**　关于气质类型及其划分依据,不同的观点提出各种类型学说。如日本学者古川竹二提出的血型学说;德国精神病学家克瑞奇米尔提出的体型学说等。现在较为流行的气质类型是古希腊著名医师希波克拉底(Hippocrates)提出的气质体液学说。他认为人体内有血液、黏液、黑胆汁和黄胆汁四种液体,根据四种体液在人体内的不同比例将气质分为多血质、胆汁质、黏液质和抑郁质。这种提法虽然缺乏严谨的科学依据,但在日常生活中确实可以见到这四种气质类型的人,之后的心理学家在此基础上进行了研究和完善,因此该气质类型沿用至今。但在实际生活中,典型的气质类型是不多见的,多数是两种或多种气质的混合型。

根据气质体液学说,并经过历代心理学家的补充完善,四种气质类型的典型外在表现特征如下:

(1)多血质:注意力容易转移,志趣容易变化,灵活好动,有较生动的面部表情和语言表达能力,感染力较强,直爽热情,容易适应环境的变化。活动中行动敏捷,精力充沛。

(2)胆汁质:动作迅速,易于冲动,自我控制能力较差,心境变化大。活动中缺乏耐心,可塑性差。

(3)黏液质:安静稳重,注意力稳定但难以转移,喜怒不形于色。动作反应慢,不灵活,对工作有条理,易于因循守旧,缺乏创新精神。

(4)抑郁质:对事物体验深刻,善于觉察他人难以发现的细小环节,对事物和他人羞怯,孤僻内向。动作迟钝,多愁善感。

俄国生理学家巴甫洛夫提出的高级神经活动类型学说认为高等动物大脑皮质神经活动的基本过程是兴奋和抑制过程。它具有三种基本特性:强度、灵活性和平衡性。这三个基本特性的不同组合,构成高级神经活动的四种基本类型:

(1)兴奋型:也称为不可抑制型,兴奋过程强于抑制过程,是强而不平衡的类型,类似于气质体液学说的胆汁质。

(2)活泼型:强而平衡、灵活型。其特点是热情活泼,反应敏捷,类似于气质体液学说的多血质。

(3)安静型:强而平衡,但不灵活型。其特点是较易于形成条件反射,但不容易改造,行动缓慢,类似于气质体液学说的黏液质。

(4)弱型:兴奋与抑制过程都很弱,亦称抑制型,持续和较强的刺激都能引起他们精力的迅速消耗,类似于气质体液学说的抑郁质。

巴甫洛夫提出的高级神经活动类型学说,阐明了人的气质类型的生理基础,验证了不同气质类型的个体之间在解剖和生理机制上的个体差异,从一定意义上阐明了气质是高级神经活动类型在人的外显行为和活动中的表现。

**4. 气质的意义**　气质对于社会实践活动具有一定影响,任何一种气质都有其积极和消极的两个方面,不能简单地评价某种气质类型好与坏。如抑郁质的人虽然有其孤僻的一面,但是同时也有善于观察、对事物体验深刻的另一面。在活动中,各种气质特性可以起互相补偿作用。

因此,气质不决定一个人社会活动的价值及其成就的高低。各种气质类型的人都可以对社会做出杰出贡献。但是根据工作性质和特点,不同职业活动对人的气质有着不同的要求,在特定的条件下,选择气质特征合适的人员从事某项工作,可提高工作效率,减少失误。这对于职业选择和工作调配等具有一定的意义。

此外,也有一些研究表明,不同的气质类型对人的身心健康有不同的影响。情绪不稳定、易伤感、过分性急、冲动等特征不利于心理健康,有些可成为心身疾病的易感因素。

### (二)性格

**1. 性格的概念**　性格(character)是个体在生活过程中形成的、对客观现实稳定的态度以及与之相适应的习惯了的行为方式。它是一个人的心理面貌本质属性的独特结合,是人与人相互区别的主要方面。

个体在社会生活过程中受到各种事物和信息的影响,在这些影响的作用下,不断地积累、丰富和充实人的内心世界。个体生活中那种一时偶然的表现不能被认定为一个人的性格特征。例如,一个人在某个场合发了脾气,不能就此认定其具有暴躁的性格特征。

性格是个体中鲜明地表现出来的心理特征,也是人格中最重要的心理特征,它反映了一个人的本质属性,具有核心的意义。例如,文学家正是抓住个体最有代表性的性格特征对人物进行塑造,使读者感到如见其影、如闻其声,如鲁迅笔下的阿Q、曹雪芹笔下的王熙凤、莎士比亚塑造的哈姆雷特等。

**2. 性格的特征**　性格是十分复杂的人格心理特征,主要有以下四个方面:

（1）性格的态度特征：性格的态度特征主要表现在对各种社会关系的处理上。一是对社会、集体、他人的态度，如爱集体、善交际、有礼貌，或者孤僻、粗暴等。二是对工作、学习、生活的态度，如勤劳、认真、首创精神，或者懒惰、马虎和墨守成规等。三是对自己的态度，如自信或自卑、羞怯或大方等。其中对社会、集体和他人的态度起主导作用，它影响了其他两个方面的态度。

（2）性格的情绪特征：一是情绪活动的强度，表现为一个人受情绪感染和支配的程度，以及情绪受意志控制的强度；二是情绪的稳定性，表现为一个人情绪起伏和波动的程度；三是情绪的持久性，表现为情绪被激发后持续时间的长短程度；四是主导心境，是对现实态度所形成的稳定而持久的主要情绪状态。

（3）性格的意志特征：这是个体对自己行为自觉调整和控制的水平特点。性格意志特征的个体差异，表现在意志品质的自觉性、果断性、坚韧性和自制力四个方面。

（4）性格的理智特征：指人们在感知觉、记忆、思维和想象等认知过程中所表现出来的个别差异。

以上四个方面的性格特征相互联系，构成一个统一的整体。其中对现实态度方面的性格的态度特征具有主导意义。

**3. 性格的形成和发展** 人的性格是在社会生活环境中，通过社会实践活动，在外界生活条件和人的心理活动的相互作用之中形成和发展起来的。

（1）家庭教育：一个人出生后，首先是在家庭中成长的。社会对儿童的影响主要是通过父母和家庭中人与人之间的关系和实际行动来实现的。研究表明，从出生到7岁是个体身心发展，尤其是高级神经系统发展的旺盛时期。家庭的教育方式，尤其是父母在日常生活中的现实态度和行为方式，都会对儿童性格形成产生潜移默化的作用。

（2）学校教育：学校不仅使学生掌握知识技能，还在学生的性格发展中发挥重要作用。具体表现为：一是班集体、班级中师生关系和同学关系产生的影响；二是学校的团队教育对性格形成和发展的影响；三是学校的风气，即校风、班风以潜移默化的方式影响学生的性格发展，良好的校风培养学生勤奋、求实和创新等性格品质。

（3）社会信息的作用：社会信息对个体性格的影响更为迅速，如网络、电视、电影和文艺小说中的人物。现代社会信息能激发人们丰富的情感和想象，引起人们的学习和模仿的意向，不同的社会信息会对人们性格特征有不同的影响。

**4. 性格与气质的关系** 性格与气质的概念容易混淆。两者既有区别，又有联系。

首先，气质是与生俱来的心理活动的动力特征，受到先天遗传素质的影响，它反映了高级神经活动类型的特性。而性格是在后天的社会生活环境中逐渐形成发展起来的。其次，气质形成早，不易变化。而性格形成晚，虽然具有稳定性，但比气质变化得快。

气质影响着性格的动态方面以及性格形成的速度。例如，对于自制力的形成，具有胆汁质气质类型的人需要做出很大的努力和花费一定的时间，而对于黏液质气质类型的人就显得较容易和自然。

## 六、自我意识

自我意识（self-consciousness）是指个体对自己作为主体和客体存在的各方面的意识，包括思想、情感、行为以及如何与外部世界相互作用的认识和理解。

自我意识是个体内在的、主观的体验，它是个体关于自我内心世界和外在表现的认知。它不是固定不变的，它随着年龄、经验和环境的变化而发展。不同个体之间的自我意识水平存在差异，甚至同一个个体在不同时间和情境下的自我意识也可能不同。自我意识使个体能够区分自我与他人，理解自己是一个独立的个体，并能够认识到自己与他人的相似之处和差异。自我意识有助于个体实现内在信念、价值观与外在行为的一致性，从而维持自我一致性和身份认同。

自我意识是由自我认识、自我体验和自我控制组成的自我调节系统，调控着个体的心理活动和行为。

　　自我认识是指个体对自己存在的认知和理解,包括对自己的身体、特征、体验、价值观、信念、目标等方面的认知。自我认识是自我意识发展的基础,它能够帮助个体更好地理解自己的需求、价值观和目标,从而影响个体的行为和决策。自我认识可以通过多种方式获得,例如通过自我反思、自我观察、自我评估和自我认知实验等。其中,自我反思是最常见的一种方式,它是指个体对自己的思想、情感和行为进行反思和审视,从而更深入地了解自己。

　　自我体验是指个体对自己的情感、态度和价值观等方面的主观体验。自我体验能够影响个体的行为和决策,同时也能够反映出个体的心理健康状态。自我体验包括多个方面,例如自尊、自信、自我效能感、自我满足感、自我价值感等。这些方面都是个体对自己情感和态度的重要表现,能够影响个体的行为和决策。例如,自尊是指个体对自己身份和价值的认知和评价,它能够影响个体的情感和行为;自我效能感是指个体对自己能力和行为的自信程度,它能够影响个体的决策和行为。

　　自我控制是指个体对自己的行为和决策进行控制和调节的能力。自我控制是建立在自我认知和自我体验的基础之上的,它能够帮助个体更好地控制自己的情绪和行为,从而实现自我目标和价值观。自我控制包括多个方面,例如冲动控制、情绪调节、目标设定、计划执行等。这些方面都是个体对自己行为和决策的重要控制能力,能够帮助个体更好地适应社会环境,提高自身的能力和素质。例如,冲动控制是指个体在面对诱惑和压力时,能够控制自己的情绪和行为,避免做出冲动的决策;情绪调节是指个体在面对负面情绪时,能够通过自我控制来缓解情绪,保持心理平衡。自我控制能够提高个体的计划执行能力和目标管理能力,从而更好地实现自我目标和价值观。

　　自我意识对个人发展至关重要,它有助于个体做出更加有意识和有目的的决策,提高自我调节能力,增强自我效能感,促进自我成长,改善人际关系,提升情绪智力。

(赵阿勐)

本章思维导图

本章目标测试

# 第四章 | 心理发展与心理健康

心理发展贯穿人的一生,不同的年龄阶段有其特定的心理特征。心理健康是人类健康的重要组成部分,个体的心理健康受到不同发展阶段的影响。医学生应该掌握心理发展与心理健康的关系,保持和促进个体的心理健康。

## 第一节 | 概 述

### 一、个体的发展与生命周期

#### (一)个体的发展与生命周期的概念

个体的发展有两层含义,其一是指人类种族在地球生物种系中发生的有关过程;其二是指个体从生物学受孕到生理死亡所经历的一系列的生命阶段,即从婴幼儿、童年、少年、青年、中年、老年到死亡的发展过程,这种从生到死的过程也被称为生命周期(life cycle),其中包括生物意义上的成熟和变化过程、个体年龄结构的过渡,以及不同年龄阶段心理社会功能发展和变化的过程。对于每一个健康发展的个体来说,随着其生物意义上的成熟,每一阶段也有着不同的心理任务和心理特征。此处主要讨论个体生命周期中的几个重要的发展阶段及其心理健康特点。

#### (二)个体发展的基本观点

长期以来,哲学家、宗教学者、社会学家和科学家对个体的发展问题一直存在争论,直到20世纪70年代,心理毕生发展的观点才被人们普遍接受并重视。其主要观点有:

1. **发展是毕生的** 人的一生都在发展,人从胚胎到死亡始终是一个前进发展的过程,个体的发展除了在生物意义上的发育、成熟,其行为的变化过程贯穿一生。这是一个在时间、顺序和方向等方面各不相同的带有种种变化的体系,个体的发展受多种因素的影响,是年龄阶段、历史阶段、社会环境等多种因素共同作用的结果。生命的每一阶段都受前一阶段的影响,同时也影响以后的发展阶段,个体一生的经验都对发展有重要意义。

2. **发展是多维和多向的** 发展的形式具有多样性,是多维度的,发展的方向也因发展内容的种类不同而有所不同,如行为的各个方面或同一方向的各个成分、特性,其发展的进程各不相同。心理发展存在着很大的个体差异和可塑性,不同的个体有不同的形式,没有一条单一的曲线能描绘个体发展的复杂性。以智力为例,智力可分成晶体智力与流体智力,两者都随年龄的增长而变化,但晶体智力到成年后继续增长,不过增长的速度减慢,而流体智力在成年早期就开始衰退了。

3. **发展是获得(成长)与丧失(衰退)的结合** 发展是一个有序变化的过程,不是简单地朝着功能增长方向运动,生命过程中任何时候的发展都是成长和衰退的结合。任何发展都是新适应能力的获得,同时包含着以前存在的部分能力的丧失。

#### (三)心理发展的理论

心理发展是心理学研究的重要领域之一,众多学者对其进行了精辟的阐释,如弗洛伊德的心理发展精神分析理论及其后继者埃里克森(Erikson EH)的心理社会发展理论、皮亚杰(Piaget J)的认知发展理论、华生(Watson JB)的心理发展刺激反应论、维果斯基(Vygotsky L)的心理发展文化历史理论等。下面简要介绍埃里克森的理论。

埃里克森认为,人的发展受生物、心理和社会三方面因素的影响,并从情绪道德和人际关系的整体发展角度来研究个体。他把人的毕生发展分为八个阶段,每一个阶段都需要面对特别的发展挑战或冲突,只有解决好阶段性的挑战或冲突,才能保证个体心理社会功能的良好发展。

1. **婴儿期(出生～1岁)**　核心冲突是信任感对不信任感。这一阶段发展与照料者之间的依恋与信任关系。照料者能提供可靠的照料和温情,个体就会形成对环境和他人的信任感。否则,可能会焦虑不安。

2. **婴幼儿期或儿童早期(1～3岁)**　核心冲突是自主感对羞耻感与怀疑感。个体通过获得对身体的自主控制,尝试完成新事情、激发新想法,不断体验成功,积极解决核心冲突后,婴幼儿会形成自主感和独立感,否则会导致羞愧和自我怀疑。

3. **幼儿期或学龄前期(3～6岁)**　核心冲突是主动感对内疚感。幼儿期的基本任务是发展主动性,以及由交流和挑战所导致的探究态度。积极解决核心冲突后,会形成目的感和主动感,否则自我价值感低,产生内疚感。

4. **儿童期或学龄期(6～12岁)**　核心冲突是勤奋感对自卑感。儿童需要应对新的社会,必须掌握生活所必需的知识和技能,发展学习中的勤奋品质,通过成功和取得各类成就,体验对任务熟练掌握的胜任感。积极解决核心冲突后,可获得胜任感和勤奋感,否则可能会有失败感和自卑感。

5. **青少年期或青春期(12～18岁)**　核心冲突是自我同一感对同一感混乱。青少年的基本任务是确定自我意识,学习社会角色规定,形成人格、社会性别和职业等方面的自我同一感。积极解决核心冲突后,会树立稳固的个人同一性,否则会导致角色混乱以及自我意识薄弱。

6. **青年期或成年早期(18～35岁)**　核心冲突是亲密感对孤独感。成年人通过与他人交往,对他人开放,为事业定向,与他人建立亲密的关系,形成亲密感。积极解决核心冲突后,可形成爱的能力,并与他人建立稳定的亲密关系、获得亲密感,否则可能会无法与人亲密相处,产生孤独寂寞感。

7. **成年中期(35～60岁)**　核心冲突是繁殖感对停滞感。这一时期的个体通过创造性的生产活动,社会责任感增强,对社会做出大量富有现实意义的贡献,造福、关爱下一代。积极解决核心冲突后,能形成关心的品德,热爱自己的家庭,关心下一代成长,获得成就感和价值感,否则可能会自我放纵,对未来没有计划。

8. **成年晚期(60岁后)**　核心冲突是自我整合感对绝望感。这一时期的个体通过对自己的一生进行回顾,理解个人在整个生命周期中的位置,接受并理解自己的生活,获得自我整合。积极解决核心冲突后,能愉快地接受自己,可以面对、接受死亡,否则会陷于绝望。

## 二、健康与心理健康

### (一) 健康的概念

健康是一个不断发展着的概念,在不同历史时期,人类对健康的理解不尽相同。传统医学和世俗观念一般把健康理解为“无病、无伤、无残”。但这种认识并不全面。实际上,健康和疾病是人体生命过程中的两种状态,这两种状态是连续的,是一个由量变到质变的过程,而且健康水平也有不同的等级状态。

第二次世界大战后,人类的疾病谱与死亡谱发生了重大的变化,许多心身疾病(近年来也称为生活方式疾病)成为人类健康的主要杀手。人们的不良生活方式、行为或心理、社会和环境因素成为影响健康的不可忽视的因素,因此,1948年,世界卫生组织为健康提出了一个三维的定义,即“健康,不仅仅是没有疾病和身体的虚弱现象,而是一种在身体上、心理上和社会上的完满状态”。健康的内涵在不断地发展。

### (二) 心理健康的概念

心理健康(mental health)也称心理卫生。一般认为,心理健康是指以积极的、有效的心理活动,平稳的、正常的心理状态,对当前和发展着的社会、自然环境以及自我内环境的变化具有良好的适应功能,并由此不断地发展健全的人格,提高生活质量,保持旺盛的精力和愉快的情绪。

对心理健康进行定义是一个较为复杂而困难的问题,到目前为止,心理健康与不健康之间还没有一个确定的、绝对的界限。由于心理涉及的范围广泛,包括思维、情绪、兴趣、能力等各个方面,心理学家们从不同的角度提出不同的观点,给出不同的定义,而且心理健康的概念随时代的变迁、社会文化因素的影响而不断变化。

### (三) 心理健康的标准

目前,心理健康的标准不尽相同。其中影响比较大的有马斯洛(Maslow AH)和米特尔曼(Mittelman BP)提出的心理健康十条标准:①拥有充分的安全感;②能充分了解自己,并能恰当估价自己的能力;③生活理想切合实际;④不脱离现实环境;⑤能保持人格的完整与和谐;⑥善于从经验中学习;⑦能保持良好的人际关系;⑧能适度地宣泄情绪和控制情绪;⑨在符合团体要求的前提下,能有限度地发挥个人特质;⑩在不违背社会规范的前提下,能适当地满足个人的基本需求。

我国的一些学者提出心理健康标准包括如下内容:

1. **智力正常** 包括智力分布在正态分布曲线之内者以及能对日常生活作出正常反应的智力超常者。

2. **情绪良好** 包括能够经常保持愉快、开朗、自信的心情,善于从生活中寻求乐趣,对生活充满希望。一旦有了负性情绪,能够并善于调整,具有情绪的稳定性。

3. **人际和谐** 包括乐于与人交往,既有稳定而广泛的人际关系,又有知己的朋友;在交往中保持独立而完整的人格,有自知之明,不卑不亢;能客观评价别人,取人之长补己之短,宽以待人,乐于助人。

4. **适应环境** 包括有积极的处世态度、与社会广泛接触、对社会现状有较清晰的正确的认识、具有顺应社会变革的能力、勇于改造现实环境、能够达到自我实现与社会奉献的协调统一。

5. **人格完整** 心理健康的最终目标是培养健全的人格。包括人格的各个结构要素不存在明显的缺陷与偏差;具有清醒的自我意识,不产生自我同一性混乱;以积极进取的人生观作为人格的核心,有相对完整的心理特征等。

心理健康与不健康之间并没有绝对的界限。同时,心理健康是一个动态、开放的过程,心理健康的人在特别恶劣的环境中,可能也会出现某些失常的行为。判断一个人的心理是否健康,应从整体上根据经常性的行为方式进行综合性的评估。

### (四) 心理健康与疾病的关系

心理和社会因素在健康和疾病中具有十分重要的作用,不健康的心理可能导致疾病的发生。例如,长时间紧张的工作、经济压力、家庭矛盾等慢性应激,产生情绪的压抑,可引起体内内啡肽、儿茶酚胺等激素的分泌增加,导致胃肠道运动功能紊乱与胃黏膜供血不足、胃酸分泌增加,最终导致胃黏膜腐蚀、溃烂,形成胃、十二指肠溃疡。躯体的疾病和痛苦又可影响个体的情绪,进一步影响心理的健康,心身的交互作用是影响健康的一个重要的因素。因此,保持健康的心理、建立积极的应对方式和健康的行为方式,是保持身心健康的重要条件。

### (五) 心理健康的维护和促进

环境的变化及来自社会各方面的压力,都会使得个体出现心理紧张,严重时甚至会出现心理障碍;由于生活中的需要不能得到满足、目的不能实现,个体出现挫折感或各种心理冲突,心理失去平衡,甚至出现精神崩溃。因此,心理健康需要维护和促进。心理健康维护的目的就是加强人们的心理健康和消除身心不健康因素、提高生活质量。一般来说,心理健康维护的目标有两个方面:第一个是一般目标,即治疗心理疾病及处理适应不良行为,并设法尽早发现疾病的倾向,及时矫正或预防疾病的发生;第二个是高级目标,即保持并增进个人和社会的心理健康,发展健全人格,使每个人都有能力适应变动的环境,同时应设法改善社会环境及人际关系,以防止或减少心理不健康的发生。健康促进是目前一种普遍的观点,既是个人的成就,也是集体的成就,健康促进是使人们能增强自我控制感并能改善人们的健康的一个过程。健康促进可以通过个人的努力,也可通过与医疗系统的配合,还可通过制定某些健康保健的政策来实现。

### 三、健康行为

随着社会的发展,疾病模式已发生了很大的变化。例如,由于治疗方法的改进及公共卫生状况的改善,某些急性传染病如麻疹、脊髓灰质炎等疾病的患病率明显降低,而某些可预防的疾病如肺癌、心脑血管疾病等却越来越多,在这些疾病的形成过程中,生活方式、行为习惯等行为因素起着明显的作用。

#### (一) 健康行为与健康危害行为

健康行为(health behavior)是指有助于个体在生理、心理和社会功能上增强或保持良好状态、预防疾病的行为。它与健康信念密切相关,是个体为维持、实现、重建健康和预防疾病而进行的活动。健康行为能降低与生活方式相关疾病的病死率,推迟慢性疾病所致的并发症的出现,能提高个人寿命及人口平均寿命。

健康危害行为(health risk behavior)是对健康产生潜在不利影响的行为的统称,与疾病发生、发展及预后有着明显的关系,涵盖疾病行为、疾病角色行为、损害健康的习惯、不良生活方式等。常见的危险行为归纳为下列四类:

1. **不良生活方式与习惯**　饮食过度;高脂、高糖、高钠(食盐)和低纤维素饮食;挑食;嗜好致癌性食物。

2. **不良病感行为**　是指个体从感知到自身有病到疾病康复全过程所表现出来的一系列不良行为,包括疑病行为、恐惧、讳疾忌医、不及时就诊、不遵从医嘱、迷信、放弃治疗、自暴自弃等。

3. **日常损害健康行为**　包括吸烟、过度饮酒、吸食毒品、不安全性行为。

4. **致病性行为模式**　是指导致特异性疾病发生的行为模式,例如,A 型行为。

#### (二) 保持健康行为的影响因素

1. **人口学因素**　健康行为的保持在不同人口特征的人群中有所不同,健康行为由不同的因素触发和维持,而这些健康行为的影响因素将在个体生命的不同时期以及健康习惯形成的过程中不断发生变化。健康习惯随着年龄的变化而变化,一般来说,在童年时期是好的,到了青年期及成年期有所下降,到了老年期又会有所改善。而受过良好教育、社会经济地位较高、社会压力较小的人群会保持更多的健康行为。

2. **认知与控制力**　个体能否保持健康行为与其认知及其对自身健康的控制力密切相关。只有当个体相信如果不实施某些特定的健康行为,他就可能会发生某些疾病时,才更有可能去实施某些健康行为,认为健康是受个人控制的人更有可能养成良好的习惯。

3. **社会影响**　社会关系会影响到健康习惯的形成。家庭成员、朋友、同伴都会对健康行为有影响,如青年时期可能会受到同伴的影响而导致吸烟行为。

4. **能觉察到的躯体症状**　很多健康行为受个体自己觉察到的躯体不适症状的影响,如有吸烟行为的个体会因为呼吸系统的不适症状而减少吸烟行为。

#### (三) 健康行为的促进

1. **坚持有规律的运动锻炼**　有氧运动能够调节和加强心肺功能,提高机体对氧的利用率。有氧运动能提高心血管的适应性和耐受性,增加体力、优化体重、保持肌力,提高软组织和关节的灵活性,提高应激耐受力等。

2. **培养健康的饮食习惯**　饮食是人类疾病的重要影响因素,与许多疾病有关,如心血管疾病、糖尿病、某些癌症等慢性疾病与不良饮食行为习惯密切相关。

3. **戒除不良嗜好、行为**　吸烟、酗酒、网络成瘾等不良行为与多种心身疾病的发生密切相关。如吸烟可导致慢性支气管肺炎、肺气肿、肺癌等肺部疾病以及心血管疾病,孕妇吸烟可导致胎儿发育障碍;酗酒可造成各种消化系统和代谢系统疾病,酗酒会损害大脑神经组织,慢性酗酒者的高级认知功能呈渐进性衰退,学习和利用新知识及解决问题的能力下降。孕妇饮酒可导致胎儿流产、低体重儿出生率高,可导致胎儿酒精综合征。酗酒造成的交通事故和自杀等问题也是死亡的重要原因。

**4. 控制体重与减肥**　肥胖是许多疾病的危险因素,肥胖与多种慢性疾病有关系,特别是心血管疾病、肾病以及糖尿病。肥胖对健康的影响可以是直接的,也可以通过影响其他因素间接地影响健康,例如它可以通过影响血压和血胆固醇水平而产生作用。肥胖会导致癌症病死率增加,尤其对于一些特定的癌症,例如结肠癌、直肠癌、肝癌、胆囊癌、胰腺癌、肾癌、食管癌、非霍奇金淋巴瘤和多发性骨髓瘤。

**5. 合理利用卫生服务**　指有效、合理地利用现有卫生保健服务,以实现三级预防,维护自身健康的行为,包括定期体检、预防接种、患病后及时就诊、遵从医嘱、配合治疗、积极康复等。

(朱熊兆)

## 第二节 │ 儿童发展各期心理健康

### 一、胎儿期心理健康维护

生理发展是心理发展的物质基础,人的生命是从胎儿期开始的。个体是否心理健康,其先天素质和胎儿期的发育起着重要的作用。怀孕母亲的健康状况、情绪状态、习惯嗜好等对胎儿的健康起着决定性的作用。

#### (一) 孕期营养及保健与胎儿健康

胎儿期是大脑发育的关键时期,而胎儿的营养完全依赖于母体的供养,因此孕期的营养状况,将严重地影响胎儿的健康。研究证明,孕妇营养不良,食物中蛋白质、维生素、钙、磷及其他微量元素的缺乏,会影响胎儿大脑的发育,使婴儿易患克汀病、身体矮小及智力低下等。而营养的过剩或者不平衡也会影响胎儿的发育,如孕妇过多地进食动物肝脏、体内维生素 A 含量过高,可能会影响胎儿大脑和心脏的发育。

孕妇吸烟、饮酒会影响胎儿身心健康。孕妇吸烟过多还可导致自然流产、死胎、早产、低体重儿及胎儿畸形,吸烟可使胎儿宫内窘迫及新生儿窒息发生率增加。孕妇大量饮酒与药物的使用是影响胎儿健康的重要因素之一,孕妇大量饮酒可造成"胎儿酒精综合征",胎儿出生时矮小、体重轻,长大后智力低下、动作迟缓;有的还会出现畸形,如小头、心脏缺陷、关节骨骼变形、脊髓膜膨出等。另外,孕妇使用药物也应特别谨慎,许多药物可致胎儿畸形,如某些抗组胺药、抗癫痫药、抗精神病药及激素类药等都有可能致畸。

许多临床研究表明,妇女妊娠前 3 个月患有风疹、流行性感冒、腮腺炎、猩红热等疾病或被弓形虫感染,容易造成胎儿发育畸形或死胎;孕妇内分泌失调,如甲状腺功能减退,易导致新生儿精神发育迟滞。孕妇患肺结核或尿路感染、糖尿病等疾病也会影响胎儿发育,她们所生的孩子有更多的先天畸形或缺陷。因此,孕妇应特别重视保持身体健康。

#### (二) 孕妇的情绪与胎儿健康

孕妇的情绪不仅直接影响其自身的健康,对胎儿的健康也有很大的影响。现代科学研究表明,情绪波动可影响内分泌功能、减少脑的供血量。孕妇情绪过度紧张,可使体内应激相关激素包括肾上腺髓质和皮质激素分泌增加。肾上腺髓质激素分泌增加,可使孕妇心跳加快、血压升高,从而影响胎儿脑的发育,影响胎儿出生后的智力;而肾上腺皮质激素分泌增高,会影响胎儿上颌骨发育,容易造成胎儿腭裂、唇裂等畸形。因此,孕妇应保持稳定、愉快的心情,以维护胎儿的健康。

### 二、婴儿期心理健康维护

婴儿时期的心理健康,不仅影响婴儿期的生长发育,对其今后的成长也有着重要的影响。婴儿期的心理健康被认为是心理健康的起点,儿童时期出现的心理疾病如发育迟缓、情绪不稳定、睡眠障碍等多数是在婴儿期奠定的,婴儿经历的事件或者会直接表现在其心理活动中,或者留下"痕迹",对成年以后的生活产生深远的影响。因此,婴儿期心理健康的维护,对其以后的发展具有至关重要的作用。

### (一) 母乳喂养的重要性

有人把物质营养、信息刺激和母爱称为婴儿期的三大营养。母乳营养充足、适合消化吸收,含有抗体和胱氨酸,可增强婴儿的免疫力和促进智力发展。而且,通过哺乳可增加母亲与孩子在视、听、触摸、语言和情感上的沟通,使孩子获得心理上的满足,有助于神经系统的发育和健康情感的发展。

### (二) 建立安全的依恋

母亲的爱抚对婴儿的心理健康发展至关重要,而帮助婴儿建立安全的依恋关系、减少分离焦虑是婴儿期心理卫生的重要内容。依恋(attachment)是指婴儿与主要照顾者之间的情感联结。婴儿形成对母亲依恋的关键期是出生24小时到3个月。很多研究结果表明,孩子与父母早期的依恋关系与他将来社会及情绪发展的顺利与否有直接的关系。分离焦虑(separation anxiety)是指婴儿离开了熟悉的环境或他所依恋的人时所经历的紧张和不安全感。在8~12个月时更明显,有的可延续到更大的年龄。因婴儿尚未发展到能预期未来的认知阶段,无法预测在新的环境会发生什么且无求助的对象,所以婴儿对分离充满焦虑。帮助婴儿减轻分离焦虑的方法有:①玩捉迷藏游戏,让婴儿逐渐适应照顾者的暂时消失,并学会认识到照顾者会再出现;②在安全的环境下,与婴儿保持适当的距离,观察婴儿的行为;③在必须分离时,可给婴儿一两件柔软的玩具或小毯子,让婴儿将依恋感转移到寄托的物品上,使婴儿适应与照顾者的分离。

### (三) 保证充足的睡眠

新生儿大脑正在快速发育之中,充足的睡眠是保证大脑发育和心理健康的重要条件。

### (四) 促进运动与智力的发展

适宜的信息刺激能促进婴儿运动、感觉器官和智力的发展。婴儿动作发展顺序是口、头、四肢、躯干,因此,依据不同的发展时期有意识地为孩子提供适量视、听、触觉刺激,有利于婴儿健康成长。如可帮助2~3个月的婴儿做被动体操,空腹时可训练俯卧和俯卧抬头。4~5个月可开始训练四肢运动,半岁以后应训练婴儿用手握东西,10个月以后可训练婴儿站立、迈步走路。研究认为婴儿的动作训练有益于脑的发育和动作的协调。

### (五) 增加游戏活动

游戏活动不仅可以增强体力,更重要的是促使婴儿运用感官来认知世界,促进大脑发育,有利于婴儿的创造性、社会性和认知能力的发展。

## 三、幼儿期心理健康维护

### (一) 幼儿期的生理心理特点

3~6岁称为幼儿期。3岁幼儿脑重已达成人的四分之三,7岁时已接近成人。神经纤维髓鞘已基本形成,神经兴奋性逐渐增高,睡眠时间相对减少,条件反射比较稳定,语言进一步发展,掌握词汇量增多,大脑的控制、调节功能逐渐发展。皮亚杰将2~7岁幼儿的认知发展称为运算前期。此期认知特点有:①自我中心,以自我为中心观点来推测周围事物,无法站在别人的立场角度思考,假定每个人的思考都与他一样,以为自己喜欢的东西别人也喜欢。不能理解别人会有不同的想法。②万物有灵论,幼儿相信自然界的事物都和他一样,是有生命、有意识、有目标的,如"太阳公公为什么不到我们家来玩一玩?"③符号功能,指2~4岁的幼儿以某物、某字或某种心理表象来代表未在眼前出现的另一种东西,也称表象功能。它与符号游戏有关,符号游戏是一种装扮游戏,即幼儿假装扮演的一种游戏,如将凳子作为一辆汽车、扫帚装扮成大炮以及过家家游戏等。

幼儿的语言发展经过了单字期、称呼期、构句期和好问期。幼儿的智力因素及环境因素影响幼儿语言的发展。

幼儿的感知觉迅速发展,能有意识地进行感知和观察,但不持久,容易转移。记忆带有直观形象性和无意性。无意想象主题多变,以形象思考问题,5～6岁后喜欢提问题,开始出现逻辑思维,但由于知识经验和认识能力有限,判断推理能力还有限。

幼儿的情感强烈、易变,容易受外界事物感染,别的孩子笑,他也笑,别人大声叫嚷,他也大声叫嚷,6～7岁时情感的控制调节能力有一定发展。

意志行为也有进一步发展,活动的目的性、独立性逐步增强,能使自己行动服从成人或集体的要求。但自觉性、自制力仍较差。

幼儿人格初步形成,自我意识逐渐发展,3岁左右开始出现自主行为,有不听话表现,对事物的评价常带有极大的主观性。开始发展性别认同,已能区分男孩、女孩。

### (二) 幼儿期的心理健康维护与促进

**1. 促进幼儿语言的发展**　对幼儿提供辅导有助于幼儿语言的发展。如,父母为幼儿提供良好的语言示范(语音正确,语速适中),尽量使用各种不同的词汇;不要再使用婴儿期的儿语;提供幼儿会话的机会,培养幼儿良好的语言习惯,如礼貌用语;鼓励幼儿多讲话,不厌其烦地回答幼儿提出的各种问题。

**2. 满足幼儿的好奇心和独立愿望**　这一时期的幼儿有强烈的好奇心和独立的愿望,无所不问,常要自行其是,有不听话表现,学会了不论对错都说"不",心理学上称为"第一反抗期"。这是自我意识发展的表现,有积极的意义,应该因势利导,培养他们的自我管理能力。例如,引导幼儿自己起床、穿衣、吃饭、系鞋带和大小便等,做得好时应立即予以肯定和表扬,以利好的行为得到强化;同时不要对孩子求全责备,不要因孩子没有完成自己的设想而加以责备或讥笑。

**3. 促进幼儿玩耍与游戏**　玩耍与游戏是幼儿的主导活动,也是幼儿身心健康发展的重要途径,可以帮助幼儿走出自我中心的世界,学会与人交往,与人合作,建立群体伙伴关系。玩具和游戏是幼儿增长知识、诱发思维和想象力的最好途径。幼儿在一起愉快地玩,有利于社会交际、道德品质、自觉纪律、意志、性格和语言表达能力等的培养。

**4. 正确对待幼儿的无理取闹和过失**　幼儿偶尔无理取闹,常是为了引起大人的注意,以达到某个目的。对此,应很好地讲明道理,不能无原则地迁就或哄劝,否则会对哭闹行为起到强化作用。

**5. 父母言谈举止的表率作用**　家庭的气氛、父母的言谈举止对幼儿心理发展有重要影响,幼儿评判是非对错常常以父母或老师的言行为标准。因此,父母及老师应给幼儿做好表率。

## 四、儿童期心理健康维护

### (一) 儿童期的生理心理特点

儿童期指6～12岁,也称学龄期。此期儿童除生殖系统外,其他器官已接近成人。脑的发育已趋成熟,是智力发展最快的时期,感知敏锐性提高,感知逐渐具有目的性和有意性;有意注意发展,注意稳定性增长;口头语言迅速发展,开始掌握书写语言,词汇量不断增加;形象思维逐步向抽象逻辑思维过渡,大脑皮质兴奋和抑制过程更为协调,行为自控管理能力增强。其言语、情感、意志、能力和人格也得到不同程度的发展。表现为对事物富于热情,情绪直接、容易外露、波动大,好奇心强,辨别力差。人格得到全面的发展,自我意识与社会意识迅速增长,但性格的可塑性大,道德观念逐步形成,喜欢模仿。

### (二) 儿童期的心理健康维护与促进

**1. 科学合理安排学习**　儿童期是一个由游戏活动为主导转变为学习为主导活动的时期,需要一个适应的时期。根据这一时期儿童的特点,老师和家长对新入学儿童应多给予具体的指导帮助,要重视新生各项常规训练,如课堂学习常规、品德行为常规等;学习时间不宜过长,内容应生动活泼,要注意教学的直观性、趣味性;培养和激发儿童好学的动机、兴趣和坚强的意志。

2. **组织社会劳动**　儿童在劳动中不仅能增加对周围事物的认识,而且能增加与家人以外的成人及同龄人相处的机会,从中学会人际交往,发展友谊感和责任心,培养热爱劳动、助人的人格。

3. **培养开拓创造性思维**　家长容易对儿童的行为加以干预,诸如"这是对的,那是错的",这样会影响儿童探索和创造性思维的发展。比如儿童用茶杯盖子喝水,大人会说"这是盖子,不能用来装水喝",其实这说明儿童的探索和好奇心。儿童的教育不仅要强调传授文化知识,还应注意儿童思维的灵活性、多向性、创造力和想象力的培养。

4. **注意"情商"的培养**　"情商"即非智力因素,即良好的心理品质,随着儿童年龄的增长,由自我中心转变到能够意识到他们可以推断他人的心理状态,对他人产生同理心,也开始学会了欺骗。这一阶段的心理健康维护与促进应着重于三个方面加以培养:①良好的道德情操,积极、乐观、豁达的品格;②良好的意志品质,困难面前不低头的勇气,持之以恒的韧性;③同情与关心他人的品质,善于与人相处,善于调节控制自己的情感,并具有积极的影响力。

(朱熊兆)

## 第三节｜青少年期与青年期心理健康

### 一、青少年期心理健康

青少年期一般指 12~18 岁,是介于儿童与成年之间的成长时期,是从不成熟走向成熟的过渡时期,这一阶段的个体在生理上和心理上要经历很大的变化。

(一) 青少年期的生理心理特点

青少年时期是生长和发育的快速阶段。人们常常把青少年期等同于青春期,青春期开始的平均年龄约为 13 岁,女孩的青春期比男孩早一至两年。青少年期是胎儿期和婴儿早期之后成长最为迅速的时期,这一时期个体的身体、认知和社会功能发生巨大的变化。在大约 4 年的时间里,其身高、体重与体型快速改变,个体平均身高约增长 25cm,体重增加 18kg 左右,内分泌激素水平发生显著的变化。在内分泌激素的作用下,个体的第二性征相继出现,性功能开始成熟。男性表现为喉结的出现,声音变粗,生长胡须,出现遗精等;女性则出现声音变尖,乳房发育,月经来潮等。这时脑和神经系统发育基本完成,第二信号系统作用显著提高。

青少年期是身心发展不平衡、充满矛盾的发展阶段,青少年期的认知活动具有一定的精确性和概括性,意义识记增强,抽象逻辑思维开始占主导,思维的独立性、批判性有所发展,逐渐学会了独立思考问题。同时,自我意识存在矛盾,一方面青少年逐渐意识到自己已长大成人,希望独立,强烈要求自作主张,不喜欢老师、家长过多地管束,喜欢与同龄人集群;另一方面由于阅历浅,实践少,在许多方面还不成熟,经济上不能独立,从而出现独立性与依赖性的矛盾。这一时期,青少年想象力丰富、思维活跃、容易理想化,出现理想与现实的矛盾;可塑性大,易受外界的影响,情绪容易波动;性意识开始觉醒,产生对异性的好奇、关注和接近倾向,由于社会环境的制约,出现性意识与社会规范之间的矛盾。青少年期的这些矛盾也带来了特殊的心理挑战,包括:适应身体与体型的变化、接受性的发育、运用新的思考方式、力求情感与行为独立。

(二) 青少年期心理健康的维护

1. **发展良好的自我意识**　应开展青春期的自我意识教育,使青少年能够认识自身的发展变化规律,学会客观地认识自己与自我评价,能客观地评价他人,学会面对现实,从实际出发,确立当前的奋斗目标。

2. **保持稳定的情绪**　青少年的情绪容易受外界的影响,不稳定、容易冲动,易从一个极端走向另一个极端。应帮助他们找到适合自己的应对挫折的方法,父母与老师应以中立的态度接受他们的倾诉和宣泄,让他们学会在遭遇挫折或失败时如何获得社会支持,以缓解应激,稳定情绪。

3. **预防性意识的困扰** 性是青少年最为困扰的问题之一,特别是青春发育期。应及时地对青少年进行性教育,包括心理和生理两个方面。让青少年对性器官及第二性征有正确的认识;培养高尚的道德情操,提高法制观念,自觉抵制色情影视书刊的不良影响;使青少年正确认识和理解性意识与性冲动,增进男女的正常交往,通过心理健康教育解决一些特殊的问题,如手淫、性梦、失恋等。

4. **消除心理代沟** 青少年期,亲子关系会发生明显的变化,发生变化的部分原因是青少年想表现与父母的区别,展现人格,在情感和行为上变得更加独立,表现出代沟。代沟是指两代人之间心理上的差异和距离,一般是指父母与子女在思维、行为上,尤其是在看待事物的观点上的差异,可以引起相互之间的隔阂、猜疑、苦闷,甚至是青少年离家出走等问题行为的原因。代沟具有两重心理意义,一方面它意味着个体自我意识的发展,心理趋向成熟,具有积极的社会化倾向;另一方面会使家庭关系紧张,影响两代人的身心健康,导致个别子女离家出走甚至更严重的后果。因此,对于严重的代沟应设法通过心理咨询等方式促进双方及早进行心理调适,预防身心问题的发生。

## 二、青年期心理健康

青年期是介于青少年期与成年期之间的阶段,一般为18~35岁,是人生中最宝贵的黄金时期,生理与心理都已达到成熟,精力充沛,富于创造力,开始走向完全独立的生活,生活中也面临着许多挑战。

### (一)青年期的生理心理特点

1. **生理特征** 青年生长发育已经成熟,各种生理功能已进入青壮年的最佳状态。身体素质包括机体在活动中表现出来的力量、耐力、速度、灵敏性和柔韧性等,在青年期进入高峰。脑的形态与功能已趋成熟。

2. **心理特征** 青年期的个体在心理的各个方面得到了全面的发展,主要表现在:①认知能力趋于完善。抽象逻辑思维能力和注意的稳定性日益发达,观察的概括性和稳定性提高,并且富于幻想。②情绪、情感丰富且强烈,但不稳定,同时其情感的内容也越发深刻且带有明显的倾向性。随着年龄的增长,其自我控制能力逐渐提高。③意志活动控制力日渐增强。表现在自觉性与主动性的增强,遇事常常愿意主动钻研,而不希望依靠外力。随着知识与经验的增加,行为的果断性也有所增强。④人格逐渐成熟。表现为自我意识趋于成熟,一方面对自身能进行自我批评和自我教育,做到自尊、自爱、自强、自立;另一方面也懂得尊重他人,评价他人的能力也趋于成熟;人生观、道德观已经形成,对自然、社会、人生和恋爱等都有了比较稳定而系统的看法,对自然现象的科学解释、社会发展状况基本了解,对人生的认识与择偶标准逐步确定,其社会化的进程已大大加快。青年人各种能力发展不一,但观察力、记忆力、思维、注意力等均先后达到高峰。

### (二)青年期的心理健康维护

1. **培养良好的适应能力** 青年期是自我摸索、自我意识发展的时期,而且必须走入社会独立生活,在其社会生活中常常会遇到各种挫折与人际关系矛盾需要应对。当个人对客观事物的判断与现实相统一时,就能形成自我认同,否则,就会产生心理冲突,影响身心健康。因此,应让青年寻找到相应的应对策略应对各种挑战,以增进其心理健康。使青年正确地认识自己,了解自己的长处与不足,进行正确的自我评价。同时,要帮助青年人树立适当的目标,避免不必要的心理挫折和失败感的产生;促进青年之间的相互交往,提供更多的交往的机会。

2. **解决情绪、情感问题** 青年人富有理想,会表现出一些冒险行为,如可能会对健康风险表现出不现实的乐观主义和健康危害行为。同时,容易在客观现实与理想不符时遭受挫折与打击,出现强烈的情绪反应,表现为怨天尤人,自尊也可能会转化为自卑、自弃。青年人虽然懂得一些处世道理,但却不善于处理情感与理智之间的关系,导致不能坚持正确的认识和理智的控制,而成为情感的俘虏,事后又往往追悔莫及,苦恼不已。长期或经常的情绪、情感困扰,将严重影响个体的心理健康和发展。对此,可采取以下对策来及时调整好情绪、情感,尽早摆脱困扰:①期望值适当,应该根据自己的能力调整期望值,使其在自己的能力范围之内。同时,对他人的期望也不宜过高。②增加愉快生活的体验,每一个人的生活都包含有各种喜怒哀乐的情绪、情感体验,多回忆积极向上、愉快生活的体验,有助于克服不良情绪,促进身心健康。③寻找适当的机会及时宣泄自己的情绪,在情绪不安与焦虑时,不妨找好朋友述说与倾诉或去专业的心理咨询机构接受心理干预,甚至可以独自面对墙壁倾诉胸中的郁闷。④行动转移或者升华,用新的工作、新的行动转移不良情绪的干扰。

**3. 防止性的困扰**　青年时期是发生性及相关心理卫生问题的高峰期,与婚姻、家庭的幸福密切相关,也是影响身心健康的重要因素。如何处理性及与性相关的问题,是有一定难度的。但首先应该对性有科学的认识,对性有正确的知识与态度是性心理健康的首要因素。性不神秘、肮脏,是自然合理的;但也不能自由、放纵,违反伦理和法律法规。应该增进男女正常的交往,两性正常、友好交往后,往往会使青年男女更稳妥、更认真地择偶,会在交往中加深了解,逐步发展,会减少因空虚无聊而恋爱的比例,美满婚姻的成功率也会更高。

(朱熊兆)

# 第四节 ｜ 成年期心理健康

成年期,又称为成年中期,青年期与成年期并没有明确的分界线,一般是指 35～60 岁这一阶段。随着生活和医疗条件的改善,人类的平均寿命不断延长,对成年期的年龄划分是相对的。有学者甚至将成年期的范围划定为 45～63 岁或 65 岁。在成年早期,个体处在生命的全盛时期,体力好、精力旺盛、工作能力强、效率高,知识经验和智力水平都处于高峰期;而在成年后期,个体的体力和心理发展状态开始呈现下降的趋势,但随着年龄增长,个体的经验越来越丰富,知识面更宽广、深厚,因而工作能力和效率依然较高。

## 一、成年期的生理心理特点

### (一) 生理功能逐渐减退

**1. 成年期的生理发展状态**　其发展状态介于青年期和老年期之间。青年期是生理功能日趋成熟和生理功能旺盛的时期,老年期是生理组织器官的老化期和生理功能的退行期,成年期既是生理功能成熟的延续阶段,又是生理功能从旺盛逐渐走向衰退的转变期。成年期是相对平静、稳定的时期,但仍存在重要的变化。

**2. 成年期的生理发展表现**　进入成年期后,人体的各个系统器官功能逐渐从完全成熟走向衰退。具体表现为:个体基础代谢率逐渐下降,大脑和内脏器官系统功能也逐步走向衰退,体重增加、体型改变,头发逐渐变白、变疏,颜面部皮肤渐显粗糙;各种感觉器官的功能开始减退,在 40 岁以后视力、听力、感觉、嗅觉等开始降低;成年后期细胞免疫和体液免疫都开始出现功能减退,因而成年期也容易罹患多种躯体疾病和心身疾病。

### (二) 心理功能继续发展

**1. 成年期的认知特点**　成年人的智力发展模式是晶体智力继续上升,流体智力缓慢下降,智力技巧保持相对稳定,实践智力不断增长达到最佳状态。成年人知识的积累和思维能力都达到了较高的水平,善于联想、善于分析并做出理智的判断,有独立的见解和较强的问题解决能力。

**2. 成年期的情绪和意志特点**　成年人情绪趋于稳定,较青年人更善于控制自己的情绪,较少冲动,有能力延迟对刺激的反应。意志坚定,做事具有更强的目的性,善于决定自己的言行,有所为和有所不为。对既定目标,勇往直前,遇到挫折不气馁;同时,也能理智地调整目标并选择实现目标的途径。

**3. 成年期的人格特点**　成年人的人格稳定,自我意识明确。个体通常了解自己的才能和所处的社会地位,会以自己独特的方式建立稳定的社会关系,并努力排除干扰,追求自己既定的人生目标。因而成年期也是最容易出成果和事业成功的时期。

## 二、成年期的心理健康维护

个体到成年期,大致走完人生旅途的一半。尽管成年期被视为一个稳定的时期,但仍存在重要的变化,包括社会角色的变化以及重大生活事件的发生,如生儿育女、更换工作、丧偶等。成年人不论在社会、在家庭,都处于一个承上启下的中坚地位。他们经历了半生奋斗,在事业上已有一定成绩,但仍继续承担着事业的重担。在家庭中,既要抚育尚未完全独立的儿女,还要赡养年迈的父母,因而成为心理负荷最大、遭遇应激性事件最多的人群,而长期的应激可对免疫和内分泌功能有严重的负面影响。因此,成年期是心身疾病的高发年龄阶段,心理健康的维护更显重要。

### (一)关注身心健康,避免心理负荷过重

1. 合理安排时间及工作量　成年期任务繁重,工作生活忙碌,加之个体意识到人到中年,常常主动找事情做。但由于成年人生活工作都很繁忙,常感时间紧迫,又有很多想做的事情做不了,容易产生紧张焦虑的情绪。因此,成年期个体要合理地安排自己的时间,注意劳逸结合,避免超负荷工作,避免身心过劳。充分运用这一年龄阶段特有的智慧,设法取得智力和体力之间新的平衡和协调。

2. 学会处理各种烦恼,保持心态平和　成年期的烦恼也超过其他年龄阶段。有研究结果表明,"引起中年人烦恼"的因素依次排列为:身体不好、社会分配不公、想做的事做不了。此外,子女成长不称心、工作不理想、个人价值被否定、人际的内耗、真诚不被人理解等,也是引起成年人烦恼的重要因素。应注意保持心态的平和,学会心胸开阔地面对现实,正确对待名与利。凡事要有所为,有所不为,量力而行。不要凡事都和人比较,要学会适当地放弃,不要为眼前利益而牺牲身心的健康。

3. 缓解压力,维护身心健康　紧张感、焦虑和过多的烦恼均容易引起心理和躯体疾病,严重者还可导致自杀。研究表明,30~40岁年龄阶段的个体自杀率明显增高,40~60岁是自杀高峰期,60岁以后开始下降。尽管自杀者在同龄人中是极少数,但根据自杀发展的年龄趋势来看,则从另一个侧面反映了成年人的社会适应、情感适应和承受压力的状况。成年人有着诸多的压力,学会有效的应对策略、进行自我调整和缓解压力显得尤为重要。当压力过大时,通过适当的方法宣泄和放松自己,定期参加体育运动,保持身心健康。

### (二)处理好家庭中各种关系

1. 适应家庭的变化,调整夫妻感情　家庭是成年人事业成功的坚强后盾,家庭的稳定是影响成年期心理健康的重要因素。步入成年期后,随着子女逐渐长大成人,关心照料子女的负担逐渐减轻,但在子女离家自立之前,他们的情感指向主要还是子女。当子女离家自立时,原有的家庭则面临向"空巢家庭"的转变。处于这一阶段的夫妻,在情感上需要重新调整,把注意力再次转移到对方身上,要相互沟通、相互体谅,此时的情感体验也较青年期更加深刻。

2. 适应亲子关系的变化,保持良性互动　在中年期,随着子女年龄的增长,亲子间的关系也在发生相应的变化,成年人应注意这些变化,并适时进行调整。

(1)子女未成年之前:绝大多数子女都与父母生活在一起,亲子之间交往的次数和相处的时间都较多,相互影响也比较明显。随着青春期的到来,子女追求独立与自主的倾向尤为明显,对父母不再言听计从。此阶段如果父母未认识到子女的发展变化,仍以原来的方式对待他们,把他们当成"小孩子"看待,就很容易和子女产生冲突或隔阂。

(2)子女即将离家自立时:他们已有相当大的独立性和自主能力,他们希望按自己的意愿选择职业、建立家庭。此时,父母一方面要尊重子女自主权,不宜过多干涉,更不能包办代替,否则易引起亲子矛盾;另一方面,还需用自己的知识经验与生活阅历,给子女以指导和帮助。

(3)子女离家独立后:由于空间上的限制,再加上子女已经成为成年人,他们在各方面都已基本成熟,思想观念、人格特质等都趋于稳定,父母对他们的影响相对减少、减弱,亲子关系也不同于以前。一方面父母和子女都是成年人,在许多方面都是平等的、相同的,比如都有工作和家庭等;另一方面,此时情感投入也不同以前。

总之,在子女成年前,父母情感投入与指向在子女身上占有很大比例;在子女成年离家后,父母的注意力开始转向配偶或第三代人身上。而进入成年期的子女,他们的注意力主要指向自己的家庭与事业。随着年龄的增长,成年期个体需要逐渐适应亲子关系的变化,建立和谐的人际关系。

**3. 关心父母,妥善解决其养老事宜**　在子女离家独立生活以后,成年期个体的家庭负担并没有由此而减轻。因为此时父母年事已高,赡养老人的问题又摆在面前。照顾老年人,尤其是身体状况欠佳、经常患病的老人,不仅经济上要承担责任,而且心理上也要承担一定的压力。成年人需要多和老年人进行情感交流和沟通,解除寂寞、孤独造成的心理障碍,使其保持身体健康、免受疾病的困扰。

### (三) 顺利度过更年期

**1. 正确认识更年期**　更年期是生命周期中从成年向老年过渡的阶段,是生育能力由旺盛走向衰退的时期。女性在45~55岁左右,男性一般开始于40~45岁,波动于35~70岁。在更年期个体逐步走向衰老,身体各器官和各个组织都发生退行性变化,在功能和代谢上也产生相应的改变,尤以性腺功能的减退最为明显。

在更年期,个体的第二性征将逐步退化,生殖器官慢慢萎缩,与性激素代谢相关的其他组织也随之退化。对女性来说,在卵巢分泌激素减少的同时,下丘脑、垂体和卵巢之间的平衡关系也发生了改变,因而产生了丘脑下部和垂体功能亢进,表现出自主神经系统功能紊乱等一系列症状,如面部潮红、出汗、头痛、眩晕、肢体麻木、情绪不稳定、小腹疼痛、心慌、失眠、易怒、多疑等,症状可以多种多样。对于男性来说,表现为性器官逐渐萎缩,性功能也出现由盛到衰的变化过程,主要表现为性功能减退、伴有自主神经功能障碍,在医学上,这个时期称为男性更年期综合征。更年期综合征是由生理内分泌的改变引起的,而家庭、社会地位及复杂的心理社会因素,也参与了整个病理过程,对更年期综合征所出现的时间、症状反应以及症状的严重程度都有重要的影响。

**2. 加强更年期的心理卫生和保健工作**

(1) 加强宣传和教育:更年期的到来是符合人体客观规律的过程。处于更年期的个体需要以科学的态度、正确认识对待这种生理上的变化,调整认知结构,消除顾虑,减少思想负担,避免不必要的紧张、焦虑和恐惧情绪,适应更年期的变化。

(2) 维护身心健康:避免或尽量减少不必要的刺激,保持精神愉快、心情舒畅,有利于减轻或消除不舒适的感觉。对于躯体的不适感,应及时就诊,做到无病放心、有病早治和及时调理,及早预防器质性疾病的发生。注意心理卫生保健,合理安排时间,劳逸结合,维护良好的人际关系。扩大交往,坚持体育锻炼,顺利地度过生命历程中的这一转折期。

(朱熊兆)

## 第五节 ｜ 老年期心理健康

老年期,也称成年晚期,是指60岁至死亡这段时期。老年期是生命周期中的最后一个阶段,世界卫生组织根据现代人生理心理结构上的变化,将人的年龄界限又进行了新的划分:44岁以下为青年人;45~59岁为中年人;60~74岁为年轻老人;75~89岁为老年人;90岁以上为非常老的老年人或长寿老年人。

根据联合国教科文组织规定,在一个国家或地区人口的年龄构成中,60岁以上者占10%或65岁以上者占7%,则称为人口老龄化的国家或地区。当前,在全世界190多个国家和地区中,约有60多个国家和地区已进入老龄化社会。我国在20世纪90年代末进入老龄化行列,截至2022年底,全国60周岁及以上人口超过2.8亿,是世界上老年人口最多的国家。进入老年,个体的生理、心理和社会诸方面都会出现一系列变化。不断提高老年人的心理健康水平,使老年人幸福、愉快地欢度晚年及善终,已成为我国的一个重要卫生课题。

## 一、老年期的生理心理特点

### (一)生理功能衰退

衰老是个体生长、成熟的必然的连续变化过程,是人体对内外环境适应能力减退的表现。老年人生理状况通常发生以下退行性改变。

**1. 体表外形改变**　老年人须发变白,脱落稀疏;牙龈组织萎缩,牙齿松动脱落;皮肤组织萎缩,弹性下降;皮脂腺萎缩、汗液分泌减少,皮肤干燥、无光泽、皱纹多;肌肉萎缩,弹性减弱,肌力下降;骨钙含量减少或骨质增生,关节活动不灵活,脆性增加,容易骨折;身高、体重随年龄增长而降低。

**2. 器官功能下降**　老年人的各种脏器功能都有不同程度的减退,如脑细胞减少,细胞功能减弱,心血管功能下降,心脏病、高血压等疾病的发病率增高;肺的肺泡部分相对减少,由20多岁时占肺的60%～70%降至50%以下,肺活量下降。肾脏重量减轻、老化,因而控制能力下降;前列腺肥大现象增多。甲状腺重量减轻,甲状腺功能减退,肾上腺重量也减轻,男性激素的合成能力明显下降;甲状旁腺分泌功能下降;性腺萎缩,分泌功能下降。

### (二)心理特征发生变化

**1. 老年期个体的认知特点**　感知觉功能下降。感知觉是个体心理发展过程中最早出现的心理功能,也是衰退最早的心理功能,比如老年人都会出现视力减退,出现"老花眼",出现听力下降。老年人都会遭受基本的智力衰退,流体智力下降明显,晶体智力下降相对缓慢,流体智力的衰退与年龄相关的身体健康状况及中枢神经系统器官变化程度有关,表现出记忆力下降,无论是识记、保持,还是再认、重现能力均不如成年期。近期记忆差,易遗忘,表现为常忘事;远期记忆保持较好,常能对往事准确而生动地回忆。理解记忆尚佳,机械记忆进一步衰退。

**2. 老年期个体的情绪及人格特点**　情绪趋于不稳定,表现为易兴奋、易被激惹、喜欢唠叨,情绪激动后需较长时间才能恢复。抑郁的发生率随着年龄增长而增加,抑郁在老年人中普遍发生,尤其是女性。人格总体上稳定、成熟、可塑性小。表现出以自我为中心,猜疑保守、偏执敏感,不爱听取反面意见等特点。

## 二、老年期心理健康的维护

### (一)适应退休生活,保持健康的生活方式

**1. 退休综合征的表现**　退休是人生的重大转折,其工作、生活环境和社会角色都会发生一系列变化:从为生活奔波的谋职者变成了旁观者,从以工作为重心转为以闲暇为重心,从以工作单位为核心转为以家庭为核心,从紧张的生活转为清闲的生活,从接触的人多事多转为接触的人少事少,从关怀子女者转为接受子女赡养者,从经济比较富裕者转为收入微薄者。老年人由于退休后不能适应社会角色、生活环境及生活方式的变化,表现出焦虑、抑郁、恐惧等消极情绪,思想上也从积极状态变为消极状态,精神上从有依赖感变为无依赖感,在思想、生活、情绪、习惯、人际关系等方面容易出现不适应,产生"退休综合征"。

**2. 退休综合征的应对**　多数退休的老年人存在着或多或少的失落感和自卑感。老年人对退休的现实有一个逐渐适应的过程,帮助他们进行自我调节十分重要。

(1)开始和保持健康的生活方式:把退休视为一个成功生活历程的一部分,对于老年期出现的各种衰退现象,要有思想准备。改变其认知,以乐观的态度,面对人生中相对清闲的这段时间,保持必要的人际交往,积极投身社会生活,以切实的方法解决生活中的各种问题,不退缩,不逃避。经常进行适度的身体活动,积极参加体育锻炼以促进免疫系统的功能。维持适量的性生活,对保持身体健康大有裨益。

做出有益于身心健康的行为改变,培养各种兴趣爱好,既可丰富生活,激发对生活的兴趣,又可以协调、平衡神经系统的活动,使神经系统更好地调节全身各个系统、各个器官的生理活动。因此学会

寻找快乐,对推迟和延缓衰老亦起积极作用。

（2）坚持学习,活到老,学到老:进"老年大学"一类的学习场所,不仅可以改善老年人的心理功能,特别是记忆力和智力,延缓衰老,还可以使老年人紧跟时代的车轮前进,开阔眼界,将学习所得与自己过去的知识和经验结合,做些有益于集体和公众的事,从而体现个人价值,也使生活过得有意义,减少孤独感和失落感。

### （二）正确面对疾病和死亡

老年人免疫防御功能降低,容易患各种感染性疾病;免疫监视能力降低,使得各种癌症有可乘之机。另外,随着年龄的增加,老年人的慢性疾病逐渐累积,并且容易急性进展,甚至陷入恶性循环,常常出现生活自理能力的下降。老年人应尽早学会应对此类问题的方法。

1. **疾病和死亡是老年期的重要主题**　步入老年期,个体常患有一种或多种老年疾病,越来越深刻地意识到死亡的临近,并由此产生心理压力与情绪波动。研究表明,老年人出现死亡念头的频率较高,特别是那些患有一种或多种慢性疾病、给晚年生活带来痛苦和不便的老年人,常会想到与"死"有关的问题,并不得不随时做出迎接死亡的准备,表现出对死亡的恐惧和焦虑。

2. **普及死亡教育,关心老年生命质量**　在全社会加强死亡教育,树立死亡也是生命的一部分的理念,只有对死亡有思想准备,不回避,不幻想,才能让老年人克服对死亡的恐惧心理,从容不迫地生活。同时,子女应在生活上积极照料老人,对老人多关心、多体贴、多进行情感上的交流,老人有病及时医治,使老人感觉温暖和安全,也能很大程度上促进老年人的身心健康及生存品质。

3. **调动社会资源,帮助老年人渡过难关**　随着中国老龄事业发展的黄金时期的到来,全社会对老年人,尤其是罹患疾病的老年个体的关爱、关注日益增加。针对老年人的认知特征,作为医生,在接诊老年病人时应采用适合病人能力和偏好的问诊方式,以减轻老年病人的心理压力。同时,应充分利用各种社会资源,如医养结合的医疗机构、各类养老院、综合医院的老年科等,真正使老年人老有所养、老有所医。即使面临死亡,亦能给予临终的关怀,使其平和有尊严地走完人生最后一段路程。

（朱熊兆）

本章思维导图

本章目标测试

# 第五章 | 心理应激

心理应激是个体在面对威胁或挑战时做出的适应性或应对性反应的心理过程,它是机体在特定环境刺激下,因客观需求与应对能力不匹配而形成的一种紧张状态,旨在适应环境或应对环境。这种反应能够增强人的警觉性,使机体能够更好地应对各种环境变化。然而,当这个动态系统失去平衡时,心理应激就有可能产生。通过学习心理应激理论,能够深入理解心理社会因素在疾病发生及发展过程中的作用规律,有助于医学生和医务工作者更好地理解和处理病人的心理问题,从而提高治疗效果,促进病人的身心健康。同时,也有助于他们更好地应对临床实践中遇到的各种挑战,并更好地理解病人的需求,提供更全面的医疗服务。

## 第一节 | 心理应激概述

### 一、应激的概念与发展

应激(stress)是个体面临并觉察到环境变化对机体有威胁或挑战时做出的适应性和应对性反应的过程。应激概念的提出和心理应激(psychological stress)理论的发展经历了较长的历史过程,在其历史演化过程中,有三位学者做出了重要贡献,分别是伯纳德(Bernard C)、坎农(Cannon W)和塞里(Selye H)。

伯纳德认为,生命维持的关键是机体保持内部环境的稳定,对机体的完整性和稳定性的挑战或刺激会诱发机体的反应以抗衡其所造成的威胁,这是现代应激概念的基础。

坎农继承了伯纳德的思想,将机体在面对环境变化时保持内环境稳定的过程称为"内稳态"。他认为,感觉神经使大脑能够与身体其他部分进行沟通。大脑能觉察到身体内部状态的不适当的变化,且能通过各种机制来正确地加以补偿。坎农不仅关心物理环境对机体保持稳态的影响和机体维持稳态的机制,也关心有心理意义的刺激对人的影响,认为心理和社会功能的失调也可导致良好健康状态的丧失。

塞里是第一个系统使用应激概念说明机体受到威胁时所发生的调节反应的生理学家。他用"应激"这一术语代表严重威胁机体内稳态的任何刺激影响,而将引起应激的刺激称为"应激源"。塞里在实验中发现,用冷、热刺激,感染和毒物作为应激源,总是能引起小鼠肾上腺皮质增生,胸腺、脾脏、淋巴结明显萎缩,嗜酸性粒细胞显著下降,胃黏膜浅层溃疡等变化,上述反应与注射物的种类和性质无关。塞里将这种反应称为一般适应综合征(general adaptation syndrome,GAS),认为这是一种机体的非特异性反应。也即虽然严重程度上存在差异,但应激反应对于个体生存和适应都是必要的。

以上应激概念的发展与人们对疾病发生和发展的普遍规律的认识相一致,即认为外界刺激可导致机体稳态的失衡与调节,应激刺激导致机体出现损伤和抗损伤反应,损伤和抗损伤因素均可导致疾病的发生。

心理应激是个体面对威胁或挑战时的自然反应。适度的应激可提高警觉性、工作动力与效率,促进学习与个人成长;而过度或持续的应激可能导致身心健康问题。长期应激会引发或加重许多疾病,如冠心病、高血压、糖尿病、抑郁与焦虑障碍等。心理应激理论深入剖析心理社会因素在疾病发生与发展过程中所起的作用,对医学诸多领域具有重要的理论与实践指导意义,包括诊断、治疗、预防与康复。学习心理应激理论可以帮助人们更全面地理解疾病的成因,为病人提供系统化、个体化的诊疗方案,提升医疗服务质量。

## 二、应激的理论模型

人们对应激现象的实质有不同的看法,便有不同的理论模型。近百年来,不同学者形成了不同的应激理论,如有早期重视应激反应的"应激反应模型"(response-based model of stress);重视应激刺激作用的"刺激模型"(stimulus-based model of stress);以及后来重视个体对应激源应对能力的"认知评价模型"(cognitive appraisal model of stress)和应激作用的"过程模型";近年的发展趋势则是关注应激多因素作用的"系统模型"。本章主要介绍应激的认知评价模型、应激的系统模型和应激的过程模型。

### (一)应激的认知评价模型

20世纪60年代,拉扎勒斯(Lazarus R)等提出认知评价在应激中的重要性,指出应激的发生并不伴随特定的刺激或特定的反应,而是发生于个体察觉到有威胁或有挑战的情境之时。此后福克曼(Folkman S)和拉扎勒斯等研究了应对方式在应激过程中的作用,形成了认知应激作用理论。

应激的认知评价模型认为,个体在面对应激源(stressor)时,会进行两个基本的评价。初级评价(primary appraisal)时,个体评估刺激是否具有威胁、挑战或损失的性质。如果刺激被评价为有害的,个体就会感受到应激。次级评价(secondary appraisal)时,个体评估自己是否有足够的资源来应对这个威胁或挑战。如果个体认为自己的应对资源不足,他们可能会体验到更多的压力和消极的情绪反应。应激反应是个体对情境或事件认知评价的结果,人们感受和评价事物的方式、对应激源赋予的意义决定着应激反应的发生和程度。

### (二)应激的系统模型

应激不是单向的从因到果或从刺激到反应的过程,而是多因素相互作用的系统。对个体而言,现实生活中的任何人都生活在自然和社会环境中,人与环境之间在不同的水平相互影响、相互作用。从自身来看,人的心理功能和生理功能也是相互联系、相互作用的。例如,病人可以对应激刺激做出不同的认知评价,从而趋向于采用不同的应对方式和利用不同的社会支持,导致不同的应激反应。反过来,应激反应也影响社会支持、应对方式、认知评价甚至生活事件。也就是说,应激其实是有关因素相互作用的系统,即应激的"系统模型"。

应激的系统模型的基本特征包括:①应激是多因素的系统;②各因素互相影响互为因果;③各因素之间动态的平衡或失衡决定个体健康或患病;④认知因素在平衡和失衡中起关键作用;⑤人格因素起核心作用。

根据系统模型,心理应激可以被定义为:个体的生活事件、认知评价、应对方式、社会支持、人格特征和心身反应等生物、心理、社会多因素构成的相互作用的动态平衡"系统",当由于某种原因导致系统失衡,就产生心理应激(图5-1)。

### (三)应激的过程模型

国内学者姜乾金等倾向于将心理应激视为由应激源(生活事件)到应激反应的多因素的作用过程,即应激的"过程模型"(图5-2)。

根据过程模型,心理应激可以被定义为:个体在应激源作用下,通过认知、应对、社会支持和人格特征等中间多因素的影响或中介,最终以心理生理

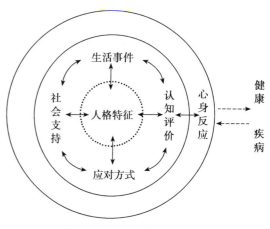

图 5-1  应激的系统模型示意图

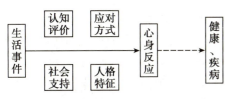

图 5-2　应激的过程模型示意图

反应表现出来的作用"过程"。

该定义强调,应激是个体对环境威胁和挑战的一种适应过程;应激的原因是生活事件,应激的结果是适应的和不适应的心身反应;从生活事件到应激反应的过程受个体的认知等多种内外因素的制约。

这一定义符合人们通常的因果逻辑思维习惯,易于理解也便于对某些疾病的病因做出解释。

## 三、心理应激的意义

### (一) 心理应激的积极意义

1. **适度心理应激对维持人的正常功能活动有积极作用**　个体离不开刺激,适当的刺激和心理应激有助于维持个体的生理、心理和社会功能,这是因为一定程度的应激促使人们保持警觉,并准备应对挑战。适度的应激可以集中注意力,使其专注于自己的任务;适度的应激可以通过增加神经递质的释放,帮助巩固记忆和学习;适度的应激可以激发内在动力,驱使人们采取行动,完成任务或目标。

2. **适度的心理应激能够激发个体的潜能和动力,帮助其建立抗压与适应的能力**　适度的应激可以激发潜力,在适度的压力下,人们往往能够激发出更多的潜能,实现更好的学习和工作表现;适度的应激可以提高应对能力,面对适度的压力时,个体可以学习如何有效地应对挑战,从而提高处理未来压力的能力;适度的应激可以促进心理的韧性发展,在面对逆境时能够保持积极和乐观的态度;适度的应激可以增强自我效能感,使个体对自身可成功应对压力更有信心;适度的应激还会促使人们重新评估自己的价值观和生活目标,从而进行积极的生活调整。

值得注意的是,应激的积极作用通常与其强度和持续时间有关。适度的、短暂的应激可以成为激励和成长的工具,而长期的或极度的应激则可能导致消极的健康后果。

### (二) 心理应激的消极作用

1. **亚健康状态**　应激源持续刺激后,生理及心理可表现为亚健康状态,常表现为疲劳、失眠、食欲差、情绪不稳等。情绪亚健康状态表现为情绪易波动、存在焦虑及抑郁体验,但尚达不到情感障碍及神经症诊断标准。认知亚健康状态表现为绝对化思维、非黑即白的观念等,常会影响个体看问题的态度。当亚健康持续发展,可进入"潜临床阶段",此时个体已出现发展为某些疾病的高危倾向,出现慢性疲劳或持续的身心失调,且常伴有反复感染、慢性咽痛、精力减退、反应能力减退、适应能力减退等。

2. **精神心理障碍**　在应激源长期刺激下,机体会出现一系列功能、代谢紊乱和结构损伤,并出现精神障碍和心身疾病,严重时可出现危险或破坏性行为如自杀、自伤、伤人、毁物等意外。

常见的精神心理障碍包括急性应激障碍、创伤后应激障碍、适应障碍。

(1) 急性应激障碍:急性应激障碍(acute stress disorder,ASD)指遭遇强烈的精神刺激后(如自然灾害、严重攻击、战争、亲人离丧、性侵犯)数分钟至数小时起病,出现短暂应激反应,大多历时较短。ASD 是一种精神障碍,主要特点为分离、再现、回避和过度警觉。ASD 的发生不仅与病人经历的生活事件有关,还与人格特征、认知评价(包括文化背景、受教育程度及智力水平)、社会支持有关。

ASD 的核心症状为创伤性重现体验、回避与麻木、高度警觉状态,与创伤后应激障碍相似;出现分离症状,表现为麻木、情感反应迟钝、意识清晰度下降、不真实感、分离性遗忘、人格解体或现实解体等。这些症状常在应激源刺激后数分钟至数小时出现,并在 2~3 天缓解或消失,少数病人可达 1 个月余,对发作可有部分或完全遗忘。早期常表现为茫然状态,并伴有一定程度的意识障碍,如意识清晰度下降、意识范围缩小、注意力狭窄,可出现定向力障碍;精神病性症状,表现为激越、兴奋话多或无目的漫游,严重时出现思维联想松弛、片段的幻觉、妄想或出现木僵状态,情绪障碍中可表现为焦虑、抑郁。

（2）创伤后应激障碍：创伤后应激障碍（post-traumatic stress disorder，PTSD）指个体受到异常威胁性或灾难性事件所引发的强烈的无助、恐惧、焦虑或厌恶等心理反应，常延迟出现并长期持续，通常延迟发生在事发1个月后，有些则在创伤后数月至数年延迟发作。PTSD最初被认为是战争创伤所引起的，现在已经扩展至更多的生活事件如暴力、性侵犯、虐待、重大交通事故，以及洪水、地震、海啸等自然灾害。PTSD特征为事件发生后长期的焦虑反应，主要症状包括持续的反复闯入性体验、持续的警觉性增高、对创伤事件持久的回避及对一般事物的麻木。

PTSD病人出现反复闯入性体验并不需要刺激和相关引发物，PTSD病人能够再次生动体验创伤情境，表现为在意识中创伤性事件反复闯入性，伴随痛苦记忆，被称为侵入性回忆或闪回，创伤体验有时可出现在梦中。这种反复体验给病人带来了极大的痛苦，一方面个体难以预料事件的发生，难以控制发生的时间和次数；另一方面再一次的闪回如同再一次经历创伤。回避与情感麻木是PTSD的核心症状，个体试图在生理与情感上远离伤痛。创伤常引发非常强烈的负性情绪，如恐惧、紧张和焦虑，这些情绪常可持续终生。为了避免强烈的负性情绪，许多PTSD病人在生活中常表现为情感体验受限，同时对创伤事件的回避可以短暂缓解痛苦。情感麻木及回避使PTSD病人间接受益，并不断强化其行为，病人出现不愿与人交往，对亲人冷淡、兴趣范围缩小，对创伤有关的人和事出现选择性遗忘；过度警觉等。创伤事件发生后，早期此症状最为普遍，个体出现过分警觉、易激惹或易怒、惊跳反应、坐立不安、注意力不集中；症状常在创伤事件后数日至数月出现，症状持续存在，严重影响社会功能。多数病人在一年内恢复，少数病人持续多年，迁延不愈。

（3）适应障碍：适应障碍指个体经历应激事件后出现了反应性情绪障碍、适应不良行为障碍和社会功能受损等。成人常出现情绪障碍，如焦虑、抑郁及与之有关的躯体症状，但尚达不到抑郁症及焦虑症的诊断标准；青少年以品行障碍为主，如出现逃学、盗窃、说谎、斗殴、酗酒、破坏公物、过早开始性行为等；儿童可出现退行现象，表现为尿床、吸吮拇指等。病人病前有一定的人格缺陷，适应力差等。适应障碍一般在遭遇生活事件后1个月起病，病程一般不超过6个月。其主要表现为情绪障碍，可同时出现适应不良行为及躯体不适。病人的临床症状变化较大，以情绪和行为异常为主，常见焦虑不安、抑郁、胆小害怕、注意力难以集中、易激惹。常伴有自主神经系统功能紊乱，如心悸、出汗等。适应不良的行为包括逃避退缩、攻击敌视等。

（蚁金瑶）

## 第二节 | 应激源

### 一、应激源的概念

应激源（stressor）是指引起应激的刺激，通常是指那些触发应激反应的外部或内部刺激。

人在自然界和社会环境中，环境的变化、自身生理心理的变化，都可以作为应激源而引起人的应激反应。但并非所有应激源均能使个体体验到紧张，这与刺激物的性质、强度、持续时间、新颖性、不可预测性等特点有关。在生活中不可避免地遇到很多生活事件和生活变化，这些都属于应激源，如果生活变化（生活事件）过大、过多、过快、持续过久，可能会引起过强、过久的心理应激，进而损害个体健康。

在日常生活中，生活事件是造成心理应激并进而引致疾病甚至死亡的主要原因。精神病学专家霍姆斯（Homes T）和拉赫（Rahe R）发现，社会不同人群有不同的生活事件，常见于青少年学生中的生活事件有考试、恋爱、师生关系、同学关系、择业就业等，退休群体的生活事件有慢性疾病与医疗费用、养老生活保障、空巢现象、孤独寂寞与社会隔离等，而中年在职人员则有其特殊的职业应激因素、家庭婚姻和比较复杂的社会关系等生活事件。

霍姆斯和拉赫编制了社会再适应评定量表（Social Readjustment Rating Scale，SRRS），列出了43种生活事件,采用生活变化单位(life change unit,LCU)来表示事件对个体的心理刺激强度。其中配偶死亡事件的心理刺激强度最高,为100LCU,其他有关事件心理刺激强度依次递减,如结婚为50LCU。霍姆斯研究发现,心理刺激强度一年累计超过300LCU,第二年有86%的人将会患病;若心理刺激强度一年累计为150～300LCU,则有50%的人可能在第二年患病;若心理刺激强度一年累计小于150LCU,第二年可能平安无事、身体健康。拉布金(Rabkin JG)发现心理刺激强度的升高与心源性死亡、心肌梗死、结核、白血病、多发性硬化、糖尿病、运动创伤和交通事故均存在关联。

## 二、应激源的分类

### (一)按应激源性质分类

1. **躯体应激源**　躯体应激源是指对人的躯体直接发生刺激作用的刺激物,包括各种物理的、化学的和生物学的刺激物,如过高过低的温度、强烈的噪声、酸碱刺激、不良食物、微生物等。这一类应激源是引起人们应激的生理反应的主要刺激物。

2. **心理应激源**　心理应激源是指来自人们头脑中的紧张性信息,主要指冲突、挫折和各种原因导致的自尊感降低。心理应激源也常常是外界刺激物作用的结果。例如,心理冲突往往在人际关系出现困难或发生目标冲突时产生。

3. **社会应激源**　社会应激源包括应激性生活事件和日常生活困扰。应激性生活事件指生活中重大的变故。日常生活困扰是指轻微而频繁的困扰或微应激源,如每天挤车上下班、处理家庭事务、操心孩子学习等。日常生活困扰因年龄和职业特征不同而有所差异。重大的变故包括严重的交通事故、亲人的突然死亡(尤其是配偶与子女)、被抢劫或奸污等创伤性事件。

4. **文化应激源**　文化应激源是指因语言、风俗和习惯的改变而引起应激,最为常见的是"文化性迁移",如由一种语言环境进入另一种语言环境,或由一个民族聚居区、一个国家迁入另一个民族聚居区、一个国家。在这种情况下,个体将面临一种生疏的生活方式、习惯与风俗,从而不得不改变自己原来的生活方式与习惯,以顺应新的环境。

### (二)按生活事件的性质分类

按生活事件对当事人的影响性质,可分为正性和负性生活事件,以当事人的体验作为判断依据。

1. **正性生活事件**(positive life event)　是指个人认为对自己具有积极作用的事件。日常生活中有很多事件具有明显积极意义,如晋升、提级、立功、受奖等。但也有在一般人看来是喜庆的事情,而在某些当事人身上却出现消极的反应,例如结婚引起某些当事人心理障碍,成为负性生活事件。

2. **负性生活事件**(negative life event)　指个人认为对自己产生消极作用的不愉快事件。这些事件都具有明显的厌恶性质或带给人痛苦悲哀心境,如亲人死亡、患急重病等。研究证明,负性生活事件与身心健康相关性明显高于正性生活事件。因为负性生活事件对人具有威胁性,会造成较明显、较持久的消极情绪体验,从而导致机体出现病感或疾病。

### (三)按生活事件的内容分类

最常见的应激源是生活事件,其内容很广,许多事件还相互牵扯交织在一起,要做出准确而又避免重复的分类较困难,下面将从现象学的角度对生活事件内容进行归类。

1. **工作事件**　指工作环境或工作性质具备紧张性和刺激性,易使人产生不同程度的应激。常见的有:①长期从事高温、低温、噪声、矿井等环境的工作;②高科技、现代化的需要注意力高度集中的工作;③长期远离人群、高度消耗体力、威胁生命安全以及经常改变生活节律的工作等。

2. **家庭事件**　是日常生活中最多见的应激源,如失恋、夫妻关系不和、两地分居、离婚、家庭不和睦、家庭成员的生病或离世,经济拮据,有长期需要照顾的老年人或残疾人,家庭事件可成为长期慢性的应激事件。

3. **人际关系事件**　包括与领导、同事、同学、邻里、朋友之间的意见分歧和矛盾冲突等。

4. **经济事件**　包括经济上的困难或变故,如负债、失窃、亏损等。

5. 自然/社会环境事件　每个人都生活在特定的自然环境和社会环境当中,无数自然和社会的变化,包括各种自然灾害、战争和动乱、社会政治经济制度变革、工业化和都市化带来的环境的污染、生活节奏的加快、知识的更新、竞争的加剧、物质滥用、嫖赌、偷盗等行为都可能成为应激事件。

6. 个人健康事件　指疾病或健康变故给个人造成的心理威胁,如疾病的诊断、健康恶化、心身不适等。

7. 个人成长事件　指个人在事业和学业上的晋升或挫折,以及各种奖励或惩处。

（王艺明）

## 第三节 │ 应激的中介机制

### 一、应激的心理中介

#### （一）认知评价

认知评价(cognitive appraisal)是指个体对遇到的生活事件的性质、程度和可能的危害情况作出估计。福克曼和拉扎勒斯(1984)将个体对生活事件的认知评价过程分为初级评价(primary appraisal)和次级评价(secondary appraisal)。初级评价是个体在某一事件发生时立即通过认知活动判断其是否与自己有利害关系。一旦得到有关系的判断,个体立即会对事件的性质(如是否可以改变)、属性(如是丧失、威胁还是挑战)和个人的能力进行估计,这就是次级评价。伴随着次级评价,个体会同时进行相应的应对活动:如果次级评价事件是可以改变的,采用的往往是问题关注应对;如果次级评价为不可改变的,则往往采用情绪关注应对(图5-3)。可见,认知评价在生活事件到应激反应的过程中起重要的中介作用。

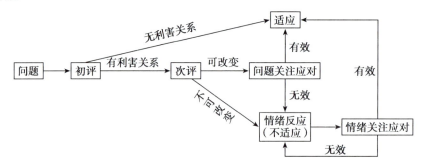

图 5-3　认知、应对与应激过程

认知评价也受其他各种应激有关因素的影响,如社会支持一定程度上可以改变个体的认知过程,人格特征也间接影响个体对某些事件的认知。

#### （二）应对方式

应对方式(coping style)是指个体为了解决生活事件和减轻事件对自身影响,所采用的带有个人特点的方法和策略,故又称为应对策略(coping strategy)。一般认为,应对是个体对生活事件以及因生活事件而出现的自身不稳定状态所采取的认知和行为措施。

心理防御机制(psychological defense mechanism)与应对比较相近。有学者认为防御机制是应对方式的一个类别。但两者理论基础不同,前者是精神分析理论的概念,是潜意识的;后者是应激理论的概念,主要是意识的和行为的。但两者也存在着一定联系,例如两者都是心理的自我保护措施;目前应对量表中也包含着许多心理防御性质的条目,如合理化、压抑、迁怒等。

应对概念的内涵、外延、性质、种类与其他心理社会因素的关系以及在应激过程中的地位等问题至今仍未解决,在具体讨论过程中均易引出歧义和异议,是应激研究中颇具争论性的问题。

如果从应对的主体角度看,应对活动涉及个体的心理活动(如再评价)、行为操作(如回避)和躯体变化(如放松)。目前多数应对量表兼有这几方面的应对条目内容。从应对的指向性看,有的应对策略针对事件或问题,有的则是针对个体的情绪反应,前者为问题关注应对(problem-focused coping),后者为情绪关注应对(emotion-focused coping)。目前多数应对量表兼有这两方面的应对条目内容。

从应对是否有利于缓冲应激的作用,从而对健康产生有利或者不利的影响来看,有积极应对和消极应对。目前这方面的理论和具体研究较少。

从应对策略与人格的关系来看,可能存在一些与人格特质(trait)有关的、相对稳定的和习惯化了的应对风格(coping style)或特质应对。例如,日常生活中某些人习惯于幽默,而有些人习惯于回避(借酒消愁)。与前述的过程研究相对应,以特质应对理念进行的应对研究曾被称为特质研究(trait-oriented approach)。

姜乾金教授以"过程论"为基础,以国外应对量表中出现的各种因子为分析对象,发现应对涉及应激作用过程中的各个环节(图5-4)。

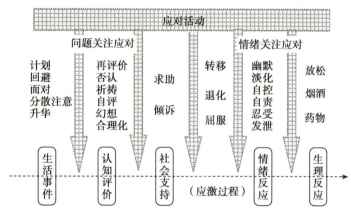

图 5-4　应对与应激过程的关系

### (三) 社会支持

社会支持(social support)是指个体与社会各方面包括亲属、朋友、同事、伙伴等以及家庭、单位、党团、工会等社团组织所产生的精神上和物质上的联系程度。在应激研究领域,一般认为社会支持具有减轻应激的作用,是应激作用过程中个体"可利用的外部资源"。

社会支持包含的内容相当广泛,可从多个维度进行分类。例如客观支持与主观支持。客观支持指一个人与社会所发生的客观的或实际的联系程度,例如得到物质上的直接援助和社会网络。这里的社会网络是指稳定的(如家庭、婚姻、朋友、同事等)或不稳定的(非正式团体、暂时性的交际等)社会联系的大小和获得程度。主观支持指个体体验到在社会中被尊重、被支持、被理解和满意的程度。许多研究证明,个体感知到的支持程度与社会支持的效果是一致的。

个体的社会支持与各种应激因素存在交互关系。例如,许多生活事件本身就是社会支持方面的问题;认知因素影响社会支持的获得特别是影响主观支持的质量;社会支持与应激反应程度也有关系。

社会支持保护健康的机制,有两种理论解释:

1. **缓冲作用假说**　该假说认为社会支持本身对健康无直接影响,而是通过提高个体对日常生活中伤害性刺激的应对能力和顺应性,从而削减应激反应,起到缓冲生活事件的作用。例如布鲁门塔尔(Blumenthal JA,1987)证明,社会支持能改善A型行为者的冠心病临床过程。

2. **独立作用假说**　该假说认为社会支持不一定要在心理应激存在下才发挥作用,而是通过社会支持本身的作用以维持个体良好的情绪进而促进健康。例如有资料显示,相比于社会联系密切的老年人,与世隔绝的老年人相对死亡率更高。社会支持低下本身可能导致个体产生不良心理体验,如孤独感、无助感,从而降低心理健康水平。因此,充分利用社会支持、提高个体被支持的主观体验对健康有直接的意义。

### (四) 人格特征

人格特征可以影响个体对生活事件的感知,有时甚至可以决定生活事件的形成。态度、价值观和行为准则等人格倾向性,以及能力和性格等人格心理特征因素,都可以不同程度地影响个体在应激过程中的初级评价和次级评价。这些因素决定个体对各种内外刺激的认知倾向,从而影响对个人现状的评估。人格有缺陷的人往往存在非理性的认知偏差,使个体对各种内外刺激发生评价上的偏差,可能导致较多的心身症状。

人格影响应对方式,人格特质在一定程度上决定应对活动的倾向性,即应对风格。不同人格类型的个体在面临应激时可以表现出不同的应对策略。福克曼的研究发现,情绪关注应对的跨情境稳定性高于问题关注应对,据此认为情绪关注应对可能更受人格影响。当面对无法控制的应激时,A 型行为模式的人与 B 型行为模式的人相比,其应对行为更多地显示出缺乏灵活性和适应不良;A 型行为模式的人较 B 型行为模式的人更多地采用积极正视问题的应对行为,而不是默认。同时 A 型行为模式的人不像 B 型行为模式的人那样易于接受现实,对问题的起因,他们更多地强调自身因素而不是环境。

人格特征间接影响客观支持的形成,也直接影响主观支持和社会支持的利用度水平。人与人之间的支持是相互作用的过程,一个人在支持别人的同时,也为获得别人对自己的支持打下基础,个性孤僻、不好交往、万事不求人的人是很难得到和充分利用社会支持的。

人格特征与应激反应的形成和程度也有关,同样的生活事件,在不同人格特征的人身上可以出现完全不同的心身反应结果。

## 二、应激的生理中介

应激的生理中介是指参与介导或调节应激源和应激生理反应的生理解剖结构和功能系统。早期的研究关注功能系统,最近的研究则指向更微观的水平。

### (一) 应激系统

**1. 应激系统的概念**　克鲁索(Chrousos GP)和戈尔德(Gold PW)于 1992 年提出"应激系统(stress system)"的概念,认为应激系统是应激综合征的效应器。"应激系统"包括促皮质激素释放激素、蓝斑 - 去甲肾上腺素 / 自主神经系统,以及它们的外周效应器(垂体 - 肾上腺皮质轴和自主神经系统支配的组织)。应激系统的概念强调应激相关的生理基础是一个复杂的、互动的整体,应激反应通常是通过神经系统、内分泌系统和免疫系统的中介途径发生的。

**2. 应激生理中介相关成分**　除克鲁索和戈尔德提出经典应激系统成分,最近几十年的研究发现,应激的生理中介包含更多的成分和内容。

(1) 交感 - 肾上腺髓质系统:是机体面对急性应激时,尤其是个体认为具有威胁性的情形时发生反应的功能系统。此时,交感神经末梢释放去甲肾上腺素,肾上腺髓质释放去甲肾上腺素和肾上腺素,后者与受体结合引起器官功能和激活水平的变化。

(2) 自主神经系统:自主神经系统经由下丘脑的调节,通过交感神经和副交感神经的平衡调节机体的放松和应激水平。没有紧急情况时,副交感神经活动处于优势,机体处于"休养"过程。紧急情况下,交感神经活动处于优势,如心率加快保证防御时骨骼肌所需的血液供应、瞳孔扩大以改善视觉等。

(3) 下丘脑 - 垂体 - 肾上腺皮质轴:这个系统受中枢神经系统调控。作为对来自中枢神经系统的刺激的反应,下丘脑释放促肾上腺皮质激素释放激素,传送到腺垂体,引起腺垂体分泌促肾上腺皮质激素,进入血液循环,引起肾上腺皮质分泌肾上腺皮质激素。在无应激情况下,肾上腺皮质激素对下丘脑释放促肾上腺皮质激素有直接的负反馈效应而达到稳态,而在应激情况下,这种负反馈效应和稳态受到破坏。应激情况下,肾上腺皮质激素的分泌对于某些代谢性的应激反应(如发热、炎症等)有启动作用,构成一种减少应激源危害的机制。

（4）内源性阿片系统:内源性阿片系统也可能在应激时起到积极应对的作用,通过减少恐惧、镇痛,以及抑制和疼痛有关的退缩行为,对搏击和其他应对反应有一定意义。但这个系统可能与经历不可控的应激刺激之后的行为表现消沉有关。例如米兰（Millan MJ）和埃姆里克（Emrich HM）于1981年发现对人体使用吗啡不仅可以镇痛,还能减少在不利条件下的焦虑感和预期的疼痛。

（5）性腺轴:应激时下丘脑 - 垂体 - 肾上腺皮质轴激活,来自这个轴系的反馈作用于下丘脑,对性腺轴的功能产生影响,可导致促性腺激素释放减少,繁殖能力受损。

（6）肾素 - 血管紧张素 - 醛固酮系统:应激时肾脏可分泌肾素,肾素 - 血管紧张素 - 醛固酮系统被激活,使血压升高,通过肾脏排泄水、钠减少。

（7）免疫系统:包括免疫器官、免疫细胞和免疫分子。当暴露于不可控的应激刺激（如丧偶、睡眠剥夺）时,一开始人体免疫功能受到抑制,对疾病的易感性提高,而随后可能出现免疫功能增强或紊乱。

（8）情绪脑区:一般认为边缘系统为"情绪脑区"。近年来研究指出,下丘脑内存在防御反应带（defense zone）,位于下丘脑中线两旁的腹内侧区,该区与情绪反应有关的生理活动的控制有关。下丘脑内控制情绪行为反应的中枢,也参与对心血管活动的调节。

### （二）应激生理中介相关的细胞与分子机制

应激可导致细胞和分子水平的生物信号通路的启动和紊乱,这些信号通路的变化是应激相关障碍（疾病）发生的基础,构成了应激生理中介相关的细胞和分子机制。

1. **氧化应激** 各类应激刺激,如束缚应激、睡眠剥夺和社会孤立,均可通过升高糖皮质激素水平导致器官和组织活性氧增加、脂质过氧化物堆积、细胞缺氧等变化,提示应激可通过氧化应激导致机体损伤。

2. **细胞凋亡** 应激启动细胞凋亡,其基本途径是应激导致糖皮质激素大量分泌,使糖皮质激素受体分布较多的部位如海马、纹状体等的细胞长期处于高水平的兴奋状态,导致细胞发生兴奋型毒性,启动细胞凋亡程序,进而导致细胞的凋亡。

3. **代谢异常** 慢性应激可抑制糖运输,导致能量供应障碍,影响细胞的代谢、增殖和分化,加速衰老过程,是某些疾病如早老性痴呆和认知功能障碍的基础。此外,应激导致的糖皮质激素水平升高可以导致胰岛素抵抗,使能量供应产生障碍,也加速衰老过程。

4. **神经营养因子分泌异常** 各类应激刺激降低神经营养因子的分泌,使细胞保护机制减弱,导致神经系统的可塑性降低和局部神经网络调节紊乱,引发器官功能障碍。

（蚁金瑶）

## 第四节 │ 应激反应

### 一、应激反应的概念

应激反应（stress reaction）是心理学的重要概念,是对人的心理健康有重要影响的心理现象,指个体因为应激源所致的各种生物、心理、社会、行为方面的变化,也称为应激的心身反应（psychosomatic response）。不过,由于各种应激因素存在交互关系,在应激研究中要对应激反应概念作严格的界定,实际上有一定的难度。例如,个体由于生活事件引起的认知评价活动,其本身就是事件引起的一种心理"反应"。同样,许多应对活动也可以被看成是对生活事件的"反应",甚至许多继发的事件也仅仅是个体对原发事件的进一步"反应"。需要提及的是人们虽然普遍接纳应激反应包括"刺激"及"反应"两个部分,但由于历史或职业的缘故,在部分心理学及医学学术领域,仍有许多学者使用"应激"概念往往近似于应激反应。

## 二、应激的生理反应

从 1929 年坎农（Cannon）提出的"应急"或"战斗或逃跑"反应到 20 世纪 30 年代塞里提出的"一般适应综合征"，其主要内容多是描述应激的生理反应。随后瑞士生理学家赫斯（Hess WR）发现大脑的某些部位决定和协调内脏器官功能，发现自主功能的中心在脑底部即延髓、间脑，特别是在下丘脑。1967 年盖尔霍恩（Gellhorn E）在赫斯研究的基础上，提出自主 - 整合理论模型，即有机体通过两个相互作用又相互对立的神经生物系统的动态稳定来调节自主神经系统及躯体内脏功能，包括非特异性反应系统（ergotropic system）和向营养性系统（trophotropic system）。应激的生理反应涉及全身各个系统和器官，甚至毛发。

### （一）应急反应

最经典的应激的生理反应是坎农描述的"应急反应（emergency reaction）"，是在感受到威胁与挑战时机体发生的"战斗或逃跑"反应。应急反应是一种"内置的"、对情绪刺激的先天反应，这种反应的自主成分使机体做好战斗或逃跑的积极准备。应急反应时涉及的生理变化有：交感 - 肾上腺髓质系统激活，交感神经兴奋；心率加快，心肌收缩力增强，回心血量增加，心排血量增加，血压升高；呼吸频率加快，潮气量增加；脾脏缩小，脑和骨骼肌血流量增加，皮肤、黏膜和消化道的小动脉收缩，血流量减少；脂肪动员为游离脂肪酸，肝糖原分解为葡萄糖；凝血时间缩短等。

应急反应在动物的防御反应（defense reaction）和人的积极应对反应（active coping reaction）中能观察到。

### （二）一般性适应综合征

塞里提出，一般适应综合征（general adaptation syndrome，GAS）是一种机体的非特异性反应，表现出一般应激生理反应的过程。可划分为三期：

1. **警觉期**　表现为体重减轻、肾上腺皮质增大。外周反应为肾上腺素分泌增多，血压升高，脉搏与呼吸加快，心脑血管血流量增加，血糖升高等。这些反应唤起了体内的防御能力，使机体处在最好的态势，以增强力量，准备做出"战斗或逃跑"反应。如果应激源非常严重，可以直接引起机体死亡。若机体持续处于有害刺激下，又能度过第一阶段，则会转入下一阶段。

2. **抵抗期或耐受期**　表现为体重恢复正常，肾上腺皮质变小，淋巴结恢复正常，激素水平恒定。这时机体对应激源表现出一定的适应，对其抵抗能力增强。若机体继续处在有害刺激下或刺激过于严重，则会丧失所获得的抵抗力而进入下一个阶段。

3. **衰竭期**　表现为肾上腺增大，最终耗竭。体重再次减轻，淋巴系统功能紊乱，激素水平再次升高后降低。当个体抵抗应激的能力枯竭时，副交感神经系统异常兴奋，常出现抑郁、疾病甚至死亡。

## 三、应激的心理反应

如前所述，应激涉及大脑的多个脑区，可引起许多心理现象。大脑对应激的心理反应存在积极和消极两个方面，积极的心理反应会刺激大脑皮质，使觉醒水平增加、感觉灵敏、知觉准确、思维敏捷、认知评价清晰、注意力集中、行动果断、情绪紧张高亢。消极的心理反应会出现过度紧张、焦虑不安、认知水平降低、情绪波动大、思维混乱、行动犹豫不决、判断力与决策能力降低。具体来讲，应激的心理反应涉及认知、情绪及行为三个方面，这三方面的反应不是孤立的，通常是双向调节，构成一个反馈回路系统。

### （一）认知性应激反应

应激时唤起注意和认知过程，以适应和应对外界环境变化。但应激较剧烈时，认知能力普遍下降。常见的认知性应激反应表现为：意识障碍，如意识朦胧、意识范围狭小；注意力受损，表现为注意力集中困难、注意范围狭窄等；记忆、思维、想象力减退等。认知能力下降的一个解释是应激下唤醒水平超过了最适水平,会影响认知功能。此外,情绪性应激反应如焦虑、抑郁等,也会影响注意、记忆、思维等认知过程。

这些负面的认知性应激反应使人陷入灾难中,难以自拔。

1. **偏执**(paranoia) 个体在应激后出现认知狭窄、偏激、钻牛角尖,平日非常理智的人变得固执、蛮不讲理。也可表现为过分的自我关注,注意自身的感受、想法、信念等内部世界,而非外部世界。

2. **灾难化**(catastrophizing) 个体经历应激事件后,过分强调事件的潜在消极后果,引发了整日惴惴不安的消极情绪和行为障碍。

3. **反复沉思**(rumination) 不由自主对应激事件反复思考,阻碍了适应性应对策略的出现,使适应受阻,这种反复思考常带有强迫症状的性质。

4. **闪回**(flashback)**与闯入**(intrusive)**性思维** 经历严重的灾难性事件后,生活中常不由自主地闪回灾难的影子,就好像重新经历一样;或者是脑海中突然闯入一些灾难性痛苦情境或思维内容,表现为挥之不去。此为创伤后应激障碍的重要症状特点。

另一方面,某些认知反应可以是心理防御机制的一部分,如否认、投射等,某些重大应激后还可能出现选择性遗忘。

### (二) 情绪性应激反应

个体在不同应激源的刺激下,产生程度不同的情绪反应(emotional response),以下介绍常见的情绪反应。

1. **焦虑**(anxiety) 是最常出现的情绪性应激反应。当个体预感危机来临或预期事物的不良后果时,出现紧张不安、急躁、担忧的情绪状态,这里指的是"状态焦虑"(state anxiety),由应激源刺激引发。还有一种为特质焦虑(trait anxiety),指无明确原因的焦虑,与焦虑性人格有关。适当的反应性焦虑可以提高人的觉醒水平,是一种保护反应;而过度和慢性的焦虑则会削弱个体的应对能力,导致自主神经功能紊乱。

2. **抑郁**(depression) 是消极、悲观的情绪状态,表现为兴趣活动减退、言语活动减少、无助感和无望感强烈、自我评价降低、严重者出现自杀行为,常由丧失亲人、离婚、失恋、失业、遭受重大挫折和长期慢性躯体疾病引发,属外源性抑郁。还有一种为内源性抑郁,与人大脑自主调节心境情绪功能下降和遗传变异生物信号传递紊乱等内在因素有关。

3. **恐惧**(fear) 是企图摆脱有特定危险的情境或对象时的情绪状态。适度的恐惧有助于激活警觉期动员途径,使注意力集中而防御风险,但常常缺乏应对的信心,表现为逃跑或回避,严重时出现行为障碍和社会功能的损失。

4. **愤怒**(anger) 是与健康和疾病关系最直接的应激情绪反应。愤怒是一种较为短暂的、针对特定事件的对抗性情绪反应,有时会外显为强烈的对抗行为,甚至出现攻击行为。愤怒与 HPA 轴的活动增加有关。

### (三) 行为性应激反应

当个体经历应激源刺激后,常自觉或不自觉在行为上发生改变,以摆脱烦恼,减轻内在不安,恢复环境的稳定性。积极的行为性应激反应可为病人减少压力,甚至可以激发主体的能动性,激励主体克服困难,战胜挫折。而消极的行为性应激反应则会使个体产生回避、退缩等行为。

1. **积极的行为性应激反应** 包括问题解决策略及情绪缓解策略。前者发挥主观能动性改变不利环境,后者改变自己对事件的情绪反应强度。

(1) 问题解决策略:包括,①寻求社会支持——拥有好的社会支持常常会带来很多资源和能量;②获得解决问题需要的信息——全面了解应激源,正确认识压力,了解解决问题的方法,获得更多的选择;③制订解决问题需要的计划——制订计划,并实施计划;④面对问题,找到切入点——直面问题,直面应激源,能动地适应并改造境遇。

（2）情绪缓解策略：包括，①宣泄情绪——向他人表达自己的情绪；②改善认知——评估事件，了解哪些是可以改变的，而哪些又是需要接受的，改变对事物的期待；③行为放松训练——放松训练、瑜伽、观呼吸法、冥想等都是积极的应对策略；④回避问题——避开可以引起痛苦回忆的人或事，回避困难。

当遇到应激事件后，个体常常选择使用不同的应对策略缓解压力，面对困难。但并非所有的应对策略都是适应的，例如在事件发生的早期，回避策略会阻止个体寻找解决问题的方法。

**2. 适应不良的行为性应激反应** 早期常可减轻人们的应激反应，但长远观察，常常引发不良的后果。包括：

（1）逃避（escape）与回避（avoidance）：这是一种常见的应激反应，这里有一个有趣的比喻，在沙漠中鸵鸟遇到危险时常把头埋在沙堆里，以为看不见则危险就不存在。逃避指已经接触应激源后远离应激源的行为；回避指预先知道应激源会出现，而提前远离（如拖延、闭门不出、离家出走、离校、辞职等）。

（2）退化（regression）与依赖（dependence）：个体经历创伤事件后表现出不成熟的应对方式，失去成人式解决问题的态度和方法，退行至小孩的阶段。退行常伴有依赖心理和行为（如就地打滚，退化到孩子的反应方式）。

（3）敌对（hostility）与攻击（attack）：个体出现过激的情绪反应、过激的行为，其共同的心理基础是愤怒，有时甚至出现自伤及伤人行为（如争吵、冲动、伤人、毁物、自伤、自杀等）。

（4）无助（helplessness）与自怜（self pity）：无助是指无能为力、无所适从、持宿命论的行为状态，其心理基础常有抑郁的成分。无助常使人无法主动摆脱不利的情境，如听天由命。自怜指自己可怜自己，心理基础包含对自身的焦虑和愤怒等成分，多见于性格孤僻、孤芳自赏、独居、对外界环境缺乏兴趣者。

（5）物质滥用（substance abuse）：某些个体在经历应激事件后会选择通过饮酒、吸烟或服用某些药物的行为方式来转移痛苦，这些不良的行为方式通过负强化机制逐渐成为个体的习惯，如饮酒或服用过量的精神活性药物等。

（王艺明）

## 第五节 | 应激的管理

应激是一个多因素的集合概念，涉及应激源、应激反应、认知评价、应对方式、社会支持、人格特征等因素，应激被看作是一个作用过程、一个系统。应激的系统模型中的各因素不是孤立的、静止的，而是呈现互动的关系和动态的发展平衡，其中认知评价和人格特征是关键因素和核心因素。因此，应激的管理也是一个系统，是多维度的。

### 一、个体层面的应激管理

个体层面的应激管理应包括针对应激的各种相关因素的管理，如针对应激源的管理、针对认知评价的管理、针对应对方式的管理、针对社会支持的管理、针对人格特征的管理，以及针对应激反应的管理等。

#### （一）针对应激源刺激的管理

有些应激源受自然、社会规律支配，其存在是客观的，对个体和特定群体而言都具有一定程度的不可控性。一方面生老病死、自然灾害很大程度上是自然发生的，不受人类的主观意愿控制，而生老病死作为生活事件，相关的应激过程是不可能也没有必要完全消除的。另一方面，对于个体而言，"社会事实"的存在是客观的，是一种个体之外的、超越个体的社会存在。

虽然"必要的痛"是不可避免的甚至可能是有益的，但"不必要的痛"在一定程度上是能够减少的。如针对某些职业应激源的健康促进项目,通过减少特定人群的"客观"应激刺激(如与家人相处的时间太少)来减少应激相关心身疾病的发生。

此外,发生在一个人身上的生活事件通常不是单个的生活事件,而是一系列生活事件或一个生活事件之后的一系列相关生活事件。例如一个女性在经历"确诊为乳腺癌"这个生活事件之后,很可能经历"手术切除乳腺""化疗进一步损害形象""从工作状态变为住院状态(角色转换)""治疗期间与家人分开(家庭问题)""住院费用支出(经济问题)"等一系列相关生活事件。生活事件在时间上的累积效应对健康是有害的。而且,持续时间很长的慢性压力对个体的身心健康产生严重影响。角色限制,即指一个人被困在不愉快的工作或婚姻中,能够对人产生重大影响,因为这些角色是非常重要的。因此,在个人层面的应激管理上,需要对一个人的生活现状有系统和全面的了解,将其置于大的生活框架中,获得包括家庭生活、工作情况、人际关系、经济状况、健康状况等方面的详细信息。

### (二)针对认知评价的管理

对生活事件的认知评价直接影响个体的应对活动和最终的心身反应性质和程度,是生活事件到应激反应的关键中介因素之一,但目前尚缺乏经典的用于对生活事件做出认知评价的测量工具。目前一些应用比较成熟的心理测查工具如明尼苏达多相人格调查表(MMPI)能够对个体的一般性认知特点有很好的反映,如 MMPI 的妄想量表可对绝对化思维、僵化、"非故意地把个人的不幸归之于外部的情况"这类认知倾向加以识别。认知评价是应激反应发生的重要因素,对于筛选出来的应激易感个体,可以进行认知层面的干预,对应激的管理有重要意义。例如,对初次确诊为乳腺癌的病人进行应激相关认知评价评估,筛选出应激易感个体,进行重点干预,从预防的高度增强个体的应对能力,减轻应激给个体带来的危害。

### (三)针对应对方式的管理

应对是多维度的,应对活动实际上涉及应激作用过程的各个环节,包括生理反应、认知评价、情绪反应、社会支持等层面。

某些应对方式是建设性的,而某些应对方式是破坏性的。躲避应对、破坏有效的应对过程的因素有:反复沉思、过度的自我关注、拖延、敌对体验等;积极应对、加强有效的应对过程的因素有:获得社会支持、寻求意义、使用幽默、与他人比较(向下比较)、暴露秘密、保持活跃、转移注意力和正念冥想,以及宽恕等。个体通常具有相对稳定的和习惯化了的应对风格,如果其应对风格是破坏性的,则应激更有可能对该个体带来破坏性的影响,换句话说,该个体具有应激易感性。例如,有些人习惯于用烟酒或其他精神活性物质作为应对方式,来调节情绪,这种应对方式对情绪改善可以具有即刻的生理心理效果,但从长远效果来看,对个体的身心健康、社会功能等是具有破坏性的。

针对应对方式的管理的意义在于,虽然应对方式作为一种特质或习惯是不易改变的,但是个体的应对风格是可以改变的。通过有针对性的干预使他们用建设性的应对方式代替破坏性的应对方式,能够降低个体的应激易感性,达到预防应激相关心身疾病的目的。因此,针对应对方式的管理是具有可操作性的管理窗口之一。

### (四)针对社会支持的管理

社会支持是个体与社会各方面的联系程度,是应激作用过程中个体可利用的外部资源。社会支持系统好的个体比没有社会支持或很少社会支持的个体健康问题少。

一方面,社会支持,包括主观体验到的支持,具有减轻应激的作用。如,对经历失业、应激性生活事件、性侵犯和职业应激、无家可归和自然灾害的人群的研究表明社会支持能起缓冲应激的作用。另一方面,社会隔离、缺少社会联系或社会规范控制本身可以成为非常强大的应激刺激。如,缺乏社交技巧或缺乏社会支持,可以导致孤独、无望、焦虑和抑郁,以及持续的误解和失望。

### (五)针对人格特征的管理

人格特征是应激系统模型中的核心因素,是个体层面的应激管理需要考虑的重要内容。人格特征的管理主要包含以下内容:评估个体的人格特征、确定个体面对压力时的典型反应模式、根据人格特征制订个性化的应对计划。例如,为外向型人格提供更多的社会支持,为责任心强的人设置合理的工作目标。此外,培养个体自我调节能力,通过心理训练,提高个体控制情绪、管理时间、解决问题的技能,增强应激耐受能力。

### (六) 针对应激反应的管理

处理应激性信息的过程能够带来中枢神经系统、自主神经系统和神经内分泌系统的改变,这些改变使某些人对疾病的易感性增加,而最脆弱的是那些生理反应很容易唤起并且反应较强烈、深入和持久的个体。从生理层面的易感性入手,可以利用客观的测量,如测量心率、血压、手掌皮肤湿度、尿 17-羟皮质类固醇水平等,筛选出在实验条件下处理应激性的信息的过程中生理反应较强烈、深入和持久的个体,为干预创造条件。对平静状态下的心率变异性的客观测量能非常好地反映出自主神经功能状态,与临床观察到的个体对应激的“心理承受能力”有相关性;而对心率变异度的测量具有无创、时间短、设备简单、容易操作、费用低等特点,很适合用于对人群的筛选。

很多精神科疾病与内科疾病共病,在经过恰当的精神科药物和 / 或心理治疗后,原有的内科疾病病情得到好转。例如,高血压病人常伴有焦虑和抑郁等症状,采用抗焦虑、抗抑郁药物或心理治疗改善焦虑和抑郁症状,可能有助于提高降压药物的疗效,减少降压药物的种类或剂量。

## 二、群体层面的应激管理

群体层面的应激管理涉及在组织、社区或社会群体中实施的策略,旨在减轻群体成员的压力和应激反应,提升整体的适应能力和福祉。这些策略不仅关注个体的应对机制,还包括改善群体动态、增强社会支持网络,以及创建健康的工作和生活环境。以下是一些群体层面应激管理的关键策略。

### (一) 增强社会支持

建立和维护强大的社会支持网络是减轻群体应激的有效方式。这可以通过鼓励社区活动、支持小组以及在工作场所建立团队合作和沟通渠道来实现。社会支持可以提供情感上的慰藉、实际帮助以及有用的信息和建议。

### (二) 组织健康促进计划

单位和组织可以实施健康促进计划,如提供健康饮食选项、鼓励体育活动、提供灵活的工作安排以及开展心理健康研讨会和培训。这些计划旨在改善员工的身心健康,减少工作相关的压力。

### (三) 开展应激管理培训

为群体成员提供应激管理和心理韧性的培训,帮助他们识别压力源,学习有效的应对策略,如时间管理、放松技巧和正念冥想。

### (四) 改善环境条件

通过改善工作和生活环境来减少群体应激。这包括确保安全的工作环境、减少噪声污染、提供舒适和美观的休息空间等。

### (五) 促进参与和归属感

通过增加群体成员在决策过程中的参与度和归属感来减轻应激。这可以通过建立开放的沟通渠道、建立共同目标和价值观,以及鼓励多样性和包容性来实现。

### (六) 危机干预和心理援助

在遭遇重大事件或危机时,提供及时的心理支持和干预措施,如心理急救、危机辅导和长期心理健康服务,以帮助群体成员处理创伤后应激反应和其他心理健康问题。

### (七) 培养积极的组织文化

建立一种积极的组织文化,鼓励诚实、尊重和正面的反馈,可以帮助减少工作场所的冲突和压力,增加员工的幸福感和满意度。

通过这些策略,群体层面的应激管理旨在创建一个支持性和积极的环境,减轻压力,提升群体成员的心理健康。

(鲁燕霞)

本章思维导图

本章目标测试

# 第六章 | 心身疾病

现代医学研究表明,心理社会因素导致的身体疾病是造成死亡率逐年升高的重要原因,心身医学由此也越来越多地得到医学界的重视。对医学生而言,了解这门新兴学科十分必要。学习心身疾病的理论,有助于医学生树立整体医学观,践行生物 - 心理 - 社会医学模式,能够为病人提供最佳的循证治疗,改善病人的治疗方案,进一步加强对心身疾病的管理,利用非药物疗法、文化与心理治疗为人类疾病进行全方位诊疗。

## 第一节 | 心身疾病概述

### 一、心身疾病的概念

#### (一)心身疾病及相关概念

心身疾病(psychosomatic disease),又称心理生理疾病(psychophysiological disease),广义的心身疾病是指心理社会因素在疾病的发生、发展与转归过程中起重要作用的躯体器质性疾病和躯体功能障碍;狭义的心身疾病是指心理社会因素在疾病的发生、发展与转归过程中起重要作用的躯体器质性疾病。本教材提及的心身疾病采用狭义的概念,心理社会因素在这类疾病的发生、发展与转归过程中起重要作用,有明确的病理基础且器官出现了形态学改变或组织改变。

#### (二)心身疾病概念的演变

随着研究的深入,心身疾病的概念一直在变化发展和延伸。从《美国精神疾病诊断与统计手册》(DSM)来看,DSM-Ⅰ(1952)设有"心身疾病"这一单独的疾病单元;DSM-Ⅱ(1968)更名为"心理生理性自主神经与内脏反应",并按累及器官进行分类;DSM-Ⅲ(1980)及 DSM-Ⅲ-R(1987)中,心身疾病被纳入"影响躯体状况的心理因素"之中。DSM-Ⅳ(1994)则将心身疾病相关内容列入"影响医学情况的心理因素",是指对医学疾病有不良影响的心理或行为因素。DSM-5(2015)中,"影响躯体状况的心理因素"被归入"躯体症状及相关障碍"。DSM-5 的分类反映了心身相互作用的关系,并要求人们同时兼顾心、身两个方面。

如 DSM 一样,WHO 制定的 ICD 也曾有过"心理生理障碍"及"精神因素引起的生理功能"的分类。ICD-10(1996)为减少只有少数疾病才受心因性影响的误解,明确建议不使用"心身""心因"等专业性词汇,将传统的"心身疾病"分别纳入不同分类,归为"神经症、应激相关的及躯体形式障碍"(F4),还有一些内容被分散在"伴有生理紊乱及躯体因素的行为综合征"(F5)以及其他分类中。目前,最新发布的 ICD-11(2018)将"心身疾病"分别纳入"焦虑或恐惧相关性障碍"(6B0)、"应激相关障碍"(6B4)、"心理或行为因素影响分类于他处的病"(6E40)以及其他分类之中。

在 1958 年,我国的精神疾病分类中并没有心身疾病。1982 年《中华医学会精神病分类——1981》将"心身疾病"列入第 13 类。1995 年《中国精神疾病分类方案与诊断标准》(第 2 版修订版)(CCMD-2-R)取消了心身疾病分类,相关内容归类至"与心理因素有关的生理障碍"(分类 5)和"神经症及与心理因素有关的精神障碍"(分类 4)之中,另有部分归入"儿童青少年精神障碍"之中,此种情况一直延续至 CCMD-3。

日本、美国和德国等国对心身疾病也很重视。1992 年,日本心身医学会将心身疾病定义为"躯体疾病中,其发病及经过与心理社会因素密切相关的,有器质或功能的病理过程,神经症等其他精神障碍伴随的躯体症状除外"。日本心身医学会最早由内科医师及精神科医生共同组成,80% 的日本精神科医师更愿意称自己是"心身内科"医师。美国和德国的心身医学由于起源不同,到目前为止,心身医学亦没有统一的定义。美国模式中,心身医学是精神医学的一个特殊领域或亚专科,基本等同于会诊联络精神病学(consultation-liaison psychiatry,CLP),其从业者主要是精神科医师,目的是在复杂的非精神科疾病病人中识别、诊断和治疗并发或共病的精神障碍及相关疾病。德国模式中,心身医学是医学的分支,是与精神科、内科、外科相互独立的一级学科,服务对象互有交叉,接受心理治疗还是药物治疗取决于病人愿意,这种模式将心身医学视为医治病人的整体医学方式或手段,强调在诊断和治疗过程中应全面考虑生物、心理和社会因素的共同作用,适用于包括精神医学在内的所有临床医学专科。

## 二、心身疾病的流行病学特征

现代社会发展日新月异,随之而来的是快节奏的生活方式、愈加激烈的社会竞争及高压力下的工作和生活环境,与此同时,世界范围内心身疾病的患病率也呈逐年升高态势。据统计,发达国家、城市人口及脑力劳动者心身障碍的患病率显著高于发展中国家、农村人口和体力劳动者;此外,女性、高龄、社会及经济地位低下者更易患病。我国心身疾病患病率约为 20.5%~43.6%,近年来亦呈逐年上升趋势,心身相关障碍就诊的人数约占我国综合医院门诊就诊量的 26%~36%,而住院病人心身相关障碍的患病率更是高达 79.99%,由此造成的疾病负担已达到慢性非传染性疾病的 1/3。

临床上慢性病病人焦虑的发生率超过 20%,病人常常反复担心病情复发及恶化,因此医师在治疗过程中需要关注躯体症状的改善并提供心理疏导和干预。各类慢性病人群中,伴发精神、心理问题的概率较高,常见的问题包括抑郁症、焦虑症、应激反应、惊恐发作、躯体化障碍、睡眠障碍以及创伤后应激障碍等,严重者甚至可能出现自杀行为,这提示临床中必须高度重视病人的精神心理问题,制定并采取多管齐下的干预措施,充分认识并应对来自心理社会因素的挑战。

## 三、心身疾病的分类

为了便于理解,将心身疾病进行如下分类(表 6-1)。

表 6-1　心身疾病的分类

| 系统 | 心身疾病 |
| --- | --- |
| 心血管系统 | 冠状动脉粥样硬化性心脏病、阵发性心动过速、心律不齐、原发性高血压、原发性低血压、雷诺病 |
| 呼吸系统 | 支气管哮喘、过度换气综合征、神经性咳嗽 |
| 消化系统 | 胃溃疡、十二指肠溃疡、溃疡性结肠炎、肠易激综合征、神经性厌食、神经性呕吐 |
| 内分泌系统 | 甲状腺功能亢进、糖尿病、艾迪生病 |
| 泌尿生殖系统 | 夜尿症、神经性尿频、勃起功能障碍、性欲减退、早泄、痛经、月经紊乱、功能失常性子宫出血、功能性不孕症 |
| 肌肉骨骼系统 | 类风湿关节炎、慢性疼痛、痉挛性斜颈 |
| 神经系统 | 紧张性头痛、血管性头痛 |
| 皮肤系统 | 神经性皮炎、慢性荨麻疹、多汗症、瘙痒症、湿疹 |

表中是针对全身各系统心身疾病的主要分类,难以涵盖所有心身疾病,还有很多全身系统的疾病也属于心身疾病,例如淋巴瘤、肉瘤、白血病等。以上各类疾病,均与应激相关,其发生、发展及转归均

涉及心理社会因素,心理干预有助于疾病的康复,这种医学的整体观念符合生物 - 心理 - 社会医学模式的发展和需求。

（张　宁）

## 第二节 | 心身疾病的发病机制

心身疾病的发病机制比较复杂,主要涉及心理动力学、心理生理学和行为主义三个主要理论。

### 一、心理动力学理论

心理动力学理论重视潜意识心理冲突在心身疾病发生中的作用,认为个体特异的潜意识特征决定了心理冲突引起的特定心身疾病。这些心理冲突可以通过自主神经系统功能活动的变化,影响相应器官的功能,进而在具有易感素质的个体中诱发疾病。

弗洛伊德用转化机制（conversion）解释心身疾病。弗洛伊德认为,在转化过程中,个体会将内心的冲突或情感通过身体的症状象征性地表达出来。比如歇斯底里,病人会出现身体症状,如头痛、胃痛、肢体无力等,但医学检查又找不到躯体病变。弗洛伊德认为这是病人心理问题和压抑的冲突通过身体症状转化出来的结果。弗洛伊德通过提出转化这一机制来解释心身疾病的发生,强调心理因素在心身疾病中起着重要作用。

著名学者亚历山大提出了心身疾病发病的三个要素:①未解决的心理冲突;②身体器官的脆弱易感倾向;③自主神经系统的过度活动性。心理冲突多出现于童年时代,常常被潜抑到潜意识之中,在个体成长的生活过程中受到许多生活变故或社会因素的刺激,这些冲突会重新出现。如果这些复现的心理冲突找不到恰当的途径发泄,就会由过度活动的自主神经系统引起相应的功能障碍,造成所支配的脆弱器官的损伤。

心理动力学理论强调器官的薄弱性是心身疾病发病的重要环节,有人称这种构成心身疾病的脆弱易感性的病前生理特点为生理始基。为什么同样的心理社会刺激,例如地震、洪水、台风、战争、灾荒等波及大量人口的刺激,其中只有一部分人患心身疾病,并且所患心身疾病的类型并不相同? 例如有人患高血压,有人患冠心病,有人患溃疡病。其原因是个人的生理始基不一样,即具有针对不同心身疾病的相应的生理脆弱性。现已发现,高甘油三酯血症是冠心病的生理始基;高尿酸血症是痛风的生理始基;而高蛋白结合碘是甲状腺功能亢进的生理始基。在心身疾病的发病过程中,心理社会刺激因素起着"扳机"的作用。

潜意识心理冲突通过自主神经系统功能活动的改变,造成某些脆弱器官的病变而致病。例如,心理冲突在迷走神经功能亢进的基础上,可造成哮喘、溃疡病等,在交感神经亢进的基础上可造成原发性高血压、甲状腺功能亢进等。

此外,心理动力学理论还提出了冲突特异理论和疾病的人格特异性。冲突特异理论强调心理冲突在心身疾病中的作用,认为根据个体心理冲突的性质可以预测患何种心身疾病。疾病的人格特异性则认为某些人格类型的人易患心身疾病。

心理动力学理论对心身疾病发病机制解释的缺陷是夸大了潜意识的作用,并且难以用实验方法证实,它把躯体疾病的许多症状都解释为潜意识中情绪反应的象征,这影响了对其他病因的研究和全面治疗。心理动力学理论虽然对于心身疾病的发病机制有一定的解释力,但也需要综合考虑其他因素的作用,如生物学机制和生活方式等。

### 二、心理生理学理论

心理生理学理论关注心理状态与生理过程之间的相互作用,特别是如何通过心理过程影响身体健康和疾病的发展。心理生理学理论在心身疾病的发病机制中提供了一个框架,用以理解心理因素如何通过生理途径影响身体状态。以下是几个关键的理论观点和机制。

### (一) 应激理论

应激理论是心理生理学中最核心的理论之一,它认为应激事件可以激活身体的应激反应系统,包括交感神经系统和下丘脑 - 垂体 - 肾上腺轴(HPA)。这一过程会导致一系列生理变化,如心率加快、血压升高、皮质醇水平上升等,长期的应激反应可以损害身体健康,增加患心血管疾病、消化系统疾病等风险。

### (二) 心理 - 免疫关系

心理生理学研究表明,心理状态(如压力、抑郁、焦虑)可以通过神经内分泌途径影响免疫系统的功能。例如,长期的心理压力可以抑制免疫系统,降低机体的抗病能力,使个体更易受到感染,或加重某些自身免疫性疾病。

### (三) 心理 - 行为模式

心理因素还可以通过影响个体的行为模式间接影响健康,如不良的饮食习惯、吸烟、缺乏运动等。这些行为因素可以增加患多种慢性疾病的风险。

### (四) 脑 - 肠相互作用

心理生理学研究也关注脑与肠道之间的相互作用,即所谓的 "脑 - 肠轴"。情绪和心理压力可以通过 "脑 - 肠轴" 影响肠道功能,如影响肠道运动和肠道菌群,与肠易激综合征等疾病的发生有关。

总之,心理生理学理论通过揭示心理因素和生理过程之间的相互作用,为理解心身疾病的发病机制提供了重要的视角。这些理论强调,心理因素不仅通过心理途径,也通过生理途径影响身体健康,从而为心身疾病的预防和治疗提供了科学依据。

## 三、行为主义理论

行为主义理论在心身疾病的发病机制中提供了一个独特的视角,强调了个体行为和环境之间相互作用的重要性。这些理论认为,不健康的行为习惯是通过学习过程获得的,并且这些行为对个体的健康状态有着直接或间接的影响。以下是几个主要的行为主义理论对于心身疾病发生的解释。

### (一) 经典条件反射

个体学会将原本中性的刺激与另一个能自然引发某种反应的刺激联系起来。如,一个人可能将医院的气味与疼痛经历联系起来,导致他们在闻到类似气味时体验到焦虑或疼痛感,即使他们不在医院里。

### (二) 操作性条件反射

这种学习涉及行为的后果,即奖励和惩罚。健康行为(如规律锻炼)如果带来积极后果(如体重减轻、情绪改善),则更有可能被重复;相反,如果健康行为带来的是负面后果(如肌肉酸痛),则可能被避免。不健康的生活方式(如吸烟、过度饮酒)也可能因为短期内带来的积极感受(如放松、社交)而被强化,尽管长期后果是负面的。

### (三) 社会学习理论

该理论强调通过观察他人的行为及其后果来学习。个体可能通过观察家庭成员、朋友或公众人物的健康或不健康行为,并模仿这些行为。例如,如果一个孩子看到他的父母通过吸烟来减压,他可能也会采取相同的行为来应对压力。

### (四) 认知行为理论

该理论认为,人们的思维方式(认知)和人们如何行动(行为)相互影响。在心身疾病中,负面的思维模式(如对疾病的恐惧、对治疗的悲观态度)可能会导致不良行为(如避免治疗、不遵守医嘱),从而影响健康结果。

通过理解这些行为学习机制,医务人员可以设计有效的干预措施,帮助个体改变不健康的生活方式,学习和维持健康行为,从而预防和治疗心身疾病。

### 四、心身疾病发病的过程

心身疾病的发病过程是一个复杂的、多因素的过程,涉及生理、心理和社会因素的相互作用,激活应激反应并引发一系列生理、心理和行为的变化。心身疾病发病的主要阶段通常包括以下几个阶段:

#### (一) 应激源诱发阶段

心身疾病的发病通常始于某种应激源,如重大生活事件、日常烦恼、工作压力、家庭问题等。这些应激源激活了身体的应激反应。

#### (二) 生理应激反应阶段

在面临应激时,交感神经系统被激活,释放出肾上腺素、皮质醇等应激激素。这导致了一系列生理变化,如心率和血压升高、肌肉紧张、消化系统变化等。如果这种反应无法很快平息下来,可能对身体造成损害。

#### (三) 心理和行为反应阶段

个体在认知和情感上也会对应激源产生反应,可能出现焦虑、抑郁、敌对等心理状态。继而可能采取吸烟、酗酒、暴食等不健康的行为方式试图应对应激源。这些心理和行为反应也会加重生理应激反应。

#### (四) 功能紊乱及器质性病变阶段

如果上述反应持续存在而没有得到有效应对,各生理系统可能出现功能紊乱、免疫力下降,增加了感染疾病的风险。持续的交感神经兴奋可能导致心血管、消化系统等系列问题,如果得不到控制,可能最终发展为明确的心身疾病。

已经形成的心身症状和疾病本身也会成为应激源,导致症状恶化和生理应激反应持续,这种恶性循环使得疾病难以控制和治愈。

需要注意的是,心身疾病研究不拘泥于某一学派,而是综合心理动力学、心理生理学和行为主义的理论,互相补充,以便更全面地理解和解释心身疾病的发生和发展过程。

(张　宁)

## 第三节 │ 心身疾病的诊断与防治

按照生物 - 心理 - 社会医学模式,心身疾病的诊断和防治均要兼顾个体的心理、生理以及社会三个方面。

### 一、心身疾病的诊断

#### (一) 心身疾病的诊断原则

1. 疾病的发生包括心理社会因素,其与躯体症状有明确的时间关系。
2. 躯体症状有明确的器质性病理改变或存在已知的病理生理学变化。
3. 排除精神、心理障碍。

#### (二) 心身疾病的评估

心身疾病的评估是一种综合性评估,既要关注躯体症状的发生发展,又要重视心理、精神及情绪状态的变化,还要考虑病人的人格特征、生活环境、风俗文化、人际关系等因素的影响,要求医生从生物、心理、社会等多个角度全面了解病人情况,是生物 - 心理 - 社会医学模式的具体体现。根据《中国心身相关障碍规范化诊疗指南》,心身相关障碍的评估主要包括以下六点:①器质性疾病;②情绪障碍严重程度和自杀风险;③社会心理因素;④人格特征;⑤认知功能;⑥心理社会功能和自知力。

对于心身症状及其严重程度的评估,临床上多采用 9 项病人健康问卷(Patient Health Questionnaire-9,PHQ-9)、7 项广泛性焦虑量表(Generalized Anxiety Disorder,GAD-7)、病人健康问卷躯体症状群量表(Patient Health Questionnaire-15,PHQ-15)进行。此外,由中华医学会心身医学分会组织开发的心身症状评估量表(Psychosomatic Symptom Scale,PSSS)被证实在全国 10 多家综合医院的 996 例心身障碍病人中具有良好的信度、效度,该量表具有多维度、个体化、操作简单等优点,能够有效识别心身障碍,全面评估病人的心身症状,有利于临床风险管理、对症干预以及疗效评估。

### (三)心身疾病的诊断程序

心身疾病的诊断程序包括:躯体诊断和心理诊断,躯体诊断的方法、原则与诊断学相同,心理诊断主要包括:

1. **病史采集** 对疑有心身疾病的病例,在采集病史的同时,应特别留意收集个体心理社会方面的有关资料,包括个人发展史、人格或行为特质、社会生活事件、人际关系状况、家庭或社会支持资源、个体的认知评价模式等,并分析这些心理社会因素与心身疾病发生发展的相互关系。

2. **体格检查** 与临床体格检查相同,但需要适当关注检查时病人的心理行为反应方式,有时可以观察病人对待体格检查和治疗的特殊反应方式,恰当判断病人心理特质上的某些特点,例如是否过于敏感、神经质等,以及是否有不遵医嘱或强烈的情绪反应。

3. **心理行为检查** 对于初步疑为心身疾病者,应结合病史资料,采用晤谈、行为观察、心理测量或必要的心理生理学检查方法。所选的心理测验应着重测评病人的情绪障碍如焦虑、抑郁等。还可以采用适当方式评估其心理应激源、应对能力、社会支持等。评估结果有助于对病人进行较为系统的医学心理学检查,确定心理社会因素的性质、内容,评价它们在疾病发生、发展、恶化以及转归中的作用。

4. **综合分析** 根据以上程序所收集的资料,结合心身疾病基本理论,对是否为心身疾病、何种疾病、有哪些心理社会因素起主要作用以及可能的作用机制等问题做出恰当评估。此外,在诊疗过程中,需要随时观察新问题的出现,根据变化过程,及时调整、重新评估并采取新的干预措施。

## 二、心身疾病的治疗

### (一)心身疾病的治疗原则

心身疾病的治疗应提倡心身整合治疗,即同时兼顾药物、物理和心理治疗三个方面。对心身疾病实施心理干预应以消除心理社会刺激因素、消除心理学病因和消除生物学症状为主要目标。主要原则是心身同治,但对于具体病例应有所侧重。

对于急性发病而躯体症状严重的病人,应以躯体对症治疗为主,辅以心理治疗。例如对于急性心肌梗死的病人,综合的生物性救助措施是解决问题的关键,而对于那些存在严重焦虑和恐惧反应的病人应实施及时的心理干预。

对于以心理症状为主、躯体症状为辅的疾病或虽然以躯体症状为主但已呈慢性的心身疾病,则可在实施常规躯体治疗的同时,重点安排心理治疗。例如高血压、糖尿病、慢性消化性溃疡病人,除了给予适当的药物治疗,应重点做好心理和行为指导等各项工作。

### (二)药物治疗

心身疾病的药物治疗涉及缓解躯体症状及改善心理状态两个方面,此处主要侧重精神药物治疗,躯体疾病用药参见相关疾病的专科治疗。

药物治疗的原则主要包括以下几点:①心身同治;②对症治疗与对因治疗相结合;③充分评估与监测;④确定药物治疗时机,有所侧重;⑤个体化合理用药;⑥把握单一用药或联合用药指征;⑦确定起始剂量,及时调整剂量;⑧明确换药与停药条件;⑨建立良好医患关系,加强宣教。临床上常用的精神药物包括抗焦虑药、抗抑郁药、抗精神病药、心境稳定剂、益智药及具有宁心安神功效的中成药。

### (三)物理治疗

心身疾病常见的物理治疗方法包括:生物反馈疗法、经颅直流电刺激、经颅交流电刺激、迷走神经刺激治疗等。每种物理治疗均有其相应的循证依据及常见不良反应,临床实践中要严格把握各项物理治疗的适应证及禁忌证,避免不良事件的发生。此外,有研究发现,太极拳可帮助控制 1 级高血压病人的血压水平;瑜伽可以显著降低类风湿关节炎病人的炎症因子表达,减少疾病活动,提示适当运动也是改善心身疾病的有效手段之一。

### (四)心理治疗

对于心身疾病病人,通过心理治疗降低心理社会因素所造成的消极影响是治疗过程中必不可少的环节。治疗性医患沟通可以利用倾听、询问、解释、教育、指导和支持等技术手段帮助病人排解压力、调节情绪,同时也能帮助医生建立起良好的医患关系,为其他心理治疗做准备。精神分析疗法、认知行为疗法、催眠疗法、团体心理治疗等在心身疾病的治疗中发挥重要作用,适合在临床实践中普及推广。

## 三、心身疾病的预防

心身疾病是心理社会因素和生物因素综合作用的结果,因此其预防应该正确地认知遗传因素的影响,重视人格、情绪等心理因素的重要作用,提高对应激性生活事件的积极应对,树立健康的生活方式,提高良好的社会适应能力等。应从早做起(从小做起)、健全人格、矫正行为、消除刺激、积极疏导,兼顾身心。心理社会因素一般需要较长的作用时间才会引起心身疾病,因此对心身疾病应尽早进行预防,具体措施如下,①个人层面:积极学习科学知识,学会从不同角度观察和分析问题;培养健全的人格;学会情绪管理和压力管理的方法,提高个体应对挫折的能力;积极建立和谐的人际关系,提高个体的社会适应能力。②社会层面:有效利用社会力量,为个体创造良好的工作环境,提高个体的社会认同感和价值感,从而形成良好的社会氛围,减少社会应激因素的产生。在心身疾病的预防中要注意识别易感因素,如有家族遗传史者、人格素质较弱者、有明显的生活方式 / 行为问题者、持续处于应激源或出现情绪危机的个体,更应该注意加强对其的早期预防工作。

(张　宁)

## 第四节 ｜ 常见心身疾病

### 一、原发性高血压

原发性高血压(essential hypertension)作为人类复杂性疾病,其病因是遗传与环境等多个因素交互作用的结果。流行病学调查表明,原发性高血压发病率总的趋势为发达国家高于发展中国家,城市居民高于农村居民,知识阶层高于非知识阶层,老年高于非老年,丧偶者高于配偶健在者,这里重点强调与心理社会因素相关的因素。

#### (一)心理社会因素

**1. 不良行为因素**　流行病学调查发现高血压发病率与高盐饮食、肥胖、缺少运动、吸烟及大量饮酒等因素有关。

**2. 童年应激**　童年期的应激如被虐待、社会隔离、低社会经济状态等可导致下丘脑 - 垂体 - 肾上腺轴(hypothalamic-pituitary-adrenal axis,HPA)的高功能状态,并影响交感肾上腺髓质系统和肾素 - 血管紧张素 - 醛固酮系统,同时使个体面对挑战时更易处于焦虑状态和上述神经内分泌系统的高活动状态,这种状态可能持续到成年期,并将这一反应模式固着下来。因此临床上常常看到这些个体在青春期时血压偏高,这些人群未来罹患高血压的可能性高于一般人群。

**3. 负性情绪**　负性情绪(negative emotion)常作为高血压的诱发因素。如 Markorit 等对 123 例血压正常的人随访了 18～20 年后发现,在中年男性中,焦虑、愤怒情绪及发怒后抑制情绪的发泄可明显增加高血压的危险度,是高血压发病的一个预警因素。

4. **慢性应激**　应激性生活事件与高血压有关。长期慢性应激状态较急性应激事件更易引起高血压。而按社会经济状况、犯罪率、暴力行为的发生、人口密度、迁居率、离婚率等因素将城市区分为高应激区及低应激区,高应激区的居民原发性高血压病发病率高于低应激区。此外注意力高度集中、精神紧张而体力活动较少的职业,以及对视觉、听觉形成慢性刺激的环境,可能也是导致血压升高的因素,如在高应激水平下工作的空中交通管理员及纺织工人的高血压发病率较高。

5. **人格特征**　过分谨慎、顺从、愤怒的扭曲表达、好斗等人格特质与高血压的发病有关。在应对方式中受压抑的愤怒表达和过分的愤怒表达与高血压发病有关。

6. **精神障碍**　大量研究表明失眠、焦虑障碍、抑郁障碍、双相情感障碍等会影响血压、血压的调节及血管内皮细胞功能。

### (二)原发性高血压的心理生物学机制

从疾病发生的示意图(图 6-1)可看出,高血压是复杂性疾病,目前仍然没有确切的证据阐述心理社会因素与高血压间的机制。研究主要集中在:①压抑和情感表达与血压的关系;②心理社会因素与抗高血压药物的选择关系;③明确与心理社会因素相关的高血压临床表现等方面。

### (三)心理行为反应

病人的主要心理行为反应是焦虑和忽视。刚发现高血压时病人出现焦虑紧张;随后多见的是忽视。原发性高血压刚发生时症状较轻,病人的社会功能影响也比较小,身体有对高血压状态的代偿性适应。当疾病导致机体代偿能力下降而再次产生症状时,病人才会再度出现焦虑情绪。

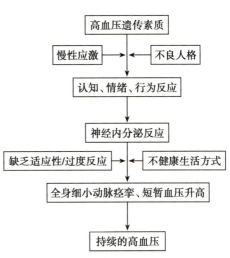

图 6-1　原发性高血压的心理生物学机制

### (四)健康教育与行为干预

对高血压病人的健康教育和行为干预是治疗高血压的基础。

1. **放松训练**　放松训练(relaxation training)是治疗高血压较常用的基础治疗,病人通过长期反复训练,能够掌握全身主动放松时的个体体验,并逐渐做到很容易再现这种心身状态,临床试验证明,长期的放松训练可降低外周交感神经活动的张力,达到降低血压的目的。一些研究者报告了成功的病例对照研究:采用 24 小时连续动态监测血压的方法检测放松训练和药物治疗对高血压的疗效,发现放松训练加药物治疗优于单纯药物治疗。

2. **运动疗法**　多数研究指出,耐力性运动训练或有氧运动训练均有中度降压作用。轻型特别是缺乏运动的高血压病人,可通过耐力性运动训练如快走、跑步、骑自行车、游泳、滑雪等达到降压的效果,同时可减肥和减少心脏并发症。有人还指出运动可提高高密度脂蛋白胆固醇、防止粥样斑块形成。但患有中、重型高血压者应避免竞争性体育项目。

3. **改变生活方式**　减轻体重、限盐、戒烟和控制饮酒是降压的有效措施。

4. **生物反馈治疗**　是一种内脏器官学习的过程,通过实时监测血压变化并将其反馈给病人,帮助病人学习控制血压,从而达到降压目的。

5. **对伴发的负性情绪进行积极治疗**　对持续存在焦虑和抑郁的病人,需选择适当的抗抑郁药物如 5-羟色胺选择性再摄取抑制剂(SSRI)和抗焦虑药物进行治疗;并辅以认知行为治疗,改变其不良的行为和认知。对伴失眠、睡眠呼吸暂停综合征的病人,也要积极对症治疗。

## 二、冠状动脉粥样硬化性心脏病

### (一)心理社会因素

1. **生活事件**　应激性生活事件(life event)常被作为冠心病发病的危险因素之一。许多回顾性调查显示,心肌梗死病人出现症状前的 6 个月～1 年内,其生活事件明显增多。处于应激环境中的移民比具有相同饮食习惯的原籍居民的冠心病发病率要高。战争、自然灾害后心肌梗死或猝死发生率增加,但急性应激后心源性猝死很难认定为冠心病。

2. A 型行为模式　1950 年两位美国心脏病专家 Friedman 和 Rosenman 提出 A 型行为模式概念,他们发现冠状动脉粥样硬化性心脏病(CHD)病人大都有较高的成就欲望,富于挑战和竞争精神,容易发生无端敌意、争强好胜、不耐烦、有时间紧迫感等。Friedman 称其恼怒(aggravation)、激动(irritation)、发怒(anger)和不耐烦(impatience)为“AIAI 反应”。相对缺乏这些特点的行为被称为 B 型行为:特别有耐心、谦虚、放松、有安全感、有适当自尊。

多年来,A 型行为是否为 CHD 的危险因素仍有争议,A 型行为中的愤怒和敌意在冠心病的发病中可能具有更重要的作用,研究发现,愤怒和敌意是男性 CHD 预测因素,愤怒特质与 CHD 的总病死率呈正相关;因此,对 CHD 病人愤怒和敌意的识别和管理非常重要。此外,支配特质不仅与心肌梗死和冠脉病变所致的猝死相关,也与冠状动脉造影阳性结果相关,而顺从特质对心脏起保护作用;有时间紧迫感者患 CHD 危险度较对照组增加。但这些行为方式与冠心病相关并恶化其结局的机制尚不清楚,可能与自主神经功能改变有关。1 项对 18 个病例对照研究的荟萃分析表明,旨在减少 A 型行为的心理治疗可以改善冠心病的预后。1 年随访表明,当 A 型行为减少后,冠心病的预后显著改善。

D 型行为模式用于描述那些经常感受到负面情绪并倾向于在社交互动中抑制这些情绪的个体。这种行为模式包括两个主要方面:负面情绪性和社交抑制。负面情绪性指的是个体倾向于经历烦恼、忧虑、愤怒等不良情绪;社交抑制则是指个体在社交环境中抑制自己的情感表达,避免与他人分享自己的感受。

有研究表明,D 型行为与 CHD 之间存在关联,D 型行为的人可能更容易受到压力的影响,长期的负面情绪和压力可能会导致慢性应激反应,这种慢性应激反应与心血管疾病的风险增加有关。例如,持续的负面情绪可能会导致血压升高、心率增加,以及其他可能对心脏健康产生负面影响的生理变化。此外,D 型行为的个体可能不愿意或不善于寻求社会支持,这可能会进一步增加他们的心理压力和健康风险。

然而,D 型行为与冠心病之间的确切关系仍然是一个活跃的研究领域,需要更多的研究来阐明这种关系的生物学机制以及如何通过改善 D 型行为来降低冠心病的风险。

3. 负性情绪　抑郁障碍病人的静息态心率增加,同时心率变异度下降。抑郁障碍病人冠心病的患病率是正常人群的 2～3 倍,而冠心病病人中抑郁障碍的时点患病率为 17%～22%,是普通人群的3～4 倍。心导管术后 1 年以内出现抑郁障碍是以后出现严重心脏事件发作的独立危险因素,而与现有心脏疾病的严重程度、左室射血分数以及吸烟没有关系。最近的一项对已经发生了心肌梗死病人的前瞻性研究发现,抑郁障碍是心肌梗死病人 6 个月内死亡的独立危险因素。对这些因心肌梗死而住院的病人进行 18 个月随访研究,发现抑郁障碍是以后因心脏疾病致死的预测指标。

焦虑可使交感神经的活动增加,诱发急性心肌梗死或心源性猝死。有报道显示,心肌梗死后焦虑严重的病人出现心脏严重缺血或死亡事件是无焦虑障碍者的 5 倍。此外,愤怒、敌意也是对冠心病病人造成不利影响的负性情绪。其中,愤怒回忆对心功能的损害最大。

心血管疾病与双相情感障碍的流行病学研究发现,经过年龄校正后双相情感障碍中的心血管疾病患病率仍然较高,且起病年龄较早,有研究发现可能早 4～7 年;双相情感障碍病人较无双相情感障碍病人发生多种致死性心脏事件的相对危险度为 1.5～1.9。

4. 不良行为因素　吸烟、过度饮酒、缺乏运动、过食与肥胖等是冠心病重要的危险因素。它们往往是在特定社会环境和心理环境条件下形成的。例如,一定的经济条件、饮食习惯、文化背景易造成肥胖;特定的工作条件和技术的进步造成运动缺乏等。

(二)心理反应

1. 对诊断和症状的反应　许多病人常常在不知不觉中患上冠心病,在没有症状和被诊断前通常无心理反应。诊断为冠心病后,病人的反应与病前的人格特征和对疾病的认识有关。倾向于悲观归因模式思维的病人常常紧张、焦虑不安,甚至出现惊恐发作,在他们的生活中充满对预期死亡的焦虑,部分病人继发抑郁,整个生活方式发生重大的改变,疾病行为成为他们生活中的主要行为,这样可能加重冠心病,诱发心肌梗死。部分病人则采用"否认"的心理防御机制,导致就诊的延误。

2. **心肌梗死病人急性期心理反应**　国外对冠心病监护病房(CCU)病人的研究发现,至少80%病人有不同程度的焦虑、58%病人出现抑郁情绪、22%病人产生敌对情绪、16%病人表现出不安。通常第1天为焦虑;第2天有部分病人呈现"否认"的防卫反应;第3~5天主要为抑郁,并成为病人的主要情绪反应,其持续时间比焦虑长。在冠心病病房中的病人约33%请过精神科会诊,理由依次为:焦虑、抑郁、行为问题、敌意、谵妄、睡眠障碍、征求用药意见等。这些心理因素对疾病的发展又起着重要的作用。焦虑情绪主要源于对突然死亡的恐惧、被遗弃的感觉以及对各种躯体症状的反应。在CCU,由于病人突然处于一个陌生环境,并被当作一样"物体"固定在床上接受治疗,一系列监护仪器连续记录身上的各种数据并以此评价病人的医学状态,这一切都无法被自己所控制,若周围有病人死亡或接受抢救,情绪反应可能更加严重。

3. **心肌梗死病人康复期心理反应**　病人康复期最常见的主诉是疲乏、抑郁、睡眠障碍、对性生活的担心、不敢恢复工作等。因此,在恢复早期就应指导大多数病人进行渐进性活动锻炼。

(三)心理行为干预

1. **健康教育**　在不同的临床阶段,针对病人的不同症状和心理反应,做好针对性的健康教育与指导工作,这些措施对病人认识疾病、减少焦虑有良好效果。

2. **矫正行为**　矫正A型行为中愤怒和敌意为主的"AIAI"反应,一般采用综合方法:放松训练、改变自己的期望、进行时间管理指导和人际交往训练等。

3. **改变不良生活方式**　吸烟、酗酒、过度饮食和肥胖、缺少运动等不良生活方式的改变是一个循序渐进的过程,分阶段的计划可帮助病人逐渐克服对改变不良生活方式的恐惧和不习惯。

4. **治疗焦虑与抑郁情绪**　如果病人出现明确的焦虑、抑郁症状,需要进行针对性的药物治疗和心理治疗。药物治疗方面,通常首选选择性5-羟色胺再摄取抑制剂(SSRI)类抗抑郁药,例如舍曲林。心理治疗方面,可以考虑支持疗法、认知矫正疗法等。

## 三、糖尿病

(一)心理社会因素

1. **生活事件**　流行病学和回顾性研究均发现,糖尿病的发生与应激性生活事件有一定关系。一些应激性生活事件如夫妻关系不和、家庭成员患病等可降低胰岛素分泌,升高血糖,诱发或加重糖尿病。Stein等(1985)对38名青少年糖尿病病人与38名患其他慢性疾病的病人进行对照研究,结果发现糖尿病组双亲去世和严重的家庭破裂等生活事件远较对照组多,且77%发生在糖尿病发病前。Goetsch等(1990)对6例2型糖尿病病人,在自然生活环境中给予人为的应激事件(心算),结果显示在心算期间,病人的血糖水平显著增高,而且应激强度越大,血糖升高越明显,说明应激事件能引起糖尿病病人的血糖变化。大量的临床研究资料表明,生活事件与糖尿病病人的代谢也密切相关,一些糖尿病病人在饮食和治疗药物不变的情况下,由于生活事件的突然袭击,病情在一夜之间迅速加剧,甚至出现严重的并发症。

2. **负性情绪**　抑郁可能增加血糖控制的难度并引发糖尿病并发症,研究发现,抑郁与糖化血红蛋白相关。抑郁的严重程度与HPT的调节差相关,抑郁障碍使病人对血糖控制的依从性下降,包括不及时、按量用药,饮食控制困难,运动减少,社会功能受损,医患沟通不良等。而在抑郁控制良好的基础上,糖尿病的控制常常变得相对容易。

精神分裂症病人2型糖尿病患病率高于一般人群,这可能与抗精神病药导致的肥胖、不健康的饮食习惯和较差的卫生保健相关。非典型抗精神病药的广泛使用增加了这种倾向,因此在对精神分裂症病人进行治疗过程中,对血糖、体重、血脂等的监测已经成为必需。

3. **人格特征**　糖尿病曾被 Dunbar（1936）看作是一种经典的心身疾病,她认为大多数糖尿病病人性格不成熟、具有被动依赖性、做事优柔寡断、缺乏自信,常有不安全感,有受虐狂的某些特征。这些人格特点被称为"糖尿病病人人格"。但目前缺乏前瞻性研究来证实糖尿病病人是否有特征性的人格。

### （二）心理行为反应

糖尿病对中枢神经系统的影响较大,其认知功能出现问题。病人烦躁、做事无耐心、情绪不稳、失望、无所适从、悲哀、忧愁、苦闷;对生活和未来失去信心,应对外界挑战和适应生活的能力下降;有明显的抑郁,糖尿病病人抑郁发生率>25%,甚至会有自杀行为。另外病人存在明显孤独,少有亲密的社会关系,很少对其社会关系发表意见,表现出对密切关系的恐惧。

糖尿病还可引起性功能障碍,主要表现为性欲下降、性兴奋降低、勃起能力减弱等。

### （三）心理行为干预

心理行为干预的主要目的是改善病人的情绪反应和提高他们对糖尿病医疗计划的依从性。

1. **健康教育**　要让病人和家属了解糖尿病的基本知识、学会注射胰岛素和测定血糖技术,帮助病人科学地安排生活、饮食和体力活动,避免肥胖和感染的发生。

2. **改变不良生活方式**　控制饮食是治疗糖尿病的基础措施。为了提高病人对治疗方案的遵从程度,可以采用行为治疗方法。比如与病人制订"行为协议"。在行为协议中,医生和病人都规定一系列责任和相关行为;医生和病人相互配合,共同为治疗疾病负责。医生的责任是根据病人的病情为病人安排治疗(包括食谱),病人的责任是执行医生的嘱咐,严格按食谱进食、按医生处方用药。该行为协议有口头和书面两种形式,均可以提高病人的遵从性。协议要根据病人实际情况不断修正和检查,协议中也可以规定必要的奖罚措施。此外,让病人每天记治疗日记、对行为进行自我检测,能够提高病人的遵医行为。日记中应包括每天的饮食、活动、用药和血糖等详细情况。医务人员不定期地检查和复核。

3. **心理治疗**　有随机对照研究证实,认知行为治疗、松弛训练和应对技能训练均对糖尿病病人的血糖控制有效,但结果并不一致。采用支持性心理治疗,可以使病人正确认识糖尿病,调整对疾病和自我患病的看法,消除不良情绪,并进行自我情绪控制训练,学会积极应对生活事件。

4. **药物治疗**　对于有焦虑、抑郁障碍的病人,可以适当使用抗焦虑、抗抑郁药物对其进行治疗,对糖尿病伴发焦虑、抑郁有效,并可能促进血糖的控制。

## 四、哮喘

### （一）心理社会因素

1. **亲子关系**　支气管哮喘（bronchial asthma）是一种变态反应性疾病,心理因素可以诱发和加重哮喘发作。支气管哮喘通常起病于幼儿或儿童早期,进入青少年后逐渐缓解;成年后的哮喘常常合并慢性阻塞性肺疾病。以往认为哮喘是一种典型的心身疾病,1940 年,Franz Alexander 将哮喘病人的哮鸣音和气道分泌物解释为"对母亲压抑的哭声",认为特定的人格特征和特殊的潜意识冲突是导致哮喘的主要原因。虽然部分支气管哮喘病人表现出依赖、强烈需求别人照顾和关心的特点,但一直未发现有特异性人格类型特征。精神分析学家发现约 1/3 哮喘病人具有强烈乞求母亲或替代者保护的潜意识愿望,这种愿望使病人对母子分离特别敏感,病人的母亲常表现出过分牵挂的、统治的、助人的人格特征,因此认为病人的乞求保护的愿望是由母亲人格特点所引起的,一旦病人的需求得不到及时满足,就有可能出现哮喘发作。但这一观点未被研究证实。

长期反复发作的哮喘会引起病人的焦虑、抑郁、沮丧,加之过分注意自己疾病的行为模式,家长如果过分关注,给患儿过多的照顾,不知不觉地运用了操作性条件反射的方法,促使哮喘症状延续下去,发作会更加频繁。

2. **生活事件**　目前认为哮喘的发生与免疫、感染、内分泌、自主神经、生物化学和心理社会因素有关。单独的心理社会因素虽不能引起发病，但是是重要的促发因素。研究表明，约 5%～20% 的哮喘发作由生活事件促发，常见的有母子关系冲突、亲人死亡、弟弟妹妹出生、家庭不和、意外事件、心爱的玩具被破坏、进入幼儿园导致突然的环境改变引起不愉快的情绪等。

3. **负性情绪**　有 30% 哮喘病人符合惊恐障碍和广场恐惧的诊断标准，高于普通人群，但常被内科医师认为是严重的哮喘发作而被忽视，对呼吸困难的恐惧可能直接诱发哮喘，并导致住院率和哮喘相关的病死率增加；哮喘病人若伴有强烈恐惧、情感不稳定、对拒绝过度反应、对待困境缺乏耐心等人格特征，可能过度使用糖皮质激素和支气管扩张剂或过长时间住院，糖皮质激素、$\beta_2$ 受体激动药、氨茶碱等可能加重焦虑。

慢性哮喘病人常伴有羞耻、低自尊和抑郁，这些是导致病程加重的危险因素，抑郁伴随的睡眠障碍可能降低病人识别气道阻力增加的能力，而副交感神经的优势可能增加病人的气道反应性和阻力。

### (二) 心理反应

由于哮喘病人对呼吸困难本身和对死亡的恐惧，表现出过分紧张、忧虑、敏感，常有濒死感，并出现心悸、多汗、震颤等交感神经兴奋的表现。而哮喘反复发作，病人受到病痛的折磨，逐渐对疾病丧失信心，产生抑郁、悲观情绪，社会功能下降，甚至出现自杀观念。有些病人长期患病，容易产生对激素、对他人的依赖心理，使哮喘更不容易得到控制。

### (三) 心理干预

对哮喘儿童应给予有条件的积极关注，创造一个和谐的家庭关系，避免对儿童的过度保护，鼓励患儿参加外部活动，帮助患儿成长。促进病人行为方式的改变，加强锻炼非常重要。应注意长期使用氨茶碱或糖皮质激素等对病人带来的不良反应，包括体重增加、情绪不稳定等，这些需在多学科合作下解决。对伴有焦虑的病人，使用苯二氮䓬类药物治疗有效，可鉴别焦虑或哮喘加重；伴有抑郁和焦虑的病人可使用 SSRI 治疗，治疗过程中要避免药物的不良事件。

## 五、消化性溃疡和功能性胃肠病

### (一) 消化性溃疡

William Beaumont 最早观察到情绪影响人胃的外观和功能，Ivan Pavlov 用狗建立的条件刺激和条件反应使人们理解了胃肠道和脑的联系，George Engel 通过胃瘘在一个女病人身上发现成长因素、人际关系和情绪状态均影响胃肠功能。消化性溃疡和溃疡性结肠炎是最早被归为心身疾病的，早期的理论认为消化性溃疡的病因是胃酸分泌过多，重大生活事件、长期慢性应激、不良的情绪和人格与消化性溃疡有关。现代研究证实 95%～99% 的十二指肠溃疡和 70%～90% 的胃溃疡与幽门螺杆菌感染有关；但大量研究也证实灾难、职业和家庭问题增加消化性溃疡的发病率；目前认为应激可能导致免疫力降低，增加个体对幽门螺杆菌的易感性。

焦虑、抑郁等情绪障碍是否为消化性溃疡的病因仍然缺乏直接证据，情绪障碍可能通过危害健康的行为如吸烟、酗酒、饮食不规律等影响消化性溃疡的形成和病程。尽管如此，抗菌治疗和生活行为改变已经治愈了大部分消化性溃疡病人。

### (二) 功能性胃肠病

功能性胃肠病是一组胃肠道功能紊乱综合征，具有腹痛、腹胀、腹泻等消化系统症状，常常伴有头痛、头昏、失眠、焦虑、抑郁等神经精神症状，常常反复发作并慢性化，临床上无法找到可解释症状的阳性发现，涉及的部位包括咽、食管、胃、胆道、奥狄括约肌、小肠、大肠和肛门等。2006 年 *Gastroenterology* 发表了新的功能性胃肠病罗马Ⅲ型诊断标准，将 28 个成人功能性胃肠病分 6 大类：食管（A 类）；胃十二指肠（B 类）；肠道（C 类）；功能性腹痛综合征（D 类）；胆道（E 类）和肛门直肠（F 类），将诊断病期标准减少至诊断前症状出现至少 6 个月，近 3 个月症状符合诊断标准，淡化了疾病功能性和器质性的界限，更阐明了胃肠功能动力与内脏感知、中枢神经系统与脑 - 肠轴关系皆受大脑皮质调控的观点。

报告有功能性胃肠病症状的比例较高,其中功能性胃灼热感、功能性腹胀气和吞气症超过了20%。女性更多倾向于报告"癔症球"、功能性吞咽困难、肠易激综合征、功能性便秘、功能性腹痛、排便困难等,男性则较多报告吞气症和功能性腹胀。

功能性胃肠病与精神障碍有较高的共病率,大量研究证实,应激和焦虑可对胃肠功能产生显著影响。例如,急性应激可导致食管上段静息态肌张力增加和下段肌收缩幅度增强,进而引发"癔症球"或食管痉挛综合征;还可降低胃窦的活动,导致功能性的恶心和呕吐;也可导致小肠运动减弱而大肠运动增加,这与肠易激综合征的形成有关。焦虑症病人出现"癔症球"、吞咽困难、胸痛、胃食管反流等症状均与食管平滑肌收缩异常有关,提示焦虑导致了食管的生理改变,进而出现症状,而功能性食管动力障碍中 84% 的病人至少符合一种精神疾病的诊断,包括抑郁症、焦虑障碍、躯体化障碍和恐惧症。

肠易激综合征常与精神疾病共病。流行病学研究发现社区中有腹痛、腹泻、胃肠胀气、便秘、恶心和呕吐等消化道症状的病人共病抑郁障碍、惊恐障碍、广场恐惧的比例高出正常人群,而且消化道症状的数量越多,则上述精神障碍的比例越高;研究发现腹泻型肠易激综合征病人存在肾上腺素能异常,而便秘型则存在胆碱能异常。

使用精神药物治疗功能性胃肠病应注意药物对胃肠功能的双重影响,如 TCA(三环类抗抑郁药)可以减少胃肠蠕动,减轻腹泻,但可能导致便秘。因此,基础治疗是改善饮食的种类和结构,辅以对症治疗,精神药物常常适用于病情较重的病人,可选择 TCA 或 SSRI 等抗抑郁药进行治疗,但剂量常常小于抗抑郁治疗。

## 六、经前期综合征

经前期综合征(premenstrual syndrome,PMS)是一种影响部分育龄期女性的心身疾病,涉及一系列在月经来潮前出现的情绪、身体和行为上的症状。这些症状通常在月经开始前的一到两周内出现,并在月经开始后几天内减轻或消失。PMS 的常见症状包括情绪症状(情绪波动、焦虑、抑郁、易怒和情绪敏感)、身体症状(乳房胀痛、腹胀、头痛、关节和肌肉痛)、行为症状(食欲改变、睡眠问题、注意力集中困难、能量水平下降)。

虽然 PMS 的确切原因尚不完全清楚,但研究表明它可能与体内激素水平的变化有关,特别是与雌激素和孕酮的周期性变化相关。此外,一些研究也指出血清素水平的变化可能与 PMS 的情绪症状有关。每一个月经周期,有 1/4 的育龄期妇女受到上述综合征的影响,其婚姻关系和社会角色受到影响,工作效率降低,这导致直接和间接的高疾病负担。

### (一)心理社会因素

研究显示,妇女经前期发生各种严重的行为或事件(如犯罪行为、自杀企图及精神病发作等)较多,提示经前期情绪的变化与不适可加剧心理障碍。有人从意识与潜意识冲突进行解释,企图证实人格因素的作用,未获成功。在社会因素方面,他人教育(母亲、姐姐)可以影响病人对症状的知觉与对月经的态度。在心理方面,缺乏月经生理卫生知识、认为月经是脏东西、行经"倒霉"、有一系列痛苦麻烦而产生紧张恐惧等不良情绪体验,以及女性少年时的不幸、负性生活事件的刺激等可使雌激素分泌异常而发病。近年来还发现经前期综合征发病的精神心理因素还可能与 α-MSH(促黑激素)及β- 内啡肽的异常释放或对其过敏有关。

### (二)心理行为反应

病人有显著的抑郁、无望和自责,显著的焦虑、紧张,显著的情绪不稳定,显著的烦恼、易激惹和人际冲突增加等;另外表现出兴趣下降、注意集中困难、精力缺乏、食欲和睡眠改变、躯体不适等,存在不良的人际关系。

### (三)心理干预

可以运用心理治疗进行干预。①生物反馈疗法:生物反馈疗法的放松训练使病人学会放松反应技术,能很好地应对应激源,从而有效减少或控制情绪症状;②认知疗法:通过认知疗法改变病人对"月经"的各种错误认识(如认为月经造成"神经衰弱"),增强社会适应能力;③转移控制法:是一种经验治疗,要求病人发挥自己解决问题的能力,根据自己周期性情绪变化的特点,在情绪不好之前,积极活动,尽量找一些自己感兴趣的事来做,从而减轻症状;④支持性心理治疗:作为亲属与同事,应了解与同情病人,给予病人心理上的支持,减少不必要的负性刺激。

对于症状严重的病人,需要进行药物治疗。如丁螺环酮、阿普唑仑抗焦虑;SSRI 抗抑郁;唑吡坦、阿普唑仑抗失眠等。

## 七、神经性皮炎

神经性皮炎(neurodermatitis)又称慢性单纯性苔藓,是以阵发性皮肤瘙痒和皮肤苔藓化为特征的慢性皮肤病,系比较典型的皮肤科心身疾病,也是 Alexander、French 等(1968)最早提出的心身疾病之一。本病多发生于 20～40 岁的青壮年,老年及儿童少见。皮肤是人体最大的器官,神经末梢丰富,构造复杂,是机体与外界沟通的组织和防御外界各种刺激的屏障。皮肤在个体适应外界环境特别是在各种应激状态下常处于复杂又微妙的状态,导致了皮肤病的好发、多发和易复发而难以治愈的特点,该病是多种不良刺激的综合结果,其中精神刺激、情绪因素是重要的原因。

### (一)心理社会因素

主要诱因包括性情急躁、思虑过多、精神紧张、情绪忧郁、疲劳过度、睡眠不佳、生活环境突然变化等,以及饮食、胃肠道功能障碍、内分泌失调以及其他感染性病灶的致敏,局部刺激也可成为致病诱因。

该类病人在人格特征上常存在期望值过高或谨小慎微的特点。研究观察发现,大多数病人在发病前有情感的障碍。常因情绪极度压抑而在下意识中暴发愤怒或过度紧张,以搔破皮肤代替肌肉运动以便释放自己的恶劣情绪。在性格上常急躁易怒、焦虑敏感、抑郁多疑、刻板固执、过分关心自身健康和他人对自己的评价。对周围环境以及自己状况的变化反应敏感,甚至过度反应,此时易发生神经性皮炎。

### (二)心理干预

本病的治疗,需心身兼顾。要稳定病人的情绪。心理治疗可以采取认知行为疗法、系统脱敏法和支持疗法等。

对于症状严重者,需要采取精神类药物治疗。如焦虑症状突出者可服丁螺环酮或阿普唑仑抗焦虑;抑郁情绪为主者可服用 SSRI 抗抑郁。

## 八、肿瘤

### (一)心理社会因素

1. **生活事件**　在探讨肿瘤的发生过程中,心理社会性因素逐渐受到关注,许多肿瘤病人在确诊之前都经历了重大的生活事件,这些事件可能对他们的心理健康产生了深远的影响。

2. **慢性应激**　慢性应激可能通过干扰神经内分泌系统,如下丘脑-垂体-肾上腺轴(HPA)和交感肾上腺髓质系统,来增加人类患包括恶性肿瘤在内的复杂性疾病的风险。T淋巴细胞是肿瘤免疫应答的关键细胞之一,它们的减少可能削弱了机体的抗肿瘤能力。此外,动物实验也得到了类似的结果。小鼠在压力环境下,其糖皮质激素水平升高,T淋巴细胞数量减少,胸腺和脾脏发生萎缩。这导致了接种肿瘤的成功率增加,肿瘤生长速度加快。这些变化进一步证实,应激状态可以通过影响免疫功能,与肿瘤的发生发展存在密切联系。

除此之外,某些人格特质、不健康的行为方式和生活习惯也被认为是增加肿瘤风险的因素。比如吸烟、过量饮酒、不均衡膳食以及缺乏运动等,都可能与肿瘤发病率增加有关。然而,心理因素通过何种生物学途径影响肿瘤,其机制假说还有待进一步证实。

### （二）心理行为反应

**1. 认知反应**　表现为感知觉过敏或歪曲、思维或语言迟钝或混乱、自知力下降、自我评价降低等现象。

**2. 不良情绪反应**　表现为焦虑、恐惧、愤怒和抑郁等多种不良情绪。其中，最常见的情绪反应是焦虑。在获得诊断的初期阶段，病人会处在极度焦虑状态，过度的焦虑又可破坏认知能力，使人难以做出合理的判断和决定。

**3. 行为反应**　积极的个体表现为接受肿瘤患病事实，分析现实，研究问题，寻找治疗肿瘤的方法和途径；消极的个体则否认罹患肿瘤的事实，不认同、不接受，表现出恐惧、愤怒；此外，还有一种既不"战"也不"逃"的行为，称为退缩性反应，表现为对罹患肿瘤的顺从。

**4. 自我防御反应**　表现为病人运用各种自我防御机制以减轻肿瘤所引起的紧张和内心痛苦，但多数自我防御只能暂时减轻焦虑和痛苦。

### （三）心理干预

肿瘤病人经常面临巨大的心理压力，适当的心理干预对改善他们的生活质量和康复进程非常重要。主要的心理干预措施包括：

**1. 认知行为治疗（CBT）**　通过识别和修正病人的认知歪曲和非适应行为模式，帮助其学会主动面对和应对疾病。指导病人在患病情况下放松、控制消极想法、更积极地思考，以及从事与康复相关的有益行为。通过 CBT，病人对疾病的消极态度、自我效能会发生积极变化。

**2. 放松训练**　指导病人进行深呼吸放松、渐进式放松等放松技巧的训练，帮助其控制焦虑和紧张。

**3. 接受与承诺疗法（ACT）**　这种方法可以帮助病人学会承认自己的身体疼痛和情绪，同时努力接受现状并致力于前进。从与痛苦情感搏斗转变为接受它，有助于病人减少痛苦。

**4. 基于正念的减压（MBSR）**　MBSR 的作用是将思想从压力源和情绪困扰上转移开，以保持对当下时刻的关注。

**5. 意义疗法**　帮助病人反思生命意义，重新审视生活价值，从中获取面对病痛的勇气和动力。

**6. 团体互助**　组织病人小组，让成员之间提供情感支持，交流抗癌经验，帮助新病人建立抗癌信心。

这些心理干预需要医患双方的共同努力，才能真正发挥作用，帮助病人走出心理困境。

（杨世昌）

本章思维导图

本章目标测试

# 第七章 | 异常心理

心理状态的正常与异常边界并不容易明确划分,心理健康与心理障碍之间存在着复杂的相互作用和多样化的表现。异常心理是偏离正常心理功能的行为和心理状态,以社会功能下降和本人感到精神痛苦为特征。本章将详细介绍异常心理的基本概念、判断标准、分类体系以及各类常见心理障碍的表现。

## 第一节 | 异常心理概述

### 一、异常心理的概念

人类正常的心理活动具有三大功能:①能保障人作为生物体顺利地适应环境,健康地生存发展;②能保障人作为社会实体正常地进行人际交往,在家庭、社会团体、机构中正常地肩负责任,使社会组织正常运行;③能使人正常地、正确地反映、认识客观世界的本质及其规律,创造性地改造世界,创造更适合人类生存的环境条件。总的来说,正常心理可以使个人稳定地展示自我能力,能够适应环境、进行正常的人际交往、更好地生存与发展。但是,个体自身状态及外界环境随时都在发生变化,因此正常心理状态是一个动态、平衡的心理过程。

人类的体内外环境存在着各种影响人心理状态的因素,在有害因素的影响下,人的心理活动会出现不同程度的损伤,导致心理活动的完整性、稳定性、心理与外界环境的统一性遭到破坏,出现心理活动的偏离,进而丧失正常心理活动的三大功能,出现异常的心理活动。

那么,什么是异常心理? 时至今日,给异常心理下一个明确的定义仍非常困难,由于研究的角度不同,心理学家对异常心理的看法和定义也存在差异。

目前,对异常心理的一般性解释是:异常心理(abnormal psychology)是指个体的心理过程和心理特征发生异常改变,大脑的结构或功能失调;或是指人对客观现实反映的紊乱和歪曲。其既反映个人自我概念和某些能力的异常,也反映人际关系和个人生活上的适应障碍。在临床实践或在实际生活中,需要对人类心理活动的正常与异常进行区分和判断,以便进行相应的干预和治疗。

### 二、正常心理与异常心理的区分和判别

人类心理与行为的正常与异常是相对的,绝对的健康和正常很难找到,即便是有心理障碍的人,他们的心理活动也并不全是异常的。而且,心理的异常与正常之间的差别也是相对的,两者之间在某些情况下可能有本质的差别,但在更多的情况下又可能只是程度的不同,个人的心理健康状态总是处在动态变化过程中。所以判断一个人心理是否异常,以及心理异常的程度如何等问题,目前还没有完全统一的标准。

但在进行区分时,一般的方式都是把某人的心理状态和行为表现放到当时的客观环境、社会文化背景中加以考虑,通过与社会认可的行为常模进行比较,以及与其本人一贯的心理状态和人格特征加以比较,从而判断此人有无心理异常,以及心理异常的程度如何。

如果一个人能够按社会认为适宜的方式行动,其心理状态和行为模式能为常人所理解,即使他有时出现轻度焦虑或抑郁情绪,也不能认为其心理已超出正常范围。也就是说,心理正常是一个常态范

围,在这个范围内允许有不同程度的差异存在。如常说的"烦恼"或"心理问题",就是人们在生活中经常遇到的、与个人发展有关的心理方面的困惑,如求职择业、社会适应、感情婚恋、人际纠纷、家庭关系等问题,虽然个体会为这些问题苦恼,且对自己的生活、学习和工作造成一定的影响,但因其持续的时间短、程度较轻、较易解决,多数人未伴随躯体症状,无需药物治疗,故这种暂时的心境不佳不属于疾病的范畴,不称之为异常心理。

由于不同的学者,从不同角度,按照不同的经验,在不同学科领域中,按照不同的标准去看待心理的正常和异常,所以,各有自己不同的区分方式。这里介绍几种近年来我国较常用的对异常心理进行区分的方法和判断标准。

### (一) 常识性的区分

即非专业人员对正常与异常心理的区分,主要依据日常生活经验。尽管这种做法不太科学,但也不失为一种方法。假如出现以下几种情况,可考虑为心理异常:①出现离奇怪异的言谈、思想和行为;②呈现过度的情绪体验和表现;③自身社会功能不完整;④影响他人的社会生活。

### (二) 心理学的区分

我国心理学家郭念锋教授根据心理学对心理活动的定义,提出了确定心理正常与异常的三条原则(病与非病三原则):

1. **主观世界与客观世界的统一性原则** 因为心理是客观现实的反映,所以任何正常心理活动或行为,其形式和内容必须与客观环境保持一致。否则就是异常,如一个人说他看到或听到了什么,但当时的客观世界中并不存在引起他这种知觉的刺激物,那么就可认为,这个人的精神活动不正常,产生了幻觉。另外,如果一个人的思维内容脱离客观现实或思维逻辑背离客观事物的规律性,则可认为他出现了思维障碍。

2. **心理活动的内在协调性原则** 人类的心理活动被心理学家们人为地分为认知、情绪、情感、意志行为等部分,但它自身是一个完整的统一体,各种心理过程之间具有协调一致的关系,这种协调一致性,保证人在反映客观世界过程中的高度准确性和有效性。如一个人遇到一件令人愉快的事,就产生愉快的情绪,手舞足蹈、欢快地向别人述说自己的内心体验,这是正常的心理与行为。如果这个人用低沉的语调,向别人述说令人愉快的事;或者对痛苦的事,做出快乐的反应,则可以说他的心理过程失去了协调一致性,称为异常状态。

3. **人格的相对稳定性原则** 每个人在长期的生活道路上形成的自己独特的人格心理特征,有相对的稳定性,在没有重大外界变革的情况下,一般不易改变。如果在没有明显外部原因的情况下,一个人的人格相对稳定性出现问题,也需怀疑这个人的心理活动出现了异常。如一个用钱很仔细的人,突然挥金如土,或一个待人接物很热情的人,突然变得很冷淡,而在他的生活环境中,找不到足以促使他发生改变的原因,那么可以说,他的精神活动可能偏离正常轨道。

### (三) 异常心理的判断标准

正常和异常心理是一个渐变的连续体,其区别往往是相对的,但是,他们两者之间存在着相对的界限,通常按以下几条标准进行判断:

1. **内省经验标准** 包括两方面,一是指病人的主观体验,即病人自己觉得有焦虑、抑郁或没有明显原因的不舒适感;或自己不能适当地控制自己的情绪或行为时,主动寻求他人的支持和帮助;或在心理医师的帮助下能明了自己确实存在问题,其特点是有主观的"自知之明"。但是,在某些情况下若没有这种不舒适感反而可能表示有心理异常,如亲人丧亡时,如果一点不悲伤或忧郁,也需考虑其有心理异常。二是从观察者而言,即观察者根据自己的经验做出心理正常还是异常的主观判断,其标准因人而异,即不同的观察者有各自评定行为的常模。但由于接受过专业教育以及通过临床实践的经验积累,观察者们多形成了大致相近的评判标准,故对大多数异常心理仍可取得一致的看法,但对少数异常心理则可能有分歧,甚至截然相反。

2. **统计学标准** 在普通人群中,对人们的心理特征进行测量的结果常常显示正态分布,居中的大多数人属于心理正常,而远离中间的两端被视为异常。因此判断一个人的心理正常或异常,就以其心理特征偏离平均值的程度来决定。心理异常是相对的,它是一个连续的变量,偏离平均值的程度越大,则越不正常。当然正常与异常的界限是人为划定的,以心理测验结果的统计数据为基础。

但这种标准也存在缺陷,如智力超常或有非凡创造力的人在人群中是极少数,但很少被人认为是病态的。再者,有些心理特征和行为也不一定呈正态分布,而且心理测量的内容同样受社会文化的制约。所以,统计学标准也不是普遍适用的。

3. **生物学标准** 也称为症状、体征与实验室检查阳性的标准。主要是对大脑的生理功能和结构进行检查,如发现了某一方面的阳性证据,同时发现有相应的异常心理表现,就用大脑生理和组织的检查指标来判定心理异常的存在,适合于对躯体器质性疾病伴发的心理障碍的判断。

4. **社会适应标准** 一般情况下,心理正常的人能够调整自身的需要、动机、情感和愿望,以适应社会准则、伦理道德、风俗习惯等社会要求,达到人与社会生活环境的协调一致。如果一个人存在器质的或功能的缺陷或两者兼而有之使得个体能力受损,不能按照社会认可的方式行事,致使其行为后果对本人或社会不适应的时候,则认为此人有异常心理,这里的正常或异常主要是与社会常规模式比较而言的。

可见,上述每一种标准都有其根据,对于判断心理正常或异常都有一定的使用价值,但不能单独用来解决全部问题。因此,应互相补充,并通过大量的临床实践,对各种心理现象进行科学分析,还应考虑其他的因素如年龄、地域、时代、社会习俗及文化的影响等,才能比较准确地判断是否有异常心理。

## 三、异常心理的分类

异常心理的表现多种多样,可以是严重的也可以是轻微的。根据世界卫生组织的估计,在同一时期,有 20%~30% 的人有不同程度的心理行为异常表现。为了更好地认识人类的异常心理,也为了科学研究的总结和临床经验的交流,必须用共同的语言把心理行为异常进行详细归类,但其归类工作非常复杂,至今,仍有许多不同的分类方法。目前,在医学临床诊断上使用的精神疾病分类方法有三种:①世界卫生组织颁布的《国际疾病分类》中的精神、行为与神经发育障碍,现已修订到第 11 版(ICD-11);②美国精神医学学会编写的《美国精神障碍诊断与统计手册》,现已颁布第 5 版,即 DSM-5;③中华医学会精神医学分会制定的《中国精神障碍分类与诊断标准》,其第 3 版为 CCMD-3。表 7-1 为分类系统的病类简述,分类方法在精神病学的学科中有详细介绍。

表 7-1 ICD-11 与 DSM-5 的精神疾病分类方法

| ICD-11 | DSM-5 |
| --- | --- |
| 神经发育障碍 | 神经发育障碍 |
| 精神分裂症和其他原发性精神病性障碍 | 精神分裂症谱系及其他精神病性障碍 |
| 紧张症 | 双相及相关障碍 |
| 心境障碍 | 抑郁障碍 |
| 焦虑及恐惧相关障碍 | 焦虑障碍 |
| 强迫及相关障碍 | 强迫及相关障碍 |
| 应激相关障碍 | 创伤及应激相关障碍 |
| 分离性障碍 | 分离障碍 |
| 喂养及进食障碍 | 躯体症状及相关障碍 |
| 排泄障碍 | 喂食及进食障碍 |
| 躯体痛苦和躯体体验障碍 | 排泄障碍 |
| 物质使用和成瘾行为所致障碍 | 睡眠-觉醒障碍 |

续表

| ICD-11 | DSM-5 |
|--------|-------|
| 冲动控制障碍 | 性功能失调 |
| 破坏性行为或去社会障碍 | 性别烦躁 |
| 人格障碍及相关人格特征 | 破坏性、冲动控制及品行障碍 |
| 性欲倒错障碍 | 物质相关及成瘾障碍 |
| 做作障碍 | 神经认知障碍 |
| 神经认知障碍 | 人格障碍 |
| 影响归类他处的障碍或疾病的心理行为因素 | 性欲倒错障碍 |
| 与归类他处的障碍或疾病相关的继发性精神行为综合征 | 其他精神障碍 |
| | 药物所致的运动障碍及其他不良反应 |
| | 可能成为临床关注焦点的其他状况 |

（宋学勤）

## 第二节 | 常见的异常心理

### 一、焦虑障碍

焦虑（anxiety）是一种源于内心的紧张、压力感，常表现为内心不安、心烦意乱，有莫名其妙的恐惧感和对未来的不良预期感，常常伴有憋气、心悸、出汗、手抖、尿频等自主神经功能紊乱症状。当人们面对潜在或真实的危险或威胁时，都会产生焦虑，那些由一定原因引起、可以理解、适度的焦虑，属于正常焦虑反应。病理性焦虑是指没有明确的致焦虑因素，或者是刺激和反应不对称，反应严重或持续的情绪反应，也称为焦虑障碍（anxiety disorder）。病理性焦虑也是恐惧症、强迫症、创伤后应激障碍和围绝经期精神障碍等的常见临床表现。在此，仅介绍焦虑障碍。

焦虑障碍是一种以紧张、恐惧情绪为主，伴有自主神经系统症状和运动不安等特征的神经症。病人的焦虑情绪并非由实际威胁或危险引起，或其紧张不安与恐慌程度与现实处境很不相称。这是世界公认的一组高发疾病。我国调查显示，焦虑障碍在一般居民中的患病率为 2%，女性多于男性，在文化程度低、收入低或家庭气氛不和睦的人群中更多见。

#### （一）发病原因

主要有：①人格基础，以多愁善感、敏感、情绪化、容易忧虑、古板、保守、孤僻等情绪不稳定或性格内向的人多见；②社会心理因素，常为诱发因素，非特异性，如要做出重要的决定时，人们需要为此做出调整，当这种调整超出正常的适应能力或超出可承受限度，就可导致焦虑；③遗传因素，研究发现单卵双生子焦虑障碍惊恐发作的同病率高于双卵双生子。

不同学派则有不同解释，精神分析学派认为焦虑障碍源于个体内心深处无法调和的冲突，这种冲突对个体自我构成严重威胁，从而产生焦虑。行为主义则认为焦虑是一种习得性行为，条件刺激泛化则形成焦虑障碍。

#### （二）临床表现

焦虑障碍分为惊恐发作和广泛性焦虑障碍，两种类型表现不同：①惊恐发作即急性焦虑，病人在日常生活、工作、学习中，突然出现强烈的窒息感、濒死感和精神失控感，同时伴有严重的自主神经功能失调，如胸痛、胸闷、心动过速、心跳不规则；或呼吸困难、喉头堵塞等。有的表现出过度换气、头晕、多汗、步态不稳、颤抖、手足麻木、胃肠道不适等症状。发作历时很短，一般 5～10 分钟，很少超过 1 个小时,可自行缓解。发作过后病人仍心有余悸,由于担心再次发病时得不到及时的帮助,因而主动回避一些活动,不愿单独出门。②广泛性焦虑障碍又称慢性焦虑,是焦虑障碍最常见的表现形式。表现为经常的或持续的、无明确对象或固定内容的紧张不安,或对现实生活中某些问题过分担心,这种担心与现实很不相称。整日处于大祸临头的模糊恐惧和高度警觉状态,惶惶不可终日。自主神经功能失调的症状经常存在,表现为心悸、出汗、胸闷、呼吸急促、口干、便秘、腹泻、尿急、尿频、周身肌肉酸麻胀痛、头与呼吸有紧压感等;甚至出现阳痿、早泄、月经失调。运动性不安主要表现为搓手顿足、来回走动、坐立不安、手指震颤、全身肉跳等。

## 二、抑郁障碍

抑郁(depression)是各种原因引起的以情绪低落为主要表现的一组症状,其情绪低落的程度不等,可以从闷闷不乐一直到悲痛欲绝,常伴有兴趣丧失、思维迟缓、注意困难、疲劳、自罪感、自杀观念和失眠、食欲减退或缺失、闭经等,并有其他的认知、行为和社会功能的异常,严重时甚至悲观厌世、自伤和自杀。

抑郁作为一种情绪在正常人和医疗门诊病人中比较常见。目前,从正常的抑郁情绪到病理性的抑郁存在不同的观点。有些学者认为从正常抑郁过渡到病理性抑郁是一个连续谱,是一个量变到质变的过程;精神病学认为,正常抑郁与病理性抑郁是两种不同的情绪状态,具有不同的原因,二者不是一个连续谱。但是,不管争论如何,对病理性抑郁的判定却非常重要。判断病理性抑郁常使用的标准是症状标准、严重程度标准和病程标准。病理性抑郁往往具有情绪低落、兴趣和愉快感丧失、精力减退3个核心症状中的2个,同时个人的社会功能受到影响或给本人造成痛苦或不良后果,且持续时间达2周以上。病理性抑郁多见于抑郁障碍(depression disorder)病人。抑郁障碍属于心境障碍,又称抑郁发作(depressive episode)。

### (一)发病原因

一般认为,遗传因素或早年生活经历如童年丧亲的经历在抑郁障碍发展中可能导致一种易感素质,具有易感素质的人在一定环境因素的促发下发病。①生物学因素:研究发现本病有家族史者高达30.0%～41.8%,血缘关系越近,患病率越高;某些抑郁病人脑内的多巴胺功能降低,乙酰胆碱能神经元过度活跃,其中自杀者的脑脊液中5-羟色胺代谢产物5-HIAA含量降低。②生活事件与环境应激事件:如意外灾害、亲友亡故、经济损失等严重负性生活事件往往构成抑郁障碍的致病因素。③心理学理论:精神分析理论强调早年经历对成年期障碍的影响,将抑郁障碍视为对亲密者所表达的攻击,以及未能摆脱的童年压抑体验,另一些精神分析家认为抑郁障碍是自我与超我之间的矛盾。学习理论则采用"获得性无助"来解释抑郁障碍的发生。认知理论认为,抑郁障碍病人存在一些认知上的误区,如悲观无助、对生活经历的消极的扭曲体验、过低的自我评价等。

### (二)临床表现

既往将抑郁障碍的表现概括为"三低症状",即情绪低落、思维迟缓、意志减退,但不一定见于所有抑郁障碍病人。目前将抑郁障碍的表现归纳为核心症状、心理症状群、躯体症状群三个方面。①核心症状:包括情绪低落、兴趣缺失、精力减退。情绪低落可以从闷闷不乐到悲痛欲绝,悲观、对前途失望甚至绝望,丧失自信或自尊,无价值感和无助感,十分消极;兴趣缺失为对以前喜爱的活动失去兴趣,丧失享乐能力;精力不足表现为过度疲乏、打不起精神、语调低沉、行动迟缓,严重者可卧床不起。②心理症状群:包括焦虑、自罪自责、精神病性症状如幻觉和妄想、认知症状如认知扭曲、注意力和记忆力下降等;精神运动性迟缓,面部表情贫乏或缺乏表情,或激越,无目的的失控行为增多;自知力受损;自杀方面,有自杀观念和行为的占50%以上,约10%～15%的病人最终死于自杀。③躯体症状群:包括睡眠紊乱,如不易入睡、睡眠浅、早醒,早醒是特征性症状;食欲紊乱和胃肠功能紊乱,如食欲下降、胃痛胃胀;慢性疼痛,如不明原因的头疼和全身疼痛;性功能减退、性欲下降;其他非特异性症状,如头昏脑胀、周身不适、肢体沉重、心慌气短等。抑郁症状常晨重暮轻。

### 三、躯体形式障碍

#### (一) 概念

躯体形式障碍(somatoform disorder)以持久地担心或相信各种躯体症状的优势观念为特征。病人因这些症状反复就医,各种医学检查阴性和医师的解释均不能打消其疑虑。即使有时病人确实存在某种躯体障碍,但不能解释症状的性质、程度或病人的痛苦与先占观念。这些躯体症状被认为是心理冲突和人格倾向所致的,但对病人来说,即使症状与应激性生活事件或心理冲突密切相关,他们也拒绝探讨心理病因的可能。病人常伴有焦虑或抑郁情绪。

#### (二) 分类及临床表现

躯体形式障碍的种类包括:

1. **躯体化障碍** 是一种以多种多样、经常变化的躯体症状为主的神经症。症状可涉及身体的任何系统或器官,最常见的是胃肠道不适(如疼痛、呃逆、反酸、呕吐、恶心等)、异常的皮肤感觉(如瘙痒、烧灼感、刺痛、麻木感、酸痛等)、皮肤斑点等;性及月经方面的主诉也很常见,常存在明显的抑郁和焦虑。常为慢性波动性病程,并在社会、人际及家庭行为方面长期存在严重障碍。女性远多于男性,多在成年早期发病。病程至少 2 年。

2. **未分化躯体形式障碍** 其常诉述一种或多种躯体症状,症状具有多变性,其临床表现类似躯体化障碍,但构成躯体化障碍的典型性不够,其症状涉及的部位不如躯体化障碍广泛,也不那么丰富。病程在半年以上,但不足 2 年。

3. **疑病症** 疑病症是一种以持续性、过度担心或相信自己患有严重躯体疾病为主要特征的神经症。病人常反复就医,进行各种医学检查,即使结果阴性,医生的解释也无法打消他们的疑虑。即使病人确实存在某些躯体疾病,也无法解释他们所诉症状的性质、程度或所带来的痛苦。疑病症病人常伴有焦虑或抑郁症状。

对身体畸形(虽然根据不足)的疑虑或优势观念也属本症。本障碍男女均有,无明显家庭特点(与躯体化障碍不同),常为慢性波动性病程。

4. **躯体形式自主神经功能紊乱** 是一种主要受自主神经支配的器官系统(如心血管、胃肠道、呼吸系统)发生躯体障碍所致的神经症样综合征。病人在自主神经兴奋症状(如心悸、出汗、脸红、震颤)基础上,又发生了非特异的,但更有个体特征和主观性的症状,如部位不定的疼痛、烧灼感、沉重感、紧束感、肿胀感,经检查这些症状都不能证明有关器官和系统发生了躯体障碍。因此本障碍的特征在于明显的自主神经受累,非特异性的症状附加了主观的主诉,以及坚持将症状归咎于某一特定的器官或系统。

5. **躯体形式疼痛障碍** 是一种不能用生理过程或躯体障碍予以合理解释的持续、严重的疼痛。情绪冲突或心理社会问题直接导致了疼痛的发生,经过检查未发现相应主诉的躯体病变。病程迁延,常持续 6 个月以上,并使社会功能受损。诊断需排除抑郁障碍或精神分裂症病程中被假定为心因性疼痛的疼痛、躯体化障碍,以及检查证实的相关躯体疾病与疼痛。

### 四、人格障碍

#### (一) 概念

人格障碍(personality disorder)是指人格特征明显偏离正常,使病人形成了一贯反映个人生活风格和人际关系的异常行为模式。这种模式显著偏离特定的文化背景和一般认知方式(尤其在待人接物方面),明显影响其社会功能与职业功能,造成其对社会环境的适应不良,病人为此感到痛苦,并已具有临床意义。

病人无智能障碍,一般能处理自己的日常生活、工作,但在社会生活中常与周围人发生冲突,从而使自己感到痛苦或使社会其他人受到损害,对个体或社会有不良影响,其却很难从错误中吸取应有的教训加以纠正。该病开始于童年或青少年期并长期持续发展至成年或终生，仅少数在成年后程度上可有改善。其形成的原因尚不清楚，通常认为，该病是生物、心理和社会文化诸因素共同作用的结果。

### （二）分类及临床表现

人格障碍的表现比较复杂，目前的分类尚未统一，主要分为以下几种类型：

1. **偏执型人格障碍**　其以猜疑和偏执为特点，男性多于女性。表现至少有下列中的 3 项：①对挫折和遭遇过度敏感；②对侮辱和伤害不能宽容，长期耿耿于怀；③多疑，容易将别人的中性或友好行为误解为敌意或轻视；④明显超过实际情况所需的好斗，对个人权利执意追求；⑤易有病理性嫉妒，过分怀疑恋人有新欢或伴侣不忠，但不是妄想；⑥过分自负和自我中心的倾向，总感觉受压制、被迫害，甚至上告，不达目的不肯罢休；⑦具有将其周围或外界事件解释为"阴谋"等的非现实性优势观念，因此过分警惕和抱有敌意。

2. **分裂样人格障碍**　其以观念、行为和外貌装饰奇特，情感冷漠及人际关系明显缺陷为特点。男性略多于女性。表现至少有下列中的 3 项：①性格明显内向（孤独、被动、退缩），与家庭和社会疏远，除生活或工作中必须接触的人外，基本不与他人主动交往，缺少知心朋友，过分沉湎于幻想和内省；②表情呆板，情感冷淡，甚至不通人情，不能表达对他人的关心、体贴及愤怒等；③对赞扬和批评反应差或无动于衷；④缺乏愉快感；⑤缺乏亲密、信任的人际关系；⑥在遵循社会规范方面存在困难，导致行为怪异；⑦对与他人之间的性活动不感兴趣。

3. **反社会型人格障碍**　以行为不符合社会规范、经常违法乱纪、对人冷酷无情为特点，男性多于女性。表现至少有下列中的 3 项：①严重和长期不负责任，无视社会常规、准则、义务等，如不能维持长久的工作或学习，经常旷工 / 旷课、多次无计划地变换工作；有违反社会规范的行为，且这些行为已构成被拘捕的理由（不管拘捕与否）。②行动无计划或有冲动性，如进行事先未计划的旅行。③不尊重事实，如经常撒谎、欺骗他人，以获得个人利益。④对他人漠不关心，如经常不承担经济义务、拖欠债务、不抚养子女或赡养父母。⑤不能维持与他人长久的关系，如不能维持长久（1 年以上）的夫妻关系。⑥很容易责怪他人或对其与社会相冲突的行为进行无理辩解。⑦对挫折的耐受性低，微小刺激便可引起冲动，甚至暴力行为。⑧易激惹，并有暴力行为，如反复斗殴或攻击别人，包括无故殴打配偶或子女。⑨危害别人时缺少内疚感，不能从经验，特别是受到惩罚的经验中获益。

18 岁以前不能诊断为反社会型人格障碍，只能诊断为品行障碍，在 18 岁前有品行障碍的证据，至少有下列中的 3 项：①反复违反家规或校规；②反复说谎（不是为了躲避体罚）；③习惯性吸烟、喝酒；④虐待动物或弱小同伴；⑤反复偷窃；⑥经常逃学；⑦至少有 2 次未向家人说明的外出过夜；⑧过早发生性活动；⑨多次参与破坏公共财物活动；⑩反复挑起或参与斗殴。另还有被学校开除过或因行为不轨而至少停学一次；或被拘留或被公安机关管教过。

4. **冲动型人格障碍（攻击性人格障碍）**　以情感爆发，伴明显行为冲动为特征，男性明显多于女性。至少有下列中的 3 项表现：①易与他人发生争吵和冲突，特别在冲动行为受阻或受到批评时；②有突发的愤怒和暴力倾向，对导致的冲动行为不能自控；③对事物的计划和预见能力明显受损；④不能坚持任何没有即刻奖励的行为；⑤不稳定的和反复无常的心境；⑥自我形象、目的及内在偏好（包括性欲望）的紊乱和不确定；⑦容易产生人际关系的紧张或不稳定，时常导致情感危机；⑧经常出现自杀、自伤行为。

5. **表演型（癔症性）人格障碍**　以过分的感情用事或夸张言行吸引他人的注意为特点，并至少有下列中的 3 项表现：①富于自我表演性、戏剧性、夸张性地表达情感；②肤浅和易变的情感；③自我中心、自我放纵和不为他人着想；④追求刺激和以自己为注意中心的活动；⑤不断渴望受到赞赏，情感易受伤害；⑥过分关心躯体的性感，以满足自己的需要；⑦暗示性高，易受他人影响。

6. **强迫型人格障碍**　以过分的谨小慎微、严格要求与完美主义及内心的不安全感为特征，男性多于女性，至少有下列中的 3 项表现：①因个人内心深处的不安全感而导致优柔寡断、怀疑及过分谨慎；②需在很早以前就对所有的活动做出计划并不厌其烦；③凡事需反复核对，因对细节的过分注意，以致忽视全局;④经常被讨厌的思想或冲动所困扰,但尚未达到强迫症的程度;⑤过分谨慎多虑、过分专注于工作成效而不顾个人消遣及人际关系;⑥刻板和固执,要求别人按其规矩办事;⑦因循守旧、缺乏表达温情的能力。

**7. 焦虑型人格障碍**　以一贯感到紧张、提心吊胆、不安全及自卑为特征,总是需要被人喜欢和接纳,对拒绝和批评过分敏感,因习惯性地夸大日常处境中的潜在危险,而有回避某些活动的倾向。并至少有下列中的 3 项表现:①一贯的自我敏感、不安全感及自卑感;②对遭排斥和批评过分敏感;③不断追求被人接受和受到欢迎;④除非得到被他人所接受和不会受到批评的保证,否则拒绝与他人建立人际关系;⑤惯于夸大生活中潜在的危险因素,达到回避某种活动的程度,但无恐惧性回避;⑥因"稳定"和"安全"的需要,生活方式受到限制。

**8. 依赖型人格障碍**　以过分依赖为特征,并至少有下列中的 3 项表现:①要求或让他人为自己生活的重要方面承担责任;②将自己的需要附属于所依赖的人,过分地服从他人的意志;③不愿意对所依赖的人提出合理的要求;④感到自己无助、无能或缺乏精力;⑤沉湎于被遗忘的恐惧之中,不断要求别人对此提出保证,独处时感到很难受;⑥当与他人的亲密关系结束时,有被毁灭和无助的体验;⑦经常把责任推给别人,以应对逆境。

**9. 其他或待分类的人格障碍**　包括被动 - 攻击型人格障碍、抑郁型人格障碍和自恋型人格障碍等。

### 五、睡眠障碍

#### (一) 概念

睡眠具有恢复精力、体力的功能,可以帮助个体完成清醒时尚未结束的心理活动。正常人每隔 24 小时有一次觉醒与睡眠的节律性交替。睡眠量常依年龄不同而异,新生儿需睡 18～20 小时,儿童需睡 12～14 小时,成人需睡 7～9 小时,老年人一般只需 5～7 小时。

梦是睡眠中在某一阶段的意识状态下所产生的一种自发性的心理活动。在此心理活动中,个体身心变化的整个历程,称为做梦(dreaming)。

睡眠障碍(sleep disorder)是睡眠量不正常以及睡眠中出现异常行为的表现,也是睡眠和觉醒正常节律性交替紊乱的表现。DSM-5 对睡眠障碍的定义包括两个要点:①连续睡眠障碍时间长达一个月以上;②睡眠障碍的程度足以造成主观的疲累、焦虑或客观的工作效率下降、角色功能损伤。

睡眠障碍有多种分类,1979 年美国睡眠障碍协会编写的分类方法将睡眠障碍分为四大类:①入睡和维持睡眠障碍(主要指失眠);②白天过多瞌睡;③睡眠中的异常行为;④睡眠节律紊乱。

#### (二) 失眠

**1. 定义**　通常指病人对睡眠时间和 / 或量不满足并影响白天社会功能的一种主观体验。按病程分:①一过性或急性失眠,病程<4 周;②短期或亚急性失眠,病程在 4 周至 3 个月或 6 个月之间;③长期或慢性失眠,病程>6 个月。

**2. 失眠的表现**　入睡困难;不能熟睡;早醒、醒后无法再入睡;频频从噩梦中惊醒,自感整夜在做噩梦;睡过之后精力没有恢复;容易被惊醒,有的对声音敏感,有的对灯光敏感。还会引起疲劳感、不安、全身不适、无精打采、反应迟缓、头痛、记忆力不集中等。很多失眠者喜欢胡思乱想。

**3. 失眠的原因**　有生理上、心理上的原因,以及这两者之间的混合状况。从医学和心理学的角度大致会有,①精神障碍:如抑郁障碍、焦虑障碍、恐惧症、精神分裂症等。②心理社会因素:如家庭婚姻、升学就业、晋升、子女教育等问题;重大事件的心理创伤;对失眠的恐惧;某些人格特点等。③反生理时钟:如通宵上网、时差、倒班等。④某些药物、食物(茶、咖啡、酒等)和环境变化。⑤其他疾病:如一些躯体疾病和脑部疾病。

#### (三) 其他睡眠障碍

**1. 白天过多瞌睡**　主要表现为白天出现无法克制的睡意,可有无意识动作、认知功能降低等表现,影响工作与学习,如果发生在驾驶或特种工作时,可造成交通事故或意外。

**2. 睡眠中的异常行为** 主要指与睡眠有关的发作性躯体异常或行为异常,其特点与睡眠阶段或睡眠-觉醒的转变有关。如梦游症、梦呓(说梦话)、夜惊(在睡眠中突然骚动、惊叫、心跳加快、呼吸急促等)、梦魇(做噩梦)、磨牙、不自主笑、肌肉或肢体不自主跳动等。这些发作性异常行为不是出现在整夜睡眠中,而多是发生在一定的睡眠时期。

**3. 睡眠节律紊乱** 病人的睡眠模式与常规的作息时间不同,从而出现失眠,主要指睡眠时相迁移/延迟综合征。前者常见于老年人,夜间入睡和晨间觉醒时间均提前;而后者常见青年人,表现为入睡和觉醒时间后移。

## 六、进食障碍

进食障碍(eating disorder)是指由心理社会因素引起的多种异常进食行为,包括:故意拒食、节食或呕吐,导致体重减轻和营养不良;或出现发作性不可克制的贪食。神经性厌食症和神经性贪食症是两种常见的进食障碍类型,分别以持续性节食和发作性暴食为主要特征。

### (一) 神经性厌食症

神经性厌食症是一种多见于青少年女性的进食行为异常,特征为故意限制饮食,使体重降至明显低于正常的标准,为此采取过度运动、引吐、导泻等方法以减轻体重。常过分担心发胖,甚至已明显消瘦仍自认为太胖,即使医师进行解释也无效。部分病人可以用胃胀不适、食欲下降等理由,来解释其限制饮食的行为。本症并非躯体疾病所致的体重减轻,病人节食也不是其他精神障碍的继发症状。其发病原因主要是心理因素,人格的易感性有一定作用,社会文化、生物学因素与该病的发生也有关系。

其主要临床表现为主动拒食或过分节食,导致体重逐渐减轻,形体消瘦,存在体象障碍及神经内分泌的改变。该病一般起病缓慢,部分病人起病前稍胖,并对体重非常敏感,喜欢苗条身段,整日专注于自身的体重、体形,严格控制每日的进食量。之后,进食量逐渐减少,虽然已骨瘦如柴,但仍认为肥胖,有的病人由于过度节食,可出现间歇贪食,但饱餐之后立即自行引吐、导泻,以致营养不良、皮肤干燥、血压和体温下降、脉搏迟缓,严重者出现水电解质紊乱,且易并发其他感染。并可出现精神症状,如焦虑不安、抑郁悲观、失眠、注意力不集中、易激惹等。由于节食引起内分泌功能紊乱,女性可出现月经稀少或闭经,男性可出现性欲减退。如果于青春期之前发病,则表现为第二性征发育延迟。

### (二) 神经性贪食症

神经性贪食症也是一种进食障碍,特征为反复发作和不可抗拒的摄食欲望及暴食行为,病人有担心发胖的恐惧心理,常采取引吐、导泻、禁食等极端措施以消除暴食引起的发胖。可与神经性厌食症交替出现,两者具有相似的病理心理机制及性别、年龄分布。多数病人是神经性厌食症的延续者,发病年龄较神经性厌食症晚。该病的发病机制尚未清楚,一般认为可能与心理因素、家庭环境因素、社会文化因素、遗传因素、生化代谢因素有关。

其主要临床表现为发作性不可抗拒的摄食欲望和行为,一般在短时间摄入大量食物,进食时常避开人,在公共场合则尽量克制。过后因担心发胖的恐惧心理或为了减轻体重,反复采用自我引吐、服用泻药或利尿剂、节食及大量运动,随着病情的进展,病人可根据自己的意愿吐出食物。反复呕吐会导致机体电解质紊乱和躯体并发症(手足抽搐、癫痫发作、心律失常、肌无力、月经紊乱、皮肤及口腔溃疡等)及随后的体重严重下降。

## 七、物质滥用及成瘾行为

### (一) 相关概念

物质,又称精神活性物质,或称成瘾物质,是指具有很强成瘾性并在社会上禁止使用的化学物质,是能够影响人类情绪行为、改变意识状态,并可导致依赖作用的一类化学物质。使用者使用这些物质的目的在于取得或保持某些特殊的生理心理状态。社会学概念也称为毒品。我国的毒品主要指阿片类、可卡因类、大麻类、苯丙胺类兴奋剂等。

滥用,在 ICD-11 分类系统中称为有害使用,是一种适应不良方式。由于反复使用药物,导致了明显的不良后果。如不能完成重要的工作、学业,损害了躯体、心理健康,导致法律上的问题等。滥用强调的是不良后果,滥用者没有明显的耐受性增加或戒断症状,反之就是依赖状态。

物质滥用,全称为精神活性物质滥用,是指违反社会常规或与公认的医疗实践不相关或不一致的间断或持续过度使用精神活性物质的现象。这种滥用远非尝试性使用、社会娱乐或随处境需要的使用,而是逐渐转入强化性的使用状态,从而导致依赖的形成。迄今为止,物质滥用何以导致依赖的奥秘尚未揭开,物质依赖常涉及物质的本身特性及依赖者的生理、心理等因素。

依赖,是一种认知、行为和生理症状群。使用者尽管明白滥用成瘾物质会带来问题,但仍然继续使用。自我用药导致了耐受性增加、戒断症状和强制性觅药行为。所谓强制性觅药行为,是指使用者冲动性使用药物,不顾一切后果,是自我失去控制的表现,不一定是人们常理解的意志薄弱、道德败坏的表现。

成瘾,是日常生活中的用词,在精神病学中被称为依赖。许多人在长期使用精神活性物质后,产生强烈的依赖而不能自拔。从行为角度看,主要表现为失控。具有以下特征:①成瘾者有做某种行为的强烈欲望,但其结果有害;②如果控制不实施此行为,则紧张、焦虑感逐渐增加;③一旦完成此行为,则紧张、焦虑迅速、暂时得以解脱;④过一段时间后,如几小时、几天或几周,又重新出现实施此行为的欲望;⑤外部、内部环境刺激可条件反射性引起此欲望;⑥成瘾者希望能控制此行为,但屡屡失败。

成瘾行为(addictive behavior)是一种额外的超乎寻常的嗜好和习惯性,这种嗜好和习惯性是通过刺激中枢神经造成兴奋或愉快感而形成的。成瘾行为是指个体不可自制地反复渴求从事某种活动或滥用某种药物,虽然这样做会给自己或已经给自己带来各种不良后果,但仍然无法控制。

### (二) 成瘾行为的分类

成瘾行为是与人类文明共生的一种现象,它的发生至少有 5 000 年的历史,现已发展成为影响人类身心健康的全球性灾难之一。

成瘾行为分为物质成瘾和精神行为成瘾,主要包括:

1. 处方药滥用成瘾(如止咳药水、曲马多、复方地芬诺酯)
2. 阿片类药物成瘾(如吗啡、哌替啶、美沙酮、丁丙诺啡等)
3. 新型毒品成瘾(如 K 粉、摇头丸、冰毒、麻古等)
4. 传统毒品成瘾(如海洛因、大麻)
5. 安眠药成瘾(如地西泮、三唑仑、阿普唑仑等)
6. 酒瘾、烟瘾、性爱成瘾、电子游戏成瘾、网络成瘾等行为。

### (三) 烟瘾

吸烟可导致肺癌、口腔癌或食管癌、膀胱癌;也可导致心脏病、慢性支气管炎和肺气肿、高血压。孕妇吸烟可导致胎儿发育障碍,易娩出低体重儿,导致胎儿慢性缺氧。

吸烟成瘾的主要原因是香烟中的尼古丁。尼古丁随血液流入中枢神经系统,和乙酰胆碱受体结合,代偿性地产生更多的结合尼古丁的乙酰胆碱受体。一旦体内尼古丁含量降低,使脑内的乙酰胆碱受体无法与尼古丁结合,就会产生一系列的生理和心理反应,并产生强烈的吸烟渴求,即烟瘾发作。

### (四) 酗酒

酗酒(alcohol abuse)也称为酒精滥用或问题饮酒,它是造成躯体或精神损害或不良社会后果的过度饮酒。其特点是对饮酒不能自控,思想关注于酒,饮酒不顾后果;产生思维障碍;每一种症状可以是持续性的或周期性的。

酗酒者分为慢性酗酒者和狂饮者。慢性酗酒者每天大量饮酒并持续多年;狂饮者则呈现明显的周期性,他可以戒除数天甚至数月,而后可以数天或更长时间持续饮酒。

长期酗酒引发营养问题,造成各种消化系统和代谢系统疾病,导致酒精性肝硬化和癌症,影响脂肪代谢,出现"啤酒肚"体态。酗酒会损害大脑神经组织,慢性酗酒者的高级认知功能呈渐进性衰退,学习和利用新知识及解决问题的能力下降。酗酒还造成严重的社会问题和家庭冲突。

### (五) 网络成瘾

网络成瘾(internet addiction disorder,IAD)是指慢性或周期性对网络的着迷状态,不可抗拒的再度使用的渴望与冲动,上网后欣快,下网后出现戒断反应,出现生理或心理的依赖现象。根据网络成瘾的内容,分为网络色情成瘾、网络交友成瘾、网络交易成瘾、网络信息收集成瘾、计算机 / 网络游戏成瘾。网络游戏障碍(internet game disorder)是不由自主地排斥其他活动而玩游戏,持续和重复在线操作,导致临床严重损伤或痛苦,由于将大量的时间用于游戏从而影响学业和工作,而远离游戏则会有戒断体验。网络游戏障碍常见于 12～20 岁的青少年,国外普遍运用法律法规干预网络游戏。

(唐峥华)

本章思维导图

本章目标测试

08章

本章数字资源

# 第八章 | 心理评估

心理评估是为了评估个体的心理状况和功能,通过对认知、情感、人格和行为的客观分析,为诊断和有效干预提供依据。心理评估已被广泛应用于教育、临床、法律等领域。医学生有必要了解心理评估的基本理论和基本方法,为未来高质量的医疗卫生工作做好服务。

## 第一节 | 心理评估概述

### 一、心理评估的概念及作用

#### (一) 心理评估的概念

心理评估(psychological assessment)是依据心理学的理论和方法对人的心理品质及水平所作出的鉴定。所谓心理品质包括心理过程和人格特征等内容,如情绪状态、记忆、智力、性格等。

医学心理学有时使用"心理诊断"(psychological diagnosis)的概念。"诊断"一词是医学常用的术语,其目的是对病人的病情做出性质和程度的判定。心理诊断则是要对有心理问题或心理障碍的人做出心理方面的判断和鉴别。心理评估与心理诊断的概念在某些方面是一致的,但心理评估的范畴比心理诊断更广泛。

#### (二) 心理评估的作用

心理评估在医学心理学中的作用是非常重要的,医学心理学的一个大的领域是临床心理学,而临床心理学有两个基本任务:一个是临床心理评估,另一个是心理干预。心理评估是心理干预的重要前提和依据,同时心理评估还可对心理干预的效果做出判定。

在医学心理学的其他领域如护理心理学、心身医学、健康心理学等方面,心理评估的作用也是很大的。无论是心身疾病还是由理化因素和生物学因素引起的躯体疾病,病人在患病前及发病过程中都存在不同程度的心理问题或心理障碍,对这些问题的把握及了解对于做好心理护理工作是至关重要的,也是预防和治疗心身疾病的一个重要方面。心理评估对于维护和促进正常人群的心理健康也有帮助。首先,了解不同个体的心理特征可借助于心理评估的方法,这样才能有的放矢地对不同人群进行心理卫生方面的指导;其次,对于一些不健康行为的研究和评估以及对个体心理方面的影响也需借助心理评估的方法,这对于改变一些人的不良健康行为、促进他们保持自身的心理健康有很大作用。

### 二、心理评估的方法

#### (一) 观察法

观察法(observational method)是通过对被评估者的行为表现直接或间接(通过摄录像设备等)的观察或观测而进行心理评估的一种方法。观察法的依据是人的行为是由其基本心理特征所决定的,因此是稳定的,在不同的情况下也会有大致相同的反应。在观察下得到的行为表现和印象可以推测被观察者的人格特征及存在的问题。但也有人认为,观察时的情境十分重要,实际上人的行为反应离不开对情境的确认和调适,即有什么样的情境就会有相对应的反应。这两种看法都支持在情境中观察和了解人的行为反应及表现。

　　观察法可分为自然情境中的观察和特定情境下的观察两类。自然情境指的是被观察者生活、学习或工作未被干扰的原本状态。在自然情境下对被评估者进行观察有时是十分必要的，因为当事人或其周围的人所提供的情况很可能与实际情况不一致，而需要评估者在实际情境中进行观察，加以判断。例如，一个学生被认为上课不守纪律、不注意听讲。但在课堂的实际观察中却发现，有些老师的课讲得实在太糟糕，许多学生都不爱听、在下面玩闹，这个学生也经常被他周围的人干扰，不得不卷入其中。自然观察虽然有效，但也面临着一些困境。实际上，评估者参与到被观察者的自然生活情境中去观察有许多困难和麻烦，同时也一定程度上干扰、影响了被观察者的反应，失去了一定的自然真实性。如果评估者偷偷地观察，不让其发现，又面临着伦理和法规的约束，有时也是不被允许的。

　　观察的另一种方法是特定情境下的观察。特定情境的含义有两个方面，一是平时很少遇到的、比较特殊的情境，如遇到大的灾难、身处战场、面临重大的考试或比赛等，在这样的情境下，一个人面临重大的考验，往往会表现出比较典型的、特殊的行为反应，对考察一个人的心理品质十分有意义。但这样的情境比较难遇，也较难控制。另一个含义是心理评估者人为设置的、可以控制的情境，在这样的情境下观察并记录被观察者的反应。此种方法用得较多，如对儿童行为的观察，以及对一些特定人群的行为观察，如入院的精神障碍者、需要司法鉴定的犯罪嫌疑人等。观察的方式可采用比较传统的"单向玻璃室"，即被观察者在一间房间活动，观察者在另一间房间可以通过一个单向的玻璃窗看到他们的活动，而被观察者却看不到观察者。但必须注意到，除了一些特殊的情况，如被观察者有犯罪的嫌疑或其不具备自知能力，一般需要告知被观察者，他正在被观察。对那些不具备自知能力的被观察者也需要告知其监护人或家属。这是心理学的伦理规则所规定的。

### (二) 会谈法

　　会谈法（interview method）也称"晤谈法"，其基本形式是评估者与被评估者面对面的语言交流，也是心理评估中最常用的一种基本方法。会谈的形式包括自由式会谈和结构式会谈两种。自由式会谈的谈话是开放式的，气氛比较轻松，被评估者较少受到约束，使他们有更多的机会表达自己的想法。所不足的是耗时相对较多，有时会谈内容可能较松散，影响评估的效率。在会谈中评估者的主观印象甚至偏见有时也是不可避免的。这些主观印象及偏见有时也会影响到会谈的结果评价，需要加以注意。结构式会谈是指根据评估目的预先设计一定的结构和程序，谈话内容有所限定，效率相对较高。一般可编制一个评估大纲或评估表，在会谈时逐项提问，再根据受试者的回答进行评定。在应用结构式会谈时，评估者既可以根据自己的经验对受试者的反应进行评定，也可以简单地依据一份详细的评估记录单记分。结构式会谈的最大优点是节省时间、效率高，但有时也会使被评估者感到拘谨，有例行公事的感觉。

　　会谈是一种互动的过程。在会谈中评估者起着主导和决定的作用。因此，评估者掌握和正确使用会谈技术是十分重要的。会谈技术包括言语沟通和非言语沟通两个方面。言语沟通中，包含了听与说，听有时比说更重要。评估者要耐心地倾听被评估者的表述，抓住问题的每个细节，还要注意搜集被评估者的情绪状态、行为举止、思维表达、逻辑性等方面的情况，综合地分析和判断，为评估提供依据。听的过程同时也是观察的过程。说也有许多技巧，如重述（verbatim playback）、释义（paraphrase）、澄清（clarify）、概括（summarization）、通情（empathy）等。在非言语沟通中，可以通过微笑、点头、注视、身体前倾等表情和姿势表达对被评估者的接受、肯定、关注、鼓励等思想感情，促进被评估者的合作，对被评估者进行启发和引导，将问题引向深入。

### (三) 调查法

　　调查法（survey method）是借助于晤谈、问卷或调查表了解人的态度、意见和行为的一种方法。调查的含义是当有些资料不可能从被评估者那里获得时，就要从相关的人或材料那里得到。因此，调查是一种间接的、迂回的方式。当然，有些资料即便可以从当事人那里获得，但可信度不够时，也需要再进行调查以便印证资料的可信程度。根据调查的取向，调查可分为历史调查和现状调查两类。历史调查主要是了解被评估者过去的一些情况，如各种经历、表现、所获得的成绩或惩处、以往的人格、人际关系等。调查的方式一般侧重于档案、书信、日记、各种证书、履历表,以及与被评估者有关的人和事等。现状调查主要围绕与当前问题有关的内容进行,如在现实生活中的表现如何、适应能力的水平等,以与被评估者关系密切的人(如同学、同事、父母、亲友、老师、领导、兄弟姐妹等)为调查重点。尽管从周围的人那里获得信息是十分必要的,但有时忽视了信息提供者与被评估人之间的关系也会使调查的结果有很大偏差,影响最后的结论。如信息提供者与被评估人之间的个人感情很好或者有个人利益的关系,他就会倾向于提供对被评估人有利的资料;相反的话,他也会提供不利的资料。因此,在向周围人进行调查时特别要注意这一点,间接的旁证也并不总是客观的。调查方式除一般询问外,还可采用调查表。调查法的优点是可以结合纵向与横向两方面的内容,广泛而全面。不足之处是调查常常是间接性的评估,材料的真实性容易受调查者主观因素的影响。

### (四)心理测验法及临床评定量表

在心理评估中,心理测验(psychological test)占有十分重要的地位,心理测验可对心理现象的某些特定方面进行系统评定,并且测验一般采用标准化、数量化的原则,所得到的结果可以参照常模进行比较,避免了一些主观因素的影响,使结果更为客观。心理测验的应用范围很广,种类繁多,在医学领域内,心理测验所涉及的内容主要包括器质和功能性疾病的诊断中与心理学有关的各方面问题,如智力、人格、特殊能力、症状评定等。目前,人们对心理测验的应用与解释尚有许多不同意见,对此我们应辩证地认识,不可夸大测验的作用,也不可滥用测验,而应在一定范围内结合其他资料正确有效地发挥测验的作用。关于心理测验的内容将在后面详细介绍。

目前在临床和心理卫生工作中,还应用许多精神症状及其他方面的评定量表。评定量表与心理测验有许多相似之处,如大多采用问卷的形式测评、多以分数作为评估结果、以标准化的原则为指导等。但评定量表与心理测验的显著不同在于评定量表强调简单明了、操作方便,因此其在编制的标准化程度上并不那么严格,大多数测验的材料也无须严格保密,允许出版发行,自评量表使用者无须经过特殊培训就可以使用量表,因此,评定量表的应用也非常广泛。

## 三、心理评估的一般过程

心理评估的目的不同,其一般程序也有所区别。但无非是根据评估的目的收集资料、对资料和信息进行加工处理,最后做出判断这样一个过程。以临床心理评估为例,它与医学诊断的过程十分相似,包括:

1. 确定评估目的　首先要确定来访者或提出评估要求的人首要的问题是什么,进而确定评估目的。如要了解学习困难的原因就需要鉴别学生的智力水平或人格特征;在临床进行心理咨询时也要首先对来访者做出有无心理障碍的判定。

2. 明确评估问题与方法　详细了解被评估者的当前心理问题;问题的起因及发展;可能的影响因素;被评估者早年的生活经历、家庭背景、当前的适应、人际关系等。这与医学病历的书写,包括主诉、现病史、既往史、家族史等内容很相似。当然关注的中心是心理问题,所涉及的内容也更广泛。在这一过程中,主要应用心理评估的调查法、观察法和会谈法。

3. 了解特殊问题　对一些特殊问题、重点问题的深入了解和评估类似于医学诊断过程中的生理、生化检查。除进一步应用上述方法外,还主要借助心理测验的方法,有时还用"作品"分析法。

4. 结果描述与报告　将前面所收集资料进行分析、处理。要写出评估报告、得出结论,并对当事人及有关人员进行解释,以确定下一步对问题处理的目标。

## 四、心理测验的发展

关于心理测验的思想,应追溯到对人的个别差异的研究。我国古代史书上很早就有许多关于评定人的人格、才能等心理品质的详细记载。《孟子》一书中写道:"权,然后知轻重,度,然后知长短。物皆然,心为甚。"指出了人的心理特征的可知性。我国民间的习俗"周岁试儿"(又称"抓周"),将一些常用的物品如纸、笔、刀、钱或针、线、剪尺之类摆放在刚满周岁的儿童面前,观察儿童的兴趣所在。借以推断孩子的智愚、职业选择乃至贪廉等心理品质。这些也具有一些"心理测验"的味道。但是,严格意义上的心理测验是伴随着科学心理学的诞生,特别是借鉴了实验心理学的方法和手段才出现的。1879 年心理学奠基人冯特(Wundt W)在德国莱比锡建立了第一个心理学实验室,从事人的感知觉和反应时的研究。他的学生卡特尔(Cattell JM)发现不同人的反应时间具有特征性差异,这启发他开始从事对人的个别差异的研究。英国心理学家高尔顿(Galton F)对推动测验运动起了重要作用。1884 年他在英国国际博览会上建立了一个人类学测量实验室,测量了近一万人的各种生理、心理特质,为人的个别差异研究积累了大量资料。高尔顿的另一个贡献是将统计学方法用于心理测量。他的工作对卡特尔具有很大启示和影响。1890 年卡特尔发表了《心理测验程序》一文,首先使用了"心理测验"这个概念,并指出心理测验应当建立在统计学与实验室的基础上。

与此同时,由于社会需要的推动,心理测验向着实用与普及的方向发展。1905 年,法国心理学家比奈(Binet A)和助手西蒙(Simon T)受教育当局委托,为甄别入学儿童的智力,编制了一个包括 30 个项目的智力测验,即著名的比奈 - 西蒙量表(Binet-Simon Scale)。这一量表的出现标志着人们对智力的鉴别进入了数量化阶段。比奈 - 西蒙量表引起了全世界的注意,很快被转译成多种文字出版。美国斯坦福大学 Terman 在其修订本中提出了智商的概念,使不同年龄的受试者智力衡量有了统一的尺度。

比奈 - 西蒙量表是一种个别的心理测验。第一次世界大战期间,为了筛选大批入伍的应征者,出现了可对许多人同时测量的"团体测验"。到了第二次世界大战时,美国心理学家韦克斯勒(Wechsler D)进一步提出了离差智商的概念。离差智商不是以一个人的年龄为标准,而是以其所在团体平均水平为标准来衡量其智商高低。后来许多心理测验的评分方法都是根据这一原理设计的。韦克斯勒还编制了适用于不同年龄阶段使用的一系列成套智力测验、记忆测验,在国际上广泛使用。

除了智力测验,在测量心理的其他方面如记忆、注意、思维以及人格等方面,近一个多世纪以来也有很大发展。如 20 世纪 20 年代出现了罗夏墨迹测验,30 年代后出现了主题统觉测验等。此外,临床中还出现了许多评定量表等。到目前为止,国际上大约有上千种心理测验在应用。

## 五、标准化心理测验的基本条件

我们强调心理测验的标准化是因为在测验中测量误差的影响会极大地干扰测量结果的正确性和可靠性。所谓测量误差(error)是指与测验目的无关的因素所引起的测验结果不稳定或不准确的效应。由于心理测验所要测量的是人的复杂的心理现象,因此能够带来测量误差的因素较物理、化学测量和生理学测量更多、更复杂,应该引起我们的注意。

为减少测量误差,在实施心理测验时应尽量标准化,关注以下因素。

### (一) 施测条件

测量环境的好坏及各种条件是否一致会给测量结果带来很大影响,显然,在一个嘈杂、有许多意外干扰、过冷(或过热)的环境中测量,会使受试者的注意力不能集中,感到不适和厌烦。如果测量的标准不一致,有时限制时间,有时又不限制时间,或者随意调换测验程序等,都会使结果出现较大偏差。

### (二) 主试者因素

心理测验的施测条件和方法都要靠主试者来掌握。因此测量的准确与否与主试者有很大关系。主试者的主观因素也会影响到测验误差。如主试者对受试者的偏好态度、对结果的预期等,都会影响到受试者的反应;主试者情绪的好坏、疲劳与否以及前后对比效应等也会影响到对评分标准的掌握。因此主试者需要经过标准化的训练以避免这些干扰因素。

### (三) 受试者因素

1. 应试动机　受试者应试动机的强弱会直接影响测验成绩。如果一个受试者对测验毫无兴趣,只是被动作出反应,甚至消极对抗,其结果如何是可想而知的。所以一般在做心理测验之前,要使受试者明确测验的意义,充分发动其应试动机,以保证测验顺利完成并得到真实结果。

2. 测验焦虑　测验焦虑是受试者在测验前或测验中的一种紧张体验。这种紧张体验在一定强度下有助于测验成绩的提高,但过分强烈则使注意力不能集中而影响测验结果。

3. 生理状态　受试者在施测过程中的机体状况,如疲劳与否、有无其他不适等也会影响测验成绩,带来误差。所以测量应选在受试者身体健康、体力充沛时进行,每次测量时间也不应过长。

### (四) 信度、效度及常模

心理测验的标准化目标是减少测量误差,使测量结果可靠和有效。测验的标准化涉及几个方面:一是在测验的编制过程中需要按照一套标准的程序建立测验内容、制订评分标准、固定实施方法;二是所编制的测验需要具备心理测量学的技术指标,并且达到一定标准;三是在测验实施过程中施测人员要严格按照测验的操作规程执行。标准化心理测验的技术指标主要有信度、效度及常模等。

1. 信度　信度(reliability)是指一个测验工具在对同一对象的几次测量中所得结果的一致程度。它反映工具的可靠性和稳定性。在相同情况下,同一受试者在几次测量中所得结果变化不大,便说明该测量工具性能稳定,信度高。就像我们测量一个物体的长短,如果用钢尺量,则几次的结果都会是一样的;但如果用松紧带来量,则可能有时长,有时短。松紧带作为量具不可靠。

2. 效度　效度(validity)是指一个测量工具能够测量出其所要测东西的真实程度。它反映工具的有效性、正确性。如测量一个人的智力,如果选用的工具不是一种公认的智力测验量表,而是某门功课的考题,这样几次测量,虽然得分可能一致(信度高),但得到的却是一个人掌握某门功课的知识而不是智力(尽管二者有些关系)。所以我们要对一个人的心理品质进行测量,首先要选用效度高的工具。

信度和效度是一个测量工具好与差的两项最基本指标。信度、效度很低或只有高信度而无效度的测验都会使测量结果严重失真,不能反映所测内容的本来特点。因此,每个心理测验工具编制出来后都要进行信度和效度检验,只有这两项指标都达到一定标准后才能使用。

3. 常模　常模(norm)是指某种测验在某种人群中测查结果的标准量数,即可比较的标准,目前大多数标准化测验采用标准分数常模。有了常模,一个人的测验成绩才能通过比较而得出是优是劣,是正常还是异常。如正常人的体温一般不超过37℃,血压在120/80mmHg左右,这些参数可以称为生理常模。

由于人的心理现象较生理活动更为复杂,所受影响因素更多,所以每一种心理测验工具都要建立自己的常模,甚至同一量表在不同国家、地区应用或随着时代的变迁,都要重新修订,建立新的常模。

建立心理测验的常模是一个烦琐而复杂的过程。首先是选择有代表性的样本,也称为标准化样本,它是建立常模的依据。取样原则一般是依据测验对象按人口实际分布情况分层取样,并且要有相当数量。标准化样本的来源应该和测验的使用范围相一致。如果样本选得不合适,必然会影响常模的参考价值,最后导致测量失真。第二步是对标准化样本采用心理测验工具进行测量。所使用的工具也应和最后实际应用的工具一致。测量得出的结果还要进行统计处理。应该注意的是不同测验的常模具有不同涵义和不同形式。平均值是最简单的常模形式,而大多数标准化测验采用标准分数(standard score)形式。如智力测验的常模常采用正常人群正确得分的均数和标准差,对个人的智力进行评估时再转换成智商(一种标准分数形式)的形式;而人格测验的常模通常不是所期望的或正确的成绩,它无所谓正确和错误,只是"典型的"或多数人的答案。采用较多的评估形式是 T 分数(也是一种标准分数形式)。此外常模的形式还有 Z 分数、百分位数、标准九分、划界分等。关于这些分数的相互关系如图 8-1 所示。具体应用要根据实际情况而定。

### 六、应用心理测验的基本原则

心理测验是一种比较严谨的技术手段,它从理论的提出到工具的制订,都要经过大量反复的论证

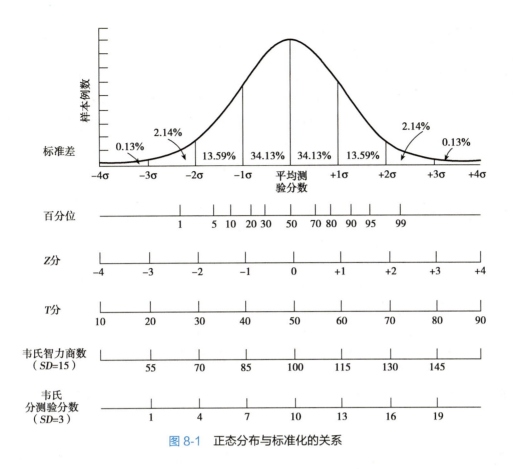

图 8-1 正态分布与标准化的关系

和修订,到最后实际应用时,也要不断修订常模和验证效度。使用心理测验的人,应具有一定的心理学知识,并经过专项测验工具的使用培训。心理测验不是娱乐的游戏手段,也不同于一般的生理学的测量方法,因为它涉及人的更高级的心理功能,使用时稍有不慎,就会产生不良后果。因此在应用心理测验时,应坚持下述原则:

1. **标准化原则**　因为心理测验是一种数量化手段,因此标准化原则必须坚持。测量应采用公认的标准化的工具,施测方法要严格根据测验指导手册的规定执行,这是提高测验结果的信度和效度的可靠保证。

2. **保密原则**　这也是心理测验的一条伦理道德标准。关于测验的内容、答案及计分方法只有做此项工作的有关人员才能掌握,不允许随意扩散,更不允许在出版物上公开发表,否则必然会影响测验结果的真实性。保密原则的另一个方面是对受试者测验结果的保护,这涉及个人的隐私权。

3. **客观性原则**　心理测验的结果只是测出来的东西,所以对结果进行评价时要遵循客观性原则,也就是对结果的解释要符合受试者的实际情况。如两个智力测验的结果显示,智商都是85,一个受试者是山区农民,结合他所受教育程度和生活环境等条件,可考虑他的智力水平基本上是正常的;而另一个是某大学教授,测量时严格遵守了测验的要求,结合其他的表现则考虑到该人的大脑有退行性改变的可能。此外,还要注意不要以一两次心理测验的结果来下结论,尤其是对于年龄小的儿童做智能发育障碍的诊断时更要注意。总之,在下结论时不要草率从事,在进行结果评价时应结合受试者的生活经历、家庭、社会环境以及通过会谈法、观察法所获得的各种资料全面考虑。

### 七、心理测验的类型及应用

心理测验根据其功能、测量方法,以及测验材料的性质等可以有不同的分类。

#### (一) 根据测验功能分类

1. **智力测验**　临床上智力测验主要应用于儿童智力发育的鉴定以及作为脑器质性损害及退行

性病变的参考指标,此外也可作为特殊教育或职业选择时的咨询参考。常用的工具有比奈 - 西蒙量表、韦克斯勒成人和儿童智力量表、丹佛发育筛选测验(Denver Developmental Screening Test,DDST)等。

2. **人格测验**　常用的量表有明尼苏达多相人格调查表(Minnesota Multiphasic Personality Inventory,MMPI)、罗夏墨迹测验(RIT)、主题统觉测验(TAT)以及艾森克人格问卷(EPQ)等。这些测验目前在临床上多用于某些心理障碍病人的诊断和病情预后的参考,也可用于科研或心理咨询时对人格的评价等。

3. **神经心理学测验**　主要包括一些个别能力测验,如感知运动测验、记忆测验、联想思维测验等,还有一些成套测验,主要以霍尔斯特德 - 瑞坦神经心理成套测验(Halstead-Retain Neuropsychological Test Battery,HRNB)为代表。这些测验可用于脑器质性损害的辅助诊断和脑与行为关系的研究。

4. **评定量表**　目前在临床和心理卫生工作中,还应用一些评价精神症状及其他方面的评定量表,如抑郁量表、焦虑量表、生活事件量表、认知功能量表、生活质量综合评定量表、身心健康调查表等,这些量表对临床工作以及科研等具有特殊的意义和应用价值。

### (二)根据测验方法分类

1. **问卷法**　测验多采用结构式问题的方式,让被试者以"是"或"否"或在有限的几种选择上进行回答。这种方法的结果容易评分,易于统一处理。一些人格测验如 MMPI、EPQ 及评定量表等都采用问卷法的形式。

2. **作业法**　测验形式是非文字的,让受试者进行实际操作。多用于测量感知和运动等操作能力。对于婴幼儿及受文化教育因素限制的受试者(如文盲、语言不通的人或有语言障碍的人等),心理测验中主要采用这种形式。

3. **投射法**　测验材料无严谨的结构,如一些意义不明的图像、一片模糊的墨迹或一句不完整的句子。要求受试者根据自己的理解随意进行回答,借以诱导出受试者的经验、情绪或内心冲突。投射法多用于测量人格,如罗夏墨迹测验、TAT 等,也有用于异常思维的检测,如自由联想测验、填词测验等。

(官锐园)

## 第二节 | 智力测验

智力测验(intelligence test)是评估个人一般能力的方法,它是根据有关智力的理论或智力概念经标准化过程编制而成的。智力测验在教育、临床医学、司法鉴定、人力资源管理等诸多领域中有广泛应用。例如,在教育中,可以根据儿童的智力水平进行因材施教;在人力资源管理中,了解员工的智力结构特点,可扬长避短,人尽其才;在司法鉴定工作中,可根据当事人的智力水平判断其责任能力。

### 一、智力、智商和智力水平的分级

#### (一)智力

目前有关智力的定义很多,但尚无一个被所有心理学家所全部接受的定义。人们在适应环境时需要学习知识和掌握技能,需要运用所学的知识和技能来解决所面临的实际问题。只有通过智力活动,才能使人们达到积极的、创造性的环境适应,包括自然环境和社会环境的适应。因而,就其功能而言,智力是人们在获得知识和掌握技能(学习),以及运用知识和技能来解决实际问题时所必备的心理条件或特征。就其机制来说,智力活动是神经系统特别是大脑的高级神经活动的某种特性,其活动过程包括了全部认知过程,是一种最复杂、综合的认知过程。就其结构来说,智力活动包括了多种因素(心理特征),人们在通俗用语中常用聪明(耳聪目明,即感觉敏锐)、过目不忘(记忆力)、举一反三(逻辑推理)、别出心裁(创造力)等来描述智力。心理学家们提出了智力结构的多因素学说,用于指导智力测验的编制。

由于目前尚无统一的智力定义,因此,在使用某一智力测验时必须熟悉编制者所采用的智力定义。本节重点介绍的韦氏智力量表的作者克克斯勒的智力定义:"智力是个人行动有目的、思维合理、应对环境有效的聚集的或全面的才能。"第一个正式智力测验——比奈-西蒙量表的编制者比奈和西蒙对智力的定义描述是:"在我们看来,在智力中存在某种基本才能,它的改变或欠缺,对于实际生活至关重要。这种才能包括判断力、辨别力、主动性和适应能力。善于判断、善于理解、善于推理,这些都是智力的基本活动。"

### (二) 智商

智商(intelligence quotient,IQ)是智力的量化单位,即通过智力测验将智力水平数量化,形式表达出来,以便于人们的理解与比较。计算智商的公式有比率智商和离差智商两种。比率智商由特曼(Terman LM)提出,其公式如下:

$$IQ=(MA/CA)\times100 \tag{8-1}$$

公式中,MA(mental age)为心理年龄(又称智力年龄),是某一个体在智力测验的成绩所达到的水平,MA是以一群同样本在该测验的平均成绩为标准而得到的。CA(chronological age)为实际年龄,即该个体在测验时的实际岁数。例如,某儿童智力测验时的CA为10岁,他的智力测验成绩达到了12岁儿童的平均水平(MA为12),由比率智商公式计算出该儿童的IQ为120。另一10岁儿童在智力测验的成绩为8岁儿童的平均水平(MA为8),则IQ为80。

比率智商公式建立在儿童的智力水平随着年龄增长而增长的线性关系的基础上。但实际上智力发展到一定年龄便停止发展,呈平台状态,老年人的智力水平有所下降。因此,韦克斯勒提出了离差智商公式,他认为人类智商在任何年龄均呈常态分布,可以用标准分数的方法计算智商,其公式为:

$$IQ=100+15(X-M)/S \tag{8-2}$$

公式中,M为该年龄阶段样本在智力测验的平均成绩,X为某受试者在智力测验的成绩,S为样本成绩的标准差。在该公式中(X-M)/S是标准分数(Z)公式,如果(X-M)=0,为了不使IQ为0,故升值为100;同时使每个Z都升值15倍。离差智商计算方法克服了比率智商计算方法受年龄限制的缺点,成为目前通用的IQ计算方法。

### (三) 智力水平的分级

智力量表编制后,经过科学的采样,可以将智力水平根据IQ值进行分级,通常将智商平均值(100)和其上、下一个标准差(15)的范围定位为"平常智力",其余依据高于或低于平常智力水平依次分级,其分级方法见表8-1。

表8-1　智力水平分级

| 智力水平 | IQ 值 | 标准差范围 |
| --- | --- | --- |
| 天才 | 145≤IQ<160 | +3~4S |
| 极超常 | 130≤IQ<145 | +2~3S |
| 超常 | 115≤IQ<130 | +1~2S |
| 平常 | 85≤IQ<115 | ±1S |
| 边界 | 70≤IQ<85 | -1~2S |
| 轻度智力低下 | 55≤IQ<70 | -2~3S |
| 中度智力低下 | 40≤IQ<55 | -3~4S |
| 重度智力低下 | 25≤IQ<40 | -4~5S |
| 极重度智力低下 | <25 | -5S 以下 |

以上介绍的是国际常用的分级方法,有的智力量表编制者使用自己的分级方法,应用时要仔细阅读该智力量表的使用手册。例如,有智力量表将标准差定为16,这时平常智商为84～116,其他级别以此类推。

## 二、常用智力测验和发展量表

评估智力水平多采用智力测验和发展量表(developmental scale),因为4岁以前婴幼儿的智力和生理功能的发展和分化不完全,测验方法难以清晰地划分;所以,0～3岁采用发展量表来评估智力水平,4岁以后采用智力测验和适应量表(adaptive behavior scale)来测查智力水平。

### (一)智力测验

国际上通用的智力测验有比奈-西蒙量表、韦克斯勒量表(Wechsler Scale,W-S)、考夫曼儿童成套评价测验(Kaufman Assessment Battery for Children,K-ABC)和瑞文测验等,在临床医学中用得最多的是韦克斯勒量表。因此,重点介绍韦克斯勒量表,对其他只进行简单介绍。

1. **韦克斯勒量表** 简称韦氏量表,包括成人(16岁以上)、儿童(6～16岁)和学龄前期(4～6岁)三个年龄版本。最早是韦克斯勒在1939年出版的韦克斯勒-贝尔维尤智力量表(Wechsler-Bellevue Intelligence Scale,W-B),先后几次发展和修订,现在成为"韦氏成人智力量表"(Wechsler Adult Intelligence Scale,WAIS,其修订本为WAIS-R)、"韦氏儿童智力量表"(WISC,修订本为WISC-R)和"韦氏学前和初级小学儿童智力量表"(WPPSI)。这三套量表现在又都进行了修订,韦克斯勒另有一套记忆量表(WMS)未包括在韦氏量表之内。我国已有WAIS、WISC和WPPSI的修订本,而且WISC和WPPSI还有多种修订本。在此只以WAIS为例进行介绍。

韦氏成人智力量表的中国修订本称为"中国修订韦氏成人智力量表"(WAIS-RC),全量表(full scale,FS)共含11个分测验,其中6个分测验组成言语量表(verbal scale,VS),5个分测验组成操作量表(performance scale,PS)。根据测验结果,按常模换算出三个智商,即全量表智商(FIQ)、言语智商(VIQ)和操作智商(PIQ)。WISC及WPPSI的结构除分量表所包括的分测验有数目不同外,其余均相同。

言语量表的分测验及其主要功能为:

(1)知识(I):由一些常识组成,测量知识及兴趣范围和长时记忆。

(2)领悟(C):由一些社会价值、社会习俗和法规理由的问题组成,测量社会适应和道德判断能力。

(3)算术(A):心算。测量数的概念、数的操作能力、注意集中能力,以及解决问题的能力。

(4)相似性(S):找出两物(名词)的共同性。测量抽象和概括能力。

(5)背数(D):分顺背和倒背两式。即听到一读数后立即照样背出来(顺背)和听到读数后,按原来数字顺序的相反顺序背出来(倒背)。测量短时记忆和注意力。

(6)词汇(V):给一些词下定义,测量词语的理解和表达能力。

操作量表的分测验及其主要功能为:

(7)数字-符号(DS):9个数字,每个数字下面有一个规定的符号。要求按此规定填一些数字下面所缺的符号。测量手-眼协调能力、注意集中能力和操作速度。

(8)填图(PC):一系列图片,每图缺一个不可少的部件,要求说明所缺部件名称和指出所缺部位。测量视觉辨别力、对构成物体要素的认识能力,以及扫视后迅速抓住缺点的能力。

(9)积木图案(BD):用红白两色的立方体复制图案。测量空间知觉、视觉分析综合能力。

(10)图片排列(PA):调整无秩序的图片成有意义的系列。测量逻辑联想能力、部分与整体的关系,以及思维的灵活性。

(11)拼物(OA):将一物的碎片复原。测量想象力、抓住线索的能力以及手-眼协调能力。

从各分量表和分测验得到的三种智商,其中FIQ可代表受试者的总智力水平,VIQ代表言语智力水平,PIQ 代表操作智力水平。因素分析结果,这些分测验负荷三种主要智力因素,即 A(言语理解)因素,B(知觉组织)因素和 C(记忆 / 注意)因素。在言语量表中的多数分测验负荷 A 因素;操作量表中的多数分测验负荷 B 因素;C 因素则为 A、D 和 DS 分测验所负荷。对受试者的智力进行分析时,不仅要根据三种智商的水平进行,而且还要比较 VIQ 与 PIQ 的关系,以及分析各分测验的成绩分布图形式等方法进行。

2. **比奈 - 西蒙量表**　第一个比奈 - 西蒙量表(B-S)于 1905 年为法国比奈(Binet A,1857—1911)和西蒙(Simon,1873—1961)所编制,是世界上第一个智力量表,以后分别于 1908 年和 1911 年进行了修改。至 1916 年美国特曼(Terman)在斯坦福大学在 B-S 的基础上进行了大量的研究工作,最突出的是第一次提出 IQ 及其计算法(比率智商公式),此量表被称为斯坦福 - 比奈量表(Stanford Binet Scale,S-B)。该量表中的测验项目仍沿用 B-S 方法,按难度依年龄组排列,每一年龄组包括 6 个项目,每通过一项计月龄两个月,6 项全通过,说明受试者的智力达到了这个年龄水平。这种项目排列法在心理测量学上称为"混合列车"式。至 1960 年,将比率智商公式修改为离差智商公式,至 S-B4 又将项目的混合列车式排列,改成"专列"式排列,即仿 W-S 方式,将功能相同的项目集中成分测验,所以量表由许多测验组成,而不按年龄组分段。于是 S-B4 的形式与 W-S 的也相似了。S-B4 有 15 个分测验,组成四个领域,即词语推理、数量推理、抽象 / 视推理以及短时记忆。最初 B-S 为预测儿童学习能力而编,S-B 仍沿其意,所以此量表一直在教育上用得多,临床上用得少。我国陆志韦于 1937 年修订过 S-B 的 1916 年版本,后由吴天敏根据陆氏修订本再进行修改(1986)。

3. **瑞文测验**　由瑞文(Raven JC)于 1938 年编制,是一种非文字智力测验,可用于测量一个人的观察能力和思维推理能力。

瑞文测验在理论上依据斯皮尔曼的智力二因素理论,被认为是测量一般因素的有效工具。现经过修订,它已发展为标准型(SPM)、彩色型(CPM,适用于较小儿童和智力落后者)、高级型(APM,适用于智力水平较高者)和联合型四种。

1978 年,中国学者李丹和王栋将 CPM 和 SPM 的部分测验项目联合使用,编制成"中国联合型瑞文测验",并分别发布中国城市和农村儿童智力常模。1985 年,中国心理学家张厚粲对瑞文测验标准型做了中文修订,并出版"瑞文标准推理测验中国城市修订版"。1996 年王栋和钱明完成了中国再标准化工作,形成城市儿童、农村儿童和城市成人三个常模。

由于该测验是由图形构成的,能够在言语交流不便的情况下实施。故可用于有言语障碍者的智力测量,也可作为不同民族、不同语种间的跨文化研究的工具。对于大规模的智力筛选或对智力进行初步分等尤其适用,具有省时省力的效果。

4. **考夫曼儿童成套评价测验**(Kaufman Assessment Battery for Children,K-ABC)　考夫曼(Alan S. Kaufman)和考夫曼(Nadeen L. Kaufman)在 1983 年编制了考夫曼儿童成套评价测验(K-ABC)。该测验采用了卢瑞亚(Luria)的信息处理理论和斯佩里(Sperry)的大脑特异性功能(specialization of brain function)理论为基础。K-ABC 主要适用于 2～12.5 岁的儿童,在临床评估、教育评估及心理学基础研究方面均有广泛的应用价值。

该测验包括认知加工量表和成就量表两部分。认知加工量表评估儿童的序列加工能力和同时加工能力,而成就量表则评估儿童在语言、阅读、算术等方面的学业成就。K-ABC 的独特之处在于它强调信息加工过程,而非传统的智力概念,因此对于评估学习障碍儿童和脑损伤儿童具有特殊的价值。

### (二)儿童发展量表和适应行为量表

1. **儿童发展量表**　儿童早年发展量表主要包括身体生长和心理发展两大内容。其中心理发展又以适应行为为重点。婴幼儿期所观察到的主要是一些本能和动作以及一些初级的智力活动,虽然与以后的智力水平相关程度不高,但临床上需要了解这一时期的智力发展水平,因此发展量表具有较大的临床应用价值。知名的有贝利(Bayley N)婴幼儿发展量表(2～30 个月)、丹佛(Denver)发展筛查测验(2 周～6 岁)、盖赛尔(Gesell A)发展诊断量表(2.5～6.0 岁)等,国内各有相应的修订本。

2. **适应行为量表**　适应行为（adaptive behavior）也称社会适应能力（social adaptability），是指个人独立处理日常生活与承担社会责任的能力达到他的年龄和所处社会文化背景所期望的程度，也就是个体适应自然和社会环境的有效性（efficiency）。适应行为主要是个体在后天环境下的获得性行为技能，适应行为量表则用于评估个体适应行为发展水平和特征，广泛应用于智力低下（intellectual disability，ID）的诊断、分类、训练及特殊教育等方面。例如在对于 ID 的诊断与分类上适应行为有着与智力测验相同的重要性。

人所处的年龄阶段不同，其适应行为会表现出不同的特征，因此有着多种适应行为评定量表。早期有道尔（Doll EA）编制的文兰社会成熟量表（1935 年），随后有美国智能缺陷协会（American Association on Mental Deficiency，AAMD）编制的适应行为量表。我国有姚树桥、龚耀先（1991 年）编制的儿童适应行为评定量表，该量表包括感觉运动、生活自理、语言发展、个人取向、社会责任、时空定向、劳动技能、经济活动 8 个方面，用适应能力商数（adaptive quotient，ADQ）表示儿童适应行为发展的总体水平。该量表适用于 3～12 岁儿童的适应行为发展水平和特征的评估，是智力低下儿童的诊断性工具之一。

（李晓敏）

## 第三节 ｜ 人格测验

人格是指一个人的思维、情绪和行为的特征模式，以及这些模式背后隐藏或外显的心理机制，即每个人身上都存在的一些持久、稳定的特征。每一种人格理论都假定这种个别差异的存在，并假定这些差异是可以测量的，测量手段包括评价者的评分资料、自我评定资料和实验情景或测量资料等。

测验人格的技术和方法很多，包括观察法、会谈法、调查法、投射法等，最常用的方法为调查法中的问卷法和投射法，前者包括明尼苏达多相人格调查表、艾森克人格问卷、卡特尔 16 种人格因素问卷等；后者包括罗夏墨迹测验、主题统觉测验等。人格心理学家认为投射法和问卷法反映了两个完全不同的动机系统：前者是潜意识的，后者是意识的、自我归因的。人格体现的内容主要属于意识层面，而语言涵盖了人格中很重要的内容，心理学家则确信人格可以通过语言这种媒介来测量。

### 一、明尼苏达多相人格调查表

明尼苏达多相人格调查表（Minnesota Multiphasic Personality Inventory，MMPI），为哈撒韦（Hathaway SR）和麦金利（Mckinley JC）等于 20 世纪 40 年代初根据经验效标法编制的，最初只作为一套对精神病有鉴别作用的辅助量表，后来发展为人格量表。自问世以来，该量表应用非常广泛，为美国出版的《心理测验年鉴》（第 9 版）（1985）中最常用的人格量表。MMPI 主要用于病理心理研究，协助临床诊断，在精神医学、心身医学、行为医学、司法鉴定等领域应用十分广泛。

MMPI 适用于 16 岁以上、至少有 6 年受教育经历者。1989 年 Butcher J 等完成了 MMPI 的修订工作，称为 MMPI-2。20 世纪 80 年代初我国宋维真等完成了 MMPI 中文版修订工作，并于此后制订了 MMPI-2 全国常模。MMPI-2 提供了成人和青少年常模，可用于 13 岁以上青少年和成人。该量表既可个别施测，也可团体测查，但 MMPI-2 应用不及 MMPI 广泛。

MMPI 共有 566 个自我陈述形式的题目，MMPI-2 为 567 个条目，其中 1～399 题是与临床有关的，其他属于一些研究量表，题目内容范围很广，包括身体各方面的情况、精神状态，以及对家庭、婚姻、宗教、政治、法律、社会等方面的态度和看法。被试者根据自己的实际情况对每个题目做"是"与"否"的回答，若的确不能判定则不作答。可根据被试者的回答情况进行量化分析，或做人格剖面图，现在除手工分析方法外，还有多种计算机辅助分析和解释系统。

MMPI 常用 4 个效度量表和 10 个临床量表。

1. 效度量表

（1）疑问（question）：被试者不能回答的题目数，如超过 30 个题目，测验结果不可靠。

（2）掩饰（lie）：测量被试者对该调查的态度。高分反映防御、天真、思想单纯等。

（3）效度（validity）：测量任意回答倾向。高分表示任意回答、诈病或存在偏执。

（4）校正分（correction）：测量过分防御或不现实倾向。高分表示被试者对测验持防卫态度。

2. 临床量表

（1）疑病量表（Hypochondriasis Scale）：测量被试者疑病倾向及对身体健康的不正常关心。高分表示被试者有许多身体上的不适、不愉快、自我中心、敌意、需求、寻求注意等。条目举例：我常会恶心呕吐。

（2）抑郁量表（Depression Scale）：测量情绪低落、焦虑问题。高分表示情绪低落、缺乏自信、自杀观念、有轻度焦虑和激动。条目举例：我常有很多心事。

（3）癔症量表（Hysteria Scale）：测量被试者对心身症状的关注和敏感、自我中心等特点。高分反映自我中心、自大、自私、期待更多的注意和爱抚，与人的关系肤浅、幼稚。条目举例：每星期至少有一两次，我会无缘无故地觉得全身发热。

（4）精神病态性偏倚量表（Psychopathic Deviate Scale）：测量被试者的社会行为偏离特点。高分反映被试者脱离一般社会道德规范、无视社会习俗、社会适应差、冲动敌意、攻击性倾向。条目举例：我童年时期，有一段时间偷过人家的东西。

（5）男子气或女子气量表（Masculinity-Femininity Scale）：测量男子女性化、女子男性化倾向。男性高分反映敏感、爱美、被动等女性倾向，女性高分则反映粗鲁、好攻击、自信、缺乏情感、不敏感等男性化倾向。条目举例：和我性别相同的人容易喜欢我。

（6）妄想量表（Paranoia Scale）：测量被试者是否具有病理性思维。高分提示多疑、过分敏感，甚至有妄想存在，平时思维方式为容易指责别人而很少内疚，有时可表现强词夺理、敌意、愤怒，甚至侵犯他人。条目举例：有人想害我。

（7）精神衰弱量表（Psychasthenia Scale）：测量精神衰弱、强迫、恐怖或焦虑等神经症特点。高分提示强迫观念、严重焦虑、高度紧张、恐怖等。条目举例：我似乎比别人更难于集中注意力。

（8）精神分裂症量表（Schizophrenia Scale）：测量思维异常和行为古怪等精神分裂症的一些临床特点。高分提示思维古怪、行为退缩，可能存在幻觉妄想、情感不稳。条目举例：有时我会哭一阵笑一阵，连自己也不能控制。

（9）躁狂症量表（Hypomania Scale）：测量情绪紧张、过度兴奋、夸大、易激惹等轻躁狂的特点。高分反映联想过多过快、情绪激昂、夸大、易激惹、活动过多、精力过分充沛、乐观、无拘束等特点。条目举例：我是个重要人物。

（10）社会内向量表（Social Introversion Scale）：测量社会化倾向。高分提示性格内向、胆小退缩、不善社交活动、过分自我控制等；低分反映外向。条目举例：但愿我不要太害羞。

各量表结果采用 $T$ 分形式，可在 MMPI 剖析图上标出。一般某量表 $T$ 分高于 70 分则认为存在该量表所反映的精神病理症状，比如抑郁量表 ≥70 分认为存在抑郁症状。但具体分析时应综合各量表 $T$ 分高低情况解释。

## 二、艾森克人格问卷

艾森克人格问卷（Eysenck Personality Questionnaire，EPQ）由英国心理学家艾森克（Eysenck HJ）与其夫人根据人格三个维度的理论，于 1975 年在 1952 年和 1964 年两个版本的基础上，根据主成分分析法编制而成，1994 年进行了修订，在国际上被广为应用。成人问卷适用于 16 岁以上的成人，儿童问卷适用于 7～15 岁儿童。国外 EPQ 儿童版本有 97 个条目，成人有 101 个条目。我国龚耀先的修订本成人和儿童均为 88 个条目；陈仲庚修订本成人有 85 个条目。

EPQ 由三个人格维度和一个效度量表组成。

1. 神经质(neuroticism,N) 测查情绪稳定性。高分反映易焦虑、抑郁和较强烈的情绪反应倾向等特征。条目举例:你容易激动吗?

2. 内 - 外向(introversion-extroversion,E) 测查内向和外向人格特征。高分反映个性外向,具有好交际、热情、冲动等特征,低分则反映个性内向,具有好静、稳重、不善言谈等特征。条目举例:你是否健谈?

3. 精神质(psychoticism,P) 测查一些与精神病理有关的人格特征。高分可能具有孤独、缺乏同情心、不关心他人、难以适应外部环境、好攻击、与别人不友好等特征;也可能具有极其与众不同的人格特征。条目举例:你是否在晚上小心翼翼地关好门窗?

4. 掩饰(lie,L) 测查朴实、遵从社会习俗及道德规范等特征。在国外,高分表明掩饰、隐瞒,但在我国 L 分高的意义仍未十分明了。条目举例:你曾经拿过别人的东西(哪怕一针一线)吗?

EPQ 结果采用标准分数 $T$ 分表示,根据各维度 $T$ 分高低判断人格倾向和特征。还将 N 维度和 E 维度组合,进一步分出外向稳定(多血质)、外向不稳定(胆汁质)、内向稳定(黏液质)、内向不稳定(抑郁质)四种人格特征,各型之间还有移行型。

EPQ 为自陈量表,施测方便,有时也可以进行团体测验,是我国临床应用最为广泛的人格测验。但其条目较少,反映的信息量也相对较少,故反映的人格特征类型有限。

### 三、卡特尔 16 种人格因素问卷

卡特尔 16 种人格因素问卷(16 Personality Factor Questionnaire,16PF)为卡特尔(Cattell RB)采用主成分分析法编制而成,他认为 16 个根源特质是构成人格的内在基础因素,测量这些特质即可知道个体的人格特征。16PF 用来测量以下特质:A 乐群性,B 聪慧性,C 稳定性,E 恃强性,F 兴奋性,G 有恒性,H 敢为性,I 敏感性,L 怀疑性,M 幻想性,N 世故性,O 忧虑性,Q1 激进性,Q2 独立性,Q3 自律性,Q4 紧张性。

16PF 有 A、B、C、D、E 式五种复本。A、B 式为全本,各有 187 个题目;C、D 式为缩减本,各有 105 个题目。前四种复本适用于 16 岁以上并有小学以上文化程度者;E 式有 128 个题目,专为阅读水平低的人而设计。16PF 主要用于确定和测量正常人的基本人格特征,并进一步评估某些次级人格因素。我国已有相关修订本及全国常模,目前使用较多的是 1970 年刘永和、梅吉瑞合作修订的版本。

A、B、C、D 式均有三种答案可供选择:A. 是的;B. 介于 A 与 C 之间;C. 不是的。凡答案与记分标准相符记 2 分,相反记 0 分,中间记 1 分;E 式有两种答案可供选择。条目举例:我感到在处理多数事情上我是一个熟练的人。

16PF 结果采用标准分数($Z$ 分)。通常认为<4 分为低分(1~3 分),>7 分为高分(8~10 分)。高、低分结果均有相应的人格特征说明。

### 四、其他人格测验工具

除上述三种人格量表,还有多种人格测验工具,其中使用主成分分析法编制而成的大五人格量表,其信度和效度在不同语言文化中已被证实。其中使用较多的有科斯塔(Costa PT)和麦克雷(McCrae RR)编制的 NEO 人格调查表修订版(NEO Personality Inventory-Revised,NEO-PI-R),用来测量经验开放性(openness to experience)、尽责性(conscientiousness)、外向性(extraversion)、宜人性(agreeableness)和神经质(neuroticism),还有扎克曼(Zuckerman M)编制的扎克曼 - 库尔曼人格问卷(Zuckerman-Kuhlman Personality Questionnaire,ZKPQ),用来测量冲动感觉寻求(impulsive sensation seeking)、神经质 - 焦虑(neuroticism-anxiety)、攻击 - 敌意(aggression-hostility)、社交性(sociability)和活泼性(activity)。

(邓 伟)

## 第四节 | 评定量表

### 一、概述

关于"评定量表"(rating scale)概念的界定,目前尚无统一认识。有人认为"评定量表"仅限于那些不能合作进行测验的受试者(如严重的智残者、精神病人、重病病人和婴幼儿等)而必须采用由主试者进行评定的量表。从这层意义上说,评定量表不是严格的"心理测验"。也有人认为目前在医学以及社会科学界所广泛采用的一些量表,也具有心理测验数量化、标准化这样一些基本特征,虽然在基本理论背景、难易程度等方面有些不同,但二者在形式上常常混淆,也不必过分强调它们的区别。尽管概念上难以界定,但我们还是可以从二者的特征找到评定量表与严格意义上的心理测验的一些不同之处。

首先,评定量表的设计通常以实用性为主要目标,强调量表在实际应用中的可操作性和有效性。与严格遵循理论构建的心理测验和量表不同,评定量表多是在既有问卷的基础上,通过对问卷内容进行结构化和数量化处理而发展而来的。这种发展过程虽然在理论背景上可能不够严谨,但却能够较好地满足实践工作的需求。

其次,评定量表简便易操作,如对病人的检查常用作筛查工具(而不用于诊断),评价也多采用原始分直接评定。此外,评定量表也不像心理测验那样严格控制,有些可公开发表,许多评定量表非专业工作者稍加训练就可掌握。具有上述特征的评定量表既有他评的,也有自评的(如 SCL-90)。医学心理学中常用的评定量表有许多种类,包括精神症状评定量表、与心理应激有关的生活事件量表、应对方式量表和社会支持量表等。

### 二、自评量表

自评量表是指受试者根据量表的题目和内容自行选择答案做出判断的评定量表。这里仅介绍一些医学心理学常用的自评量表。

#### (一) 90 项症状自评量表

90 项症状自评量表(Symptom Checklist 90,SCL-90)(表 8-2)测查 10 个心理症状因子:躯体化、强迫症状、人际关系敏感、抑郁、焦虑、敌意、恐怖、偏执、精神质、附加因子。因子分用于反映有无各种心理症状及其严重程度。每个项目后按"没有、很轻、中等、偏重、严重"等级以 1~5 分选择评分,由被试者根据自己最近的情况和体会对各项目选择恰当的评分。评定结果分析总平均水平、各因子的水平以及表现突出的因子,借以了解病人问题的范围、表现以及严重程度等。SCL-90 可进行追踪性测查,以观察病情发展或评估治疗效果。

SCL-90 的具体分析指标有,①总分:将所有项目评分相加,即得到总分;②阳性项目数:大于或等于 2 分的项目数;③因子数:将各因子的项目评分相加得因子粗分,再将因子粗分除以因子项目数,即得到因子分。

根据总分、阳性项目数、因子分等评分结果情况,判定是否有阳性症状及其严重程度或是否需进一步检查。因子分越高,反映症状越多,障碍越严重。

10 个因子的定义、项目数及其含义如下。

躯体化:包括 1、4、12、27、40、42、48、49、52、53、56、58 共 12 项,主要反映主观的身体不舒适感。

强迫症状:包括 3、9、10、28、38、45、46、51、55、65 共 10 项,主要反映强迫症状。

人际关系敏感:包括 6、21、34、36、37、41、61、69、73 共 9 项,主要反映个人的不自在感和自卑感。

抑郁:包括 5、14、15、20、22、26、29、30、31、32、54、71、79 共 13 项,主要反映抑郁症状。

焦虑:包括 2、17、23、33、39、57、72、78、80、86 共 10 项,主要反映焦虑症状。

敌意:包括 11、24、63、67、74、81 共 6 项,主要反映敌对表现。

恐怖:包括 13、25、47、50、70、75、82 共 7 项,主要反映恐惧症状。

偏执:包括 8、18、43、68、76、83 共 6 项,主要反映猜疑和关系妄想等精神症状。

精神质:包括 7、16、35、62、77、84、85、87、88、90 共 10 项,主要反映幻听、被控制感等精神分裂症症状。

附加因子:包括 19、44、59、60、64、66、89 共 7 项,主要反映睡眠和饮食情况。

表 8-2　90 项症状自评量表(SCL-90)的内容

| | |
|---|---|
| 1. 头痛 | 33. 感到害怕 |
| 2. 神经过敏,心中不踏实 | 34. 您的感情容易受到伤害 |
| 3. 头脑中有不必要的想法或字句盘旋 | 35. 旁人能知道您的私下想法 |
| 4. 头昏或昏倒 | 36. 感到别人不理解您、不同情您 |
| 5. 对异性的兴趣减退 | 37. 感到人们对您不友好,不喜欢您 |
| 6. 对旁人责备求全 | 38. 做事必须做得很慢以保证做得正确 |
| 7. 感到别人能控制您的思想 | 39. 心跳得很厉害 |
| 8. 责怪别人制造麻烦 | 40. 恶心或胃部不舒服 |
| 9. 忘性大 | 41. 感到比不上他人 |
| 10. 担心自己的衣饰整齐及仪态的端正 | 42. 肌肉酸痛 |
| 11. 容易烦恼和激动 | 43. 感到有人在监视您、谈论您 |
| 12. 胸痛 | 44. 难以入睡 |
| 13. 害怕空旷的场所或街道 | 45. 做事必须反复检查 |
| 14. 感到自己的精力下降,活动减慢 | 46. 难以做出决定 |
| 15. 想结束自己的生命 | 47. 怕乘电车、公共汽车、地铁或火车 |
| 16. 听到旁人听不到的声音 | 48. 呼吸有困难 |
| 17. 发抖 | 49. 一阵阵发冷或发热 |
| 18. 感到大多数人都不可信任 | 50. 因为感到害怕而避开某些东西、场合或活动 |
| 19. 胃口不好 | 51. 脑子变空了 |
| 20. 容易哭泣 | 52. 身体发麻或刺痛 |
| 21. 同异性相处时感到害羞不自在 | 53. 喉咙有梗塞感 |
| 22. 感到受骗、中了圈套或有人想抓住您 | 54. 感到前途没有希望 |
| 23. 无缘无故地突然感到害怕 | 55. 不能集中注意力 |
| 24. 自己不能控制地大发脾气 | 56. 感到身体的某一部分软弱无力 |
| 25. 怕单独出门 | 57. 感到紧张或容易紧张 |
| 26. 经常责怪自己 | 58. 感到手或脚发重 |
| 27. 腰痛 | 59. 想到死亡的事 |
| 28. 感到难以完成任务 | 60. 吃得太多 |
| 29. 感到孤独 | 61. 当别人看着您或谈论您时感到不自在 |
| 30. 感到苦闷 | 62. 有一些不属于您自己的想法 |
| 31. 过分担忧 | 63. 有想打人或伤害他人的冲动 |
| 32. 对事物不感兴趣 | 64. 醒得太早 |

| | |
|---|---|
| 65. 必须反复洗手、点数或触摸某些东西 | 78. 感到坐立不安心神不定 |
| 66. 睡得不稳不深 | 79. 感到自己没有什么价值 |
| 67. 有想摔坏或破坏东西的想法 | 80. 感到熟悉的东西变成陌生或不像是真的 |
| 68. 有一些别人没有的想法或念头 | 81. 大叫或摔东西 |
| 69. 感到对别人神经过敏 | 82. 害怕会在公共场合晕倒 |
| 70. 在商店或电影院等人多的地方感到不自在 | 83. 感到别人想占您的便宜 |
| 71. 感到任何事情都很困难 | 84. 为一些有关"性"的想法而很苦恼 |
| 72. 一阵阵恐惧或惊恐 | 85. 认为应该因为自己的过错而受到惩罚 |
| 73. 感到公共场合吃东西很不舒服 | 86. 感到要很快把事情做完 |
| 74. 经常与人争论 | 87. 感到自己的身体有严重问题 |
| 75. 单独一人时神经很紧张 | 88. 从未感到和其他人很亲近 |
| 76. 别人对您的成绩没有给予恰当的评价 | 89. 感到自己有罪 |
| 77. 即使和别人在一起也感到孤单 | 90. 感到自己的脑子有毛病 |

### （二）抑郁自评量表

抑郁自评量表（Self-Rating Depression Scale，SDS）（表 8-3）由宗氏（Zung）于 1965 年编制。量表包含 20 个项目，采用四级评分方式，该量表使用方法简便，能相当直观地反映病人抑郁的主观感受及严重程度。使用者也不需经特殊训练。目前多用于门诊病人的粗筛、情绪状态评定以及调查、科研等。

**1. 评分**　大多数项目为正向评分，①1 分：很少有该项症状；②2 分：有时有该项症状；③3 分：大部分时间有该项症状；④4 分：绝大部分时间有该项症状。但项目 2、5、6、11、12、14、16、17、18、20 为反向评分题，按 4～1 计分。由被试者按照量表说明进行自我评定，依次回答每个条目。

**2. 总分**　将所有项目得分相加，即得到总分，如果总分超过 41 分可考虑筛查阳性，即可能有抑郁存在，需进一步检查。抑郁严重指数 = 总分 /80。指数范围为 0.25～1.00，指数越高，抑郁程度越重。

表 8-3　Zung 抑郁自评量表（SDS）的内容

| | |
|---|---|
| 1. 我觉得闷闷不乐，情绪低沉 | 11. 我的头脑和平常一样清楚 |
| 2. 我觉得一天中早晨最好 | 12. 我觉得经常做的事情并没有困难 |
| 3. 我一阵阵哭出来或觉得想哭 | 13. 我觉得不安而平静不下来 |
| 4. 我晚上睡眠不好 | 14. 我对将来抱有希望 |
| 5. 我吃得跟平常一样多 | 15. 我比平常容易生气激动 |
| 6. 我与异性密切接触时和以往一样感到愉快 | 16. 我觉得做出决定是容易的 |
| 7. 我发觉我的体重在下降 | 17. 我觉得自己是个有用的人，有人需要我 |
| 8. 我有便秘的苦恼 | 18. 我的生活过得很有意思 |
| 9. 我心跳比平常快 | 19. 我认为我死了别人会生活得好些 |
| 10. 我无缘无故地感到疲乏 | 20. 平常感兴趣的事我仍然感兴趣 |

### （三）焦虑自评量表

焦虑自评量表（Self-Rating Anxiety Scale，SAS）（表 8-4）由宗氏（Zung）于 1971 年编制，由 20 个与焦虑症状有关的项目组成。用于反映有无焦虑症状及其严重程度。适用于评估是否有焦虑症状的成人，也可用于流行病学调查。

1. **评分**  每项问题后有 1~4 四级评分选择,①1 分:很少有该项症状;②2 分:有时有该项症状;③3 分:大部分时间有该项症状;④4 分:绝大部分时间有该项症状。项目 5、9、13、17、19 为反向评分题,按 4~1 计分。由被试者按量表说明进行自我评定,依次回答每个条目。

2. **总分**  将所有项目评分相加,即得到总分。总分超过 40 分可考虑筛查阳性,即可能有焦虑症状,需进一步检查。分数越高,焦虑程度越重。

表 8-4  Zung 焦虑自评量表(SAS)的内容

| | |
|---|---|
| 1. 我感到比往常更加过敏和焦虑 | 11. 我因阵阵的眩晕而不舒服 |
| 2. 我无缘无故感到担心 | 12. 我有阵阵要昏倒的感觉 |
| 3. 我容易心烦意乱或感到恐慌 | 13. 我呼吸时进气和出气都不费力 |
| 4. 我感到我的身体好像被分成几块、支离破碎 | 14. 我的手指和脚趾感到麻木和刺痛 |
| 5. 我感到事事顺利,不会有倒霉的事情发生 | 15. 我因胃痛和消化不良而苦恼 |
| 6. 我的四肢抖动和震颤 | 16. 我必须时常排尿 |
| 7. 我因为头疼、颈痛和背痛而烦恼 | 17. 我的手总是温暖而干燥 |
| 8. 我感到无力且容易疲劳 | 18. 我觉得脸发热发红 |
| 9. 我感到很平衡,能安静坐下来 | 19. 我容易入睡,晚上休息很好 |
| 10. 我感到我的心跳较快 | 20. 我做噩梦 |

### (四)生活事件量表

国内外有多种生活事件量表。这里介绍由杨德森、张亚林编制的生活事件量表(Life Event Scale,LES)(表 8-5)。该量表由 48 条我国较常见的生活事件组成,包括三个方面的问题:家庭生活方面(28 条)、工作学习方面(13 条)、社交及其他方面(7 条),另外有 2 条空白项目,供填写被试者已经经历而表中并未列出的某些事件。

LES 是自评量表,由被试者自己填写。填写者须仔细阅读和领会指导语,然后逐条过目。根据调查者的要求,将某一时间范围内(通常为一年内)的事件记录。对于表上已列出但并未经历的事件应一一注明"未经历",不留空白,以防遗漏。然后,由填写者根据自身的实际感受而不是按常理或伦理观念去判断那些经历过的事件对本人来说是好事或是坏事?影响程度如何?影响持续的时间有多久?影响程度分为 5 级,从毫无影响到影响极重分别记 0、1、2、3、4 分。影响持续时间分三月内、半年内、一年内、一年以上共 4 个等级,分别记 1、2、3、4 分。

统计指标为生活事件刺激量,计算方法如下:

(1)单项事件刺激量 = 该事件影响程度分 × 该事件持续时间分 × 该事件发生次数。

(2)正性事件刺激量 = 全部好事刺激量之和。

(3)负性事件刺激量 = 全部坏事刺激量之和。

(4)生活事件总刺激量 = 正性事件刺激量 + 负性事件刺激量。

生活事件刺激量越高,个体承受的精神压力越大。负性事件刺激量的分值越高,对身心健康的影响越大;正性事件的意义尚待进一步的研究。

表 8-5  生活事件量表(LES)的结构与内容

| | |
|---|---|
| 1. 恋爱或订婚 | 6. 家庭增添新成员 |
| 2. 恋爱失败、破裂 | 7. 与爱人父母不和 |
| 3. 结婚、工作、学习中的问题 | 8. 夫妻感情不好 |
| 4. 自己(爱人)怀孕 | 9. 夫妻分居(因不和) |
| 5. 自己(爱人)流产 | 10. 夫妻两地分居(工作需要) |

续表

| | |
|---|---|
| 11. 性生活不满意或独身 | 30. 开始就业 |
| 12. 配偶一方有外遇 | 31. 高考失败 |
| 13. 夫妻重归于好 | 32. 扣发奖金或罚款 |
| 14. 超指标生育 | 33. 突出的个人成就 |
| 15. 本人(爱人)做绝育手术 | 34. 晋升、提级 |
| 16. 配偶死亡 | 35. 对现职工作不满意 |
| 17. 离婚社交与其他问题 | 36. 工作、学习压力大(如成绩不好) |
| 18. 子女升学(就业)失败 | 37. 与上级关系紧张 |
| 19. 子女管教困难 | 38. 与同事、邻居不和 |
| 20. 子女长期离家 | 39. 第一次远走他乡、异国 |
| 21. 父母不和 | 40. 生活规律重大变动(饮食、睡眠规律改变) |
| 22. 家庭经济困难 | 41. 本人退离休或未安排具体工作 |
| 23. 欠债500元以上 | 42. 好友重病或重伤 |
| 24. 经济情况显著改善 | 43. 好友死亡 |
| 25. 家庭成员重病、重伤 | 44. 被人误会、错怪、诬告、议论 |
| 26. 家庭成员死亡 | 45. 介入民事法律纠纷 |
| 27. 本人重病或重伤 | 46. 被拘留、受处罚 |
| 28. 住房紧张 | 47. 失窃、财产损失 |
| 29. 待业、无业 | 48. 意外惊吓、事故、自然灾害 |

注:若受试者认为有表中未列生活事件对其造成较大影响,可以自己填入所留的空栏中,并给出相应评价。

### (五) 特质应对方式问卷

应对(coping)是心理应激过程的重要中介因素,与应激事件性质以及应激结果均有关系。近十年来应对方式受到广泛的重视,出现许多应对方式量表,特质应对方式问卷(Trait Coping Style Questionnaire,TCSQ)(表 8-6)是其中之一。

特质应对方式问卷是自评量表,由 20 条反映应对特点的项目组成,包括 2 个方面:积极应对与消极应对(各含 10 个条目)。用于反映被试者面对困难挫折时的积极与消极的态度和行为特征。被试者根据自己大多数情况时的表现逐项填写。各项目答案从"肯定是"到"肯定不是"采用 5、4、3、2、1 五级评分。评价指标包括:

积极应对分:将条目 1、3、5、8、9、11、14、15、18、20 的评分累加,即得积极应对分。一般人群的平均分为 30.22±8.72。分数高,反映积极应对特征明显。

消极应对分:将条目 2、4、6、7、10、12、13、16、17、19 的评分累加,即得消极应对分。一般人群的平均分为 23.58±8.41。分数高,反映消极应对特征明显。

实际应用中,消极应对特征的病因学意义大于积极应对,其原因有待进一步研究。

表 8-6　特质应对方式问卷(TCSQ)的内容

| | |
|---|---|
| 1. 能尽快地将不愉快忘掉 | 6. 不愉快的事很容易引起情绪波动 |
| 2. 陷入对事件的回忆和幻想之中而不能摆脱 | 7. 将情绪压在心底里不表现出来,但又忘不掉 |
| 3. 当作事情根本未发生过 | 8. 通常与类似的人比较,就觉得算不了什么 |
| 4. 易迁怒于别人而经常发脾气 | 9. 将消极因素化为积极因素,例如参加活动 |
| 5. 通常向好的方面想,想开些 | 10. 遇到烦恼的事很容易想悄悄地哭一场 |

续表

| 11. 旁人很容易使你重新高兴起来 | 16. 在很长的时间里回忆所遇到的不愉快的事 |
| 12. 如果与人发生冲突,宁可长期不理对方 | 17. 遇到难题往往责怪自己无能而怨恨自己 |
| 13. 对重大困难往往举棋不定,想不出办法 | 18. 认为天底下没有什么大不了的事 |
| 14. 对困难和痛苦能很快适应 | 19. 遇苦恼事喜欢一个人独处 |
| 15. 相信困难和挫折可以锻炼人 | 20. 通常以幽默的方式化解尴尬局面 |

### (六) A 型行为类型评定量表

A 型行为类型主要是指一种性格特征,具有时间感强、争强好胜、缺乏耐性等特点。中文版本的 A 型行为类型评定量表(Type A Behavior Type Rating Scale)由张伯源(1983)主持修订。

该问卷由 60 个条目组成,包括三部分:①时间紧迫感(time hurry,TH):25 题,反映时间匆忙感、时间紧迫感和做事快等特征;②竞争和敌意(competitive and hostility,CH):25 题,反映争强好胜、敌意和缺乏耐性等特征;③测谎题(lie,L):用以考查被试者回答问题是否诚实、认真,为回答真实性检测题。L≥7 分可以认为被试者的回答不真实,可判为无效问卷。由被试者根据自己的实际情况填写问卷。在每个问题后,符合时答"是",不符合时回答"否"。各因子分别计分。将 TH 分与 CH 分相加,即得行为总分。行为总分高于 36 分时视为具有 A 型行为特征;行为总分为 28~35 分时,视为具有中间偏 A 型行为特征。

## 三、他评量表

他评量表是由评估者根据对被评估者的行为观察或访谈所进行的量化评估。一般对使用者的专业知识以及量表使用经验等要求较高。他评量表方式在情绪和外显行为定量评估中广泛应用。

### (一) 汉密尔顿抑郁量表

汉密尔顿抑郁量表(Hamilton Depression Scale,HAMD)(表 8-7)由汉密尔顿(Hamilton E)于 1960 年编制,是临床上评定抑郁状态时应用得最普遍的量表。本量表有 17 项、21 项和 24 项等 3 种版本。利用 HAMD 做一次评定大约需 15~20 分钟。这主要取决于病人的病情严重程度及其合作情况,如病人伴有精神运动性阻滞时,所需时间将更长。

表 8-7　HAMD 条目及具体的评分标准举例

| 1. 抑郁情绪 | ①只有问到时才诉述;②在访谈中自发地表达;③不用言语也可以从表情、姿势、声音或欲哭中流露出这种情绪;④病人的自发言语和非语言表达(表情、动作)几乎完全表现为这种情绪 |
| --- | --- |
| 2. 有罪恶感 | ①责备自己,感到自己已连累他人;②认为自己犯了罪或反复思考以往的过失和错误;③认为目前的疾病是对自己错误的惩罚或有罪恶妄想;④罪恶妄想伴有指责或威胁性幻觉 |
| 3. 自杀 | ①觉得活着没有意义;②希望自己已经死去或常想到与死有关的事;③消极观念(自杀念头) |
| 4. 入睡困难(初段失眠) | ①主诉有入睡困难,上床半小时后仍不能入睡(要注意平时病人入睡的时间);②主诉每晚均有入睡困难 |

**1. 项目和评分标准**　HAMD 大部分项目采用 0~4 分的 5 级评分法,各级的标准为:0 分为无,1 分为轻度,2 分为中度,3 分为重度,4 分为很重。少数项目采用 0~2 分的 3 级评分法,其分级的标准为:0 分为无,1 分为轻至中度,2 分为重度。

**2. 评定注意事项**　包括以下内容。

(1) 适用于具有抑郁症状的成年病人。

（2）应由经过培训的两名评定者对病人进行 HAMD 联合检查。

（3）一般采用交谈与观察的方式。检查结束后，两名评定者分别独立评分。

（4）评定的时间范围：入组时，评定当时或入组前一周的情况；治疗后 2～6 周，以同样方式，对入组病人再次评定，比较治疗前后症状和病情的变化。

（5）HAMD 中，有的项目依据对病人的观察进行评定；有的项目则根据病人自己的口头叙述评分；有的尚需向病人家属或病房工作人员收集资料。

**3. 结果分析**　总分能较好地反映病情严重程度，病情越轻总分越低，病情越重总分越高。而且治疗前后总分的变化情况可用来评估病人病情的变化情况。

按照 Davis JM 的划界分，总分超过 35 分，可能为严重抑郁；超过 20 分，可能是轻或中度抑郁；如小于 8 分，病人就没有抑郁症状。17 项 HAMD 一般的划界分分别为 24 分、17 分和 7 分。

**4. 应用评价**　HAMD 评定方法简便，标准明确，便于掌握，可用于抑郁症、双相情感障碍多种疾病的抑郁症状评定，尤其适用于抑郁症。HAMD 在抑郁量表中，作为最标准者之一，如果要发展新的抑郁量表，往往应以 HAMD 为平行效度检验的工具。

### （二）汉密尔顿焦虑量表

汉密尔顿焦虑量表（Hamilton Anxiety Scale，HAMA）由汉密尔顿（Hamilton E）于 1959 年编制，主要用于评定焦虑症状及其严重程度，是精神科常用的他评量表之一。受试者在接受评估时由两名受过专业训练的评定人员采用交谈和观察的方式联合进行评估，然后各自独立评分。

HAMA 主要评定 14 项与焦虑有关的心身表现，分别是肌肉系统、感觉系统、心血管系统、呼吸系统、胃肠道、生殖泌尿系统及自主神经系统的相关症状（躯体性焦虑），焦虑心境、紧张、害怕、失眠、认知功能、抑郁心境及会谈时的表现（精神性焦虑）。HAMA 采用 0～4 分的五级评分，0 分为无症状；1 分为症状轻微；2 分为有肯定的症状，但不影响生活和活动；3 分为症状重，需处理，或已影响生活和活动；4 分为症状极重，严重影响其生活。总分≥29 分，可能为严重焦虑；≥21 分，肯定有明显焦虑；≥14 分，肯定有焦虑；≥7 分，可能有焦虑；<7 分，没有焦虑症状。

### （三）日常生活活动量表

日常生活活动（activities of daily living，ADL）量表主要用于测评个体的日常生活活动能力，包含 2 个部分，分别是基本日常生活活动能力（BADL）和工具性日常生活活动能力（IADL）。基本日常生活活动能力（BADL）指独立生活所需要的最基本能力，如穿衣、吃饭、洗澡、上下床、大小便控制等共 8 项行为能力；工具性日常生活活动能力（IADL）指复杂的日常或社会活动能力，如做家务、做饭、理财、购物、出行等共 12 项行为能力。评估者通过观察受试者的日常功能表现进行打分。每个条目分为 1～4 分的四级评分，其中 1 分为完全没有困难，4 分为完全困难，总分范围为 20～80 分，得分越高，代表日常生活活动能力越差。总分≤26 分为基本正常；总分>26 分提示有不同程度的功能下降。

（官锐园）

本章思维导图

本章目标测试

本章数字资源

# 第九章 | 心理干预

心理干预是通过专业的心理学知识和技术,针对个体或群体的心理问题或困扰,进行干预和辅导,以促进他们的心理健康、提升生活质量或者帮助他们更好地适应和处理生活中的挑战和困难。

## 第一节 | 概　述

### 一、心理干预的概念

心理干预(psychological intervention)是指在心理学理论指导下有计划、按步骤地对一定对象的心理活动、人格特征或行为问题施加影响,使之发生朝向预期目标变化的过程。

心理干预需要专业人员与干预对象建立良好的治疗关系,促进干预对象的积极参与和投入。首先要识别和理解干预对象的心理问题,包括情感困扰、行为问题、认知偏差等,以及这些问题对他们生活和功能的影响。然后根据干预对象的具体情况和需求,制订个性化的干预方案,包括目标设定、干预策略和具体操作步骤。心理干预的过程中,专业人员提供支持和辅导,帮助干预对象理解和应对自己的问题,以及培养和增强其解决问题的能力与技巧。心理干预的目标是促进干预对象的心理健康,预防和解决心理问题以及治疗心理障碍,提升干预对象的生活质量和幸福感。

### 二、心理干预的特征

1. **专业性**　心理干预通常由受过专业训练的心理学家、心理咨询师或心理治疗师实施。

2. **目标性**　心理干预通常有明确的目标,比如减少焦虑或抑郁症状、改善人际关系、提升应对技能、增强自我效能感等。

3. **科学性**　干预措施应基于科学研究和临床实践证据,采用有效的心理学理论和技术,如认知行为疗法、精神动力疗法、人本主义疗法等。

4. **互动性**　心理干预是一个双向互动的过程,需要心理专业人员与干预对象之间建立良好的治疗关系,确保干预对象积极参与并投入干预过程中。

5. **个体化**　每个人的心理问题和需求都是独特的,因此干预方案应当根据个体的具体情况进行量身定制,以达到最佳效果。

6. **系统性**　心理干预可能涉及个体的多个方面,包括情感、认知、行为和社会关系等,因此可能需要采取多种策略和手段。

7. **持续性和阶段性**　心理干预通常不是一次性的,而是一个持续的过程,可能需要经过多个阶段,包括评估、干预、维持改变和预防复发等。

8. **伦理性**　心理干预必须遵循专业伦理,保护干预对象的隐私和权益,确保干预的安全性和对干预对象的尊重。

总之,心理干预通过专业的心理学知识和技术,帮助干预对象理解、应对和解决心理问题,提升其心理健康水平,促进个体的成长和发展。

### 三、心理干预的内容

一般情况下,个体有了较明显的病感后才去医院求治。但从疾病发生发展的全过程看,很多严重的心理障碍如果在症状暴发前有机会得到治疗,可能效果要好得多。研究表明:对某些疾病的高危人群进行预防性的干预,能够显著降低发病率。我国中医理论早就提出"不治已病,治未病"的思想,如《黄帝内经》提到"是故圣人不治已病治未病,不治已乱治未乱,此之谓也。夫病已成而后药之,乱已成而后治之,譬犹渴而穿井,斗而铸锥……",过去医学界以"预防为主"来概括"治未病"的思想,但实际上这种观点强调的是"治",即通过预防性治疗达到"防"的目的。显然,这也可作为心理干预的指导原则,如遵循健康的生活方式,就可能预防高血压、冠心病等疾病。因此,随着社会的发展、人们健康意识的提高,医学心理学需要认真思考应该对哪些群体进行心理干预、何时进行干预以及采取何种干预策略。

从整体上看,要想有效地预防和解决心理疾病,至少应对各类人群实行三个层次的干预措施:健康促进、预防性干预和治疗性干预(图 9-1)。

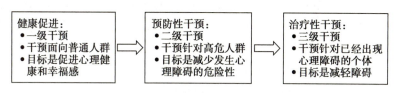

图 9-1 针对不同群体实行的不同的干预措施

#### (一)健康促进

健康促进(health promotion)是指在普通人群中建立适应良好的思想、行为和生活方式,通过促进积极的行为模式和促进健康来预防心理问题的发生。因此,健康促进包含着一些重要的概念,如积极的心理健康、危险因素和保护因素以及与这些因素相应的预防性干预措施。

从健康促进的具体措施上看,医学心理专业人员的任务是帮助人们养成健康的生活方式。如普及有关营养学的知识,使人们养成健康的饮食习惯;采用系统的行为矫正原理和方法对不良饮食习惯进行干预;制订促进儿童青少年心血管系统健康的干预措施,包括改善学校的学生饮食、加强学校体育锻炼的效果;开展针对学生的禁烟活动等。

#### (二)预防性干预

预防性干预(preventive intervention)是指有针对性地采取降低危险因素和增强保护因素的措施,预防性干预可以起到拮抗危险因素的作用,并促进保护性因素的形成,从而阻断心理障碍形成和暴发的过程。预防性干预有三种方式:普遍性干预、选择性干预和指导性干预。

1. **普遍性干预** 普遍性干预(universal preventive intervention)主要面向广大普通人群,针对某些导致整个人群发病率增加的危险因素,进行心理教育或宣传性干预。如青少年后期抑郁症发病率相对增高,预防性干预就可以面对整个青少年,普及认知和行为技能教育,以减少抑郁发作的危险。

2. **选择性干预** 选择性干预(selective preventive intervention)针对那些虽然还没有出现心理问题或障碍,但其发病的危险性比一般人群要高的人,如离婚家庭的子女患抑郁症、PTSD 的危险性明显增高,因此应该针对这类家庭的成员实施预防性干预。

3. **指导性干预** 指导性干预(indicated preventive intervention)的对象是那些有轻微心理障碍先兆和体征的人群。研究表明:有轻度抑郁情绪的人在某些因素的作用下转化为重度抑郁的概率很高,因此,如能预先筛查出已经存在抑郁情绪者,并对其进行干预,能防止重度抑郁的发生。

在发达国家,许多健康促进和预防性干预属于社区心理学工作的一部分。社区心理学(community psychology)作为心理学的一个分支,出现在 20 世纪 60—70 年代。社区心理学的出现与以下几个因素有关：①对精神病人的治疗，从封闭的医院治疗转为在社区开办的心理健康中心继续进行康复治疗；②人们对心理健康问题的认识逐渐提高，不再认为心理问题仅是个人的问题，而是将其与整个社会环境和社会问题联系起来；③逐渐认识到预防才是解决心理健康问题的有效办法。社区心理学家开创了许多预防性干预的技术，推动了医学心理学的发展。然而我国健康保障体系的重点仍然是治疗疾病，而不是促进健康、预防疾病，这个问题在心理卫生领域尤其突出。

### (三) 治疗性干预

治疗性干预（therapeutic intervention）是指对已经存在明显心理问题或心理障碍的人群进行干预，以减轻或消除症状，恢复其社会功能。治疗性干预一般以心理咨询及治疗为主要干预手段。

## 四、心理干预的方法

### (一) 心理健康教育

心理健康教育（psychological education）是向干预对象传递心理健康的相关知识，给予建议和指导，包括各种形式的科普、教学、培训、健康指导等。从关系角度来看，心理健康教育是一种单向输出，干预者向干预对象传递明确的信息、观点、指导意见等。由于其便捷、高效、覆盖面广的特点，在心理健康促进领域有广泛的应用。心理健康教育除了面对面（课程、讲座等）的方式，书籍、广播、报刊媒体都可以是其载体，随着互联网的普及，个人和机构都能很方便地向公众发布心理健康相关信息，如何保证相关内容的准确性和适用性，是一个需要认真考虑的问题。此外在预防性干预及治疗性干预领域，心理健康教育也是非常有效和必要的手段。例如，对于正在接受心理治疗的人，使用心理健康教育可以帮助他们更好地理解心理治疗的目标、方法以及如何更好地参与到治疗中去。

### (二) 心理咨询

心理咨询（psychological counseling）是指受过专业训练的咨询者依据心理学理论和技术，通过与来访者建立良好的咨询关系，帮助其认识自己，克服心理困扰，充分发挥个人的潜能，促进其成长的过程。

来访者就自己存在的心理困扰或障碍，通过言语及非言语的交流方式与咨询师进行沟通、探讨。在咨询师的支持和帮助下，双方通过讨论找出心理问题的成因，分析问题的特点，进而探索应对困境、解决问题的途径和对策，以帮助来访者恢复心理平衡，提高环境适应能力，增进身心健康。

心理咨询重点关注当事人的内心世界，通过专业的情感支持和指导，使其重新获得控制感和希望，从容应对生活中的困境与挑战。

心理咨询的对象一般是面临各种发展性问题（如学习、职业、婚姻、亲子等）和有各种心理困扰的人。干预的对象可以是个人，也可以是伴侣、家庭或有共同特质的群体（团体咨询）。心理咨询为来访者提供包括情感支持，提升社交及问题解决技能，改善家庭、社交、工作中的人际关系等在内的诸多帮助，有利于来访者更好地依从治疗和积极康复。

传统的咨询方式是面对面交谈，也可以通过电话或书信进行咨询，但效果不及面对面咨询。随着互联网技术的普及，网络视频咨询成为一种快速普及的咨询方式，可以让空间距离上很远的咨询师为来访者提供服务，在时间匹配和咨询物理空间的选择上也提供了很多便利，但其效果和可能的弊端仍需要更多的研究来明确。

### (三) 心理治疗

心理治疗是由受过专业训练的治疗师，在一定的程序和设置中通过与病人的交流，在构成密切的治疗关系的基础上，运用心理治疗的有关理论和技术，使其产生心理、行为甚至生理的变化，促进人格的发展和成熟，消除或缓解其心身症状的心理干预过程。

心理治疗是建立在密切的治疗关系基础上的职业行为，治疗关系是指在治疗师与病人之间为达到治疗目标而建立的一种密切的、有感情交流的职业性帮助关系。这种医患关系比临床其他领域中谈到的医患关系更具有特殊性和重要性。与药物治疗不同,心理治疗是一个人帮助人、人影响人的活动,是治疗师与来访者之间产生的心灵交流,而技术的应用甚至是次要的。一种稳定、深刻、亲密和信赖的治疗关系是有效治疗的重要因素。人本主义心理学家罗杰斯(Rogers CR)把治疗关系看作是来访者改变和成长的原动力,合格的治疗师都有一系列共同的咨询特质(attributes of counseling),即治疗师在治疗过程中对疗效有直接影响的因素,是他表现出来的人际反应特点或态度,如治疗师的温暖、真诚、尊重、积极关注和共情等特点。

心理治疗是一项技术性很强的工作,治疗师不能仅仅依赖人生经验、常识和帮助人的愿望进行一般的说教,而要以科学的心理学理论为指导进行规范化治疗,这包括一套基本原理或概念构想,它能够解释症状形成的原因、心理变化的机制以及有相应的治疗技术。心理治疗的目标是通过引导来访者对内心世界的探索、认识,适当的情绪宣泄和认知矫正,激起和维持其学习新经验和改变的愿望,增强自我效能感并促进其持续的自我成长,从而改变引发痛苦的、适应不良的心理和行为甚至生理反应,恢复健全的心理、生理和社会功能。

**1. 心理治疗的有效因素**

(1)情绪宣泄:心理治疗关系中所形成的抱持和接纳的环境,有利于来访者释放内心的紧张、痛苦、焦虑、郁闷等情绪,使情绪的压力得到暂时的缓解。通过倾听和抱持,给来访者一个表达与宣泄内心真实情感的机会,也使其有了内省和梳理的空间。

(2)认知领悟:治疗有效的重要转变是来访者产生了新的认知、领悟。如对待个人、事、环境的看法开始产生变化,对过去的狭隘、冲动、投机、绝对化、僵化的认知进行梳理,重新建构内心看待人情与世故的态度、思路和方法。几乎所有流派的心理治疗都有认知转变的效果,只是理论和技术路线有所不同而已。例如精神分析侧重于从人格层面深刻地探讨心理障碍形成的来龙去脉并加以梳理,认知行为治疗侧重从来访者当前的认知和行为模式上给予干预而使之发生改变。

(3)情感转化:治疗师通过共情的方式帮助来访者识别自己的情感体验,并引导其用恰当的方式表达出来,当来访者的情感能够表达出来的时候他就会对这些情感有所驾驭,而不会盲目冲动或无缘由地感到郁闷。治疗中要允许来访者表达真实的情感体验,如爱、恨、恐惧、悲伤、愤怒、羞耻、内疚等。一个人的情感状态,自己未必能够清楚、明晰、确切地感知到,也不一定能恰当、准确地表达出来。治疗师帮助来访者观察与识别出这些情绪与情感,给了来访者一个了解自己内在情绪感受的机会。

(4)觉察能力:治疗师要有高度的觉察能力,引导来访者觉察到现实与幻想的边界;进一步,要能进入到来访者的幻想中去理解和体验其内心的人际关系模式,同时能保持清醒的现实检验功能,引导来访者觉察自己的幻想与现实。在此过程中,治疗师不能有去无回,还要对自己的反移情保持清醒的理性和觉察能力。

治疗师的目标是帮助来访者发展出理性、成熟的自我功能,以适应现实的人际关系与生活。在心理治疗中,通过观察来访者在现实中的角色责任完成程度,来评估其自我功能的改善程度。其中来访者的自我觉察能力与觉知能力的提高是心理治疗有效的一个基本的、重要的元素。觉察力提高就是心智化能力水平的提高。

(5)关爱能力:在关怀的态度中发展出接受爱和付出爱的能力。首先,治疗师的职责兼具专业服务与人性关怀,怀慈悲之心,以仁爱之情为来访者提供帮助。同时,治疗师还须保持一种平和的心态,对来访者给予发自内心的关爱。其次,引导来访者在人与人之间的关系上,发展出积极的善意的情感、认知和态度;使来访者发展出接受关爱和给予关爱的能力。治疗师应有真诚、接纳的态度,也有善意的启发,从而引导来访者看到、感受到自己所具有的关爱潜能,培育自我关爱的能力。

**2. 心理治疗的基本过程和原则**

(1)基本过程:心理治疗的过程可以分为初期、中期和后期三个阶段,每个阶段承担着特定的任务和目标。

初期阶段,治疗师的主要任务是收集关键信息和建立良好的治疗关系。这涉及了解来访者的历史、当前的挑战,以及他们的治疗目标。为了建立信任和安全感,治疗师与来访者之间的关系是至关重要的。

中期阶段,焦点转向帮助来访者识别和改变有害的认知、情绪和行为模式。在这个深入的阶段,通过应用各种治疗技术,治疗师引导来访者发展出新的、更健康的适应机制,从而提高他们的生活质量和应对能力。

后期阶段,治疗的目的是处理终止治疗可能引起的情感反应,并确保来访者能够将治疗中学到的知识和技能转移到日常生活中。治疗师在这一阶段支持来访者巩固他们已经取得的进步,并鼓励他们维持这些正向的变化。

总之,心理治疗的基本过程是一个分阶段的旅程,每个阶段都为来访者提供了实现个人成长和成功治疗的机会。

（2）心理治疗的基本原则:心理治疗是一门专业性很强的技术,其有效发挥受到很多因素的影响和制约。因此,实施心理治疗必须严格遵循心理治疗的基本原则,否则将很难收到预期的效果。虽然治疗师对心理治疗的实践和认识各自有所不同,但治疗的基本原则却大同小异。

1）信赖性原则:这一原则是指在心理治疗过程中,治疗师要以真诚一致、无条件的积极关注和共情与来访者建立彼此接纳、相互信任的工作联盟,以确保心理治疗顺利进行。真诚一致对治疗师而言就意味着成为他自己,做一个可信的人。治疗师的真诚会使来访者变得诚实和自然,他会像治疗师那样以一种开放的、信任的和毫无保留的方式呈现自己的想法和感受。

信赖性原则的实施要求治疗师要让来访者了解心理治疗的程序、方法、要求、费用、阶段性或长期可能产生的正面影响与负面影响,充分尊重来访者的选择。对超出治疗师能力和范围的来访者,治疗师应将其转介。在转介时,治疗师应该向来访者诚恳地说明理由,如实介绍所转介的治疗师的情况并提供相关的资料。在实施信赖性原则时,要尽可能避免双重关系的发生。双重关系（dual relationship）是指治疗师与来访者之间发生的超越职业界限的非治疗关系,比如性关系、商务关系、金融关系或社会交往等。双重关系会破坏治疗同盟,削弱治疗师的职业客观性、治疗能力或治疗效果。

2）整体性原则:这一原则是指在心理治疗过程中,治疗师要有整体观念。来访者的任何一种心理和行为问题都不是孤立的,总是和他整个身心活动联系在一起。因此,治疗师要对来访者的心理问题进行全面的考察和系统的分析。在实施心理治疗的过程中,针对来访者心理的各个方面,综合运用各种治疗技术和方法,满足不同层面的心理需求,必要时还可以与临床医师配合,适当使用药物,心身同治,这都是整体性原则的体现。

3）发展性原则:这一原则是指在心理治疗过程中,治疗师要以发展的眼光看待来访者的问题,不仅在问题的分析和本质的把握上,而且在问题的解决和效果的预测上也要具有发展的观念。在心理治疗过程中,来访者的需要、动机、态度、情绪、情感、思维方式、对问题起因的看法、对事件后果的预测以及行为表现总是随着治疗的进程不断发生变化。如果治疗师能用发展的眼光捕捉到来访者细微的变化,因势利导或防患于未然,就会使治疗进程向着好的方向顺利发展。

4）个性化原则:这一原则是指在心理治疗过程中,治疗师既要注意来访者与同类问题的人的共同表现和一般规律,又不能忽视每个来访者自身的具体情况,不能千篇一律地处理问题。也就是说,每个心理治疗方案都应具有它的特殊性。

5）中立性原则:这一原则要求治疗师在心理治疗过程中保持中立的态度和立场。治疗师有自己的人生经历和人生价值取向。如果在治疗过程中,治疗师以自己的价值取向作为考虑问题的参照点或以某种固定的价值取向作为判断是非的参照点,就容易妨碍对事件判断的客观性,把个人情绪带入治疗之中,丧失应有的中立态度。治疗师对治疗中涉及的各类事件均应保持客观、中立的立场,不把个人的观点强加于来访者。只有这样,治疗师才能对病人的情况进行客观分析,对其问题有正确的了解并有可能提出适宜的处理办法。

6)保密性原则:这一原则要求治疗师尊重来访者的权利和隐私。由于心理治疗的特殊性和来访者对治疗师的高度信任,他们常常把自己从不被人知道的隐私暴露出来,这些隐私可能涉及个人在社会中的名誉和前途或牵扯到与其他人的矛盾和冲突,若得不到保护和尊重,会造成恶劣影响。

**3. 心理治疗的基本技术** 心理治疗技术是指为了实现心理治疗目标而使用的具体方法和程序。以下介绍几种基本的治疗技术。

(1)倾听技术:倾听是指治疗师听取、感受和理解来访者所遇到的问题,以及来访者内心的一切,包括其思想、情感、欲望、冲突等。倾听并非仅仅是用耳朵听,更重要的是要用心去听,设身处地地感受来访者的体验。倾听不但要听懂来访者通过言语、行为所表达出来的东西,还要听出来访者在交谈中所省略的和没有表达出来的,甚至来访者本人都没有意识到的心理内容。在倾听的过程中,治疗师应保持着敏锐而又开放的状态,不要轻易打断来访者,让来访者充分自由地表达他自己,让自己沉浸在来访者营造的咨询空间中,体验来访者所有以语言和非语言方式呈现的信息。

(2)提问技术:通常提问方式有两种:一种是开放式提问;另一种是封闭式提问。开放式问题常以"什么""怎样""为什么"等形式发问,其目的在于了解和掌握来访者问题有关的具体事实、情绪反应、看法和推理过程等。治疗中较多地使用开放式提问,只有在需要澄清具体问题时才使用封闭式提问。封闭式提问通常以"是不是""对不对"等形式发问,而来访者多以"是""否"或其他简短的语句作答。其目的在于澄清事实、缩小讨论范围或集中探讨某些特定问题。另外,提问要注意问句的方式、语气语调,要循序渐进。

(3)鼓励技术:鼓励是指治疗师通过言语或非言语等方式对来访者进行鼓励,促使其进行自我探索和改变的技术。比如在倾听时,重复来访者的话或给予一些肯定、赞许的表示,如"嗯""好""再多说些"或点头微笑等。目的在于:鼓励或培养来访者表达;营造促进沟通、建立关系、解决问题的氛围;支持来访者面对并超越心理上的挣扎;建立信任的沟通关系。

治疗师对来访者所述内容的某一点、某一方面作选择性关注可引导来访者朝着某一方向作进一步深入的探索,这是鼓励的另一个功能。

(4)内容反应技术:也称释义(paraphrase)或说明,是指治疗师把来访者的言语与非言语的思想内容加以概括、综合与整理后,再用自己的言语反馈给来访者。例如,来访者讲述了大量其在工作上与同事的磕磕碰碰,抱怨情绪低落,晚上睡不着。治疗师反馈:"听起来你不太适应办公室里的人际氛围,碰到很多困难,这影响了你的情绪和睡眠。"内容反应使来访者有机会再次剖析自己的困扰,重新整合那些零散的事件和关系,深化谈话的内容。

(5)情感反应技术:情感反应是治疗师把来访者的言语与非言语行为中包含的情绪、情感,加以概括、综合与整理后,再用自己的言语反馈给来访者,以达到加强对来访者情绪、情感的理解,促进沟通。它与内容反应很接近,不同的是内容反应着重于来访者言谈内容的反馈,而情感反应则着重于来访者的情绪反馈。比如在上述例子中,治疗师可能会说:"频繁地被同事刁难可能会让你感到非常沮丧,也很愤怒。"它的作用是澄清事件背后隐藏的情绪,推动对感受及相关内容的讨论。

(6)面质技术:也称为对质技术、对峙技术、正视现实技术等,是指治疗师明确指出来访者身上的矛盾之处,促使来访者直面自己的问题,动员自身的能量,为自身的长远利益,向更深刻的自我认识和更积极的自我改变迈进的技术。面质的目的在于协助来访者促进对自己的感受、信念、行为及所处境况的深入了解,激励来访者放下防卫心理和掩饰心理面对自己、面对现实,促进来访者实现言语和行动的统一、理想自我与现实自我的一致,使来访者明确自己的能力和优势并加以利用。面质的目的在于帮助来访者正视自己的问题并促进问题的解决。在使用面质技术时,治疗师需要以良好咨询关系为基础,以事实根据为前提,避免个人发泄和无情攻击。

（7）澄清技术：澄清能够帮助来访者更清晰地表达自己的想法、感受和体验，从而更好地理解和处理自己的情感和思维过程。澄清技术包括确认来访者的言语和非言语信息；提出澄清问题；重复或重述来访者的信息；反馈来访者的情感等，其目的是增强来访者对自己思维、情感、体验的意识，促进其自我成长和心理发展。同时，澄清技术也有助于建立更密切的咨询关系，提高治疗的效果。

例如，"你是说虽然你知道应该9点前出门，但通常在出门前你都会想没必要这么着急，还可以做一些其他的事，然后就忘记了时间？""似乎有股力量在阻止你提早出门？""你最近在刚开始治疗的时候总觉得没有话讲，并对此感觉焦虑。不知道那种不想提早出门的感觉是否与此有关？"

（8）解释技术：是指治疗师为来访者的行为、想法或者情感赋予一种新的意义、原因和说明，使得来访者从一种新的角度来看待自己的问题。解释技术的主要目的是帮助来访者从更全面、更新的角度认知、面对自己遇到的问题和环境，加深对自己情绪、思想、行为的了解，从而产生顿悟，更新认识，改变自己。解释技术主要针对的是来访者隐藏、隐含的那部分信息内容，成功的解释也会提升来访者对治疗师的认可和信任度，巩固、促进咨询关系。

如"最近的治疗中你会谈到对我有些愤怒的感觉，这很重要。但表达愤怒对你来说一直是一件不容易的事。很多时候你会选择不说，但同时感觉气氛很压抑并尝试逃离那个场景。我想这可能和最近你总觉得没话可说并为之感到焦虑有关。或许潜意识中你想逃离这里，或者至少减少在这里的时间，这可能会是你最近反复迟到的原因"。一个好的解释会让来访者有"被看到"的感觉，从而使来访者呈现更多心理内容，然后再通过面质 - 澄清 - 解释的过程螺旋式地深入来访者的内心。当然有时解释也可能引起来访者的阻抗。

（9）非言语性技巧：心理治疗中的大量信息除了言语表达，更重要的是非言语表达。非言语表达的途径包括：面部表情、目光接触、言语表情、躯体语言等。

面部表情和目光接触都比较好理解。言语表情指的是说话的音质、音量、音调和言语节奏的变化等。躯体语言主要包括手势、躯干姿势，还有一些小动作，比如将头发、咬嘴唇、摆弄手上的小物件。它们都能很好地反映出来访者的情绪、思想和情感。治疗师不仅在治疗中要对来访者的非言语信息保持敏感，也要善于使用非言语性技巧向来访者传递自己的关怀和理解。有时来访者在讲述非常悲伤的内容时，治疗师不用说话，他温柔的目光、适当前倾的身体姿态和递出纸巾的动作就能给来访者带来很大的安慰。

（10）个案概念化技术：个案概念化（case conceptualization）指的是治疗师根据治疗理论，对来访者的问题或困难背后的原因提出假设。治疗师可以利用这样的假设与来访者讨论，帮助来访者更好地理解问题是如何产生以及维持的，并找到改变的方法。比如认知理论取向的治疗师在与一名抑郁症来访者沟通时，发现来访者存在大量自我贬低的自动思维。在了解来访者的个人史时，发现来访者的母亲是一位大学物理教授，她一直希望自己的孩子在理科上有好的表现，以后也可以成为一名数学家或物理学家。然而来访者在理科方面表现一般，却对绘画、音乐等更感兴趣。这一直遭到母亲的冷嘲热讽，认为这是无用的东西，并明显更加喜欢理科成绩更好的弟弟。因此来访者可能产生了这样的信念，"自己是无能的，是不如别人的，是不被喜欢的"。而这样的信念表现在来访者无处不在的自我贬低的自动想法之中。比如自己因为规划错路线而迟到时，来访者懊丧背后隐匿的想法是自己缺乏"理科思维"能力。在治疗师沉默时，来访者的自动想法是"我说话太无趣了，治疗师不想理我"。而这些自动思维让来访者对自己以及他人有很多负面的感受，导致了来访者长期抑郁的体验。帮助来访者识别这些自动思维，并尝试"矫正"他们，可以帮助来访者获得对于自己和他人更加积极和有适应性的感受，改善抑郁。来访者认可治疗师对于他的问题的初步假设（概念化），愿意跟治疗师进一步深入探讨这一问题，并尝试做出改变。需要指出的是，概念化始终是一种假设，它可以为治疗的探索提供方向，但并非所谓"事实真相"。在治疗中，治疗师应该始终秉承着开放的态度，随时根据新的信息和治疗的进展修正甚至推翻原有的概念化。

**4. 心理咨询与心理治疗的区别与联系** 我国在法律层面上将心理咨询和心理治疗界定为不同

的心理干预——《中华人民共和国精神卫生法》规定,心理治疗工作必须在医疗机构内进行;心理咨询人员不得从事心理治疗工作——因而在操作和管理层面上,仍需对两者进行区分。

从干预对象上看,心理治疗是在医疗机构内进行的医疗性服务,其干预对象多为因心理/精神障碍而来医院寻求诊治的人,比如强迫症、焦虑症、抑郁症、人格障碍病人等。而心理咨询为非医疗性服务,其干预对象多为有一般心理问题,如在学习、工作、生活、情感等方面存在困惑或寻求心理发展的"正常人"。《中华人民共和国精神卫生法》规定,心理咨询人员发现咨询对象可能患有精神障碍的,应当建议其到医疗机构就诊。

从干预目标来看,寻求咨询的来访者想要解决的多是生活中的具体问题,故而咨询工作主要是给来访者提供共情和支持,帮助他们重新审视遇到的困难和既往无效的应对方式,合理评估自身的优/劣势以及环境中可利用的资源,从而找到解决问题的方法。而在医疗机构,心理治疗需要帮助来访者缓解损害生活质量和功能的症状,还要在一定程度上处理引起这些症状的原因。

由于心理治疗致力于深层次的改变,故而心理治疗需要较高的治疗密度和更长的治疗时间。以精神分析治疗为例,经典的精神分析治疗一般一周3~6次,可持续一年至数年的时间。较长的治疗时间和更高的治疗频次有助于深入了解来访者的体验,为适应不良的模式(认知的、行为的、人际的……)或人格结构带来更为持久的改变。而心理咨询相对而言需要较少时间。

就从业资质来看,不同国家和地区对从事心理咨询和心理治疗工作的专业人员在培训经历和资格认证上有不同的要求。比如在美国,很多专业,包括教育学、心理学专业毕业的人在通过咨询相关的培训和认证后都可以从事心理咨询工作。但只有具备心理学和医学专业硕士学位,通过心理治疗临床培训和专业认证的人才能从事心理治疗工作。在我国,从事心理咨询工作需要获得心理咨询师的职业认证。2017年9月以前,心理咨询从业人员须通过国家级的职业资格培训和认证考试,获得由人力资源和社会保障部颁发的国家二级、三级心理咨询师证书。在人力资源和社会保障部正式取消了对心理咨询师的职业认证之后,市面上的心理咨询师证书都是由第三方机构自行组织颁发的技能培训类证书。根据《中华人民共和国精神卫生法》规定,心理治疗必须由精神科医生或心理治疗师实施。心理治疗师资格证书是国家卫生健康委员会颁发的卫生专业技能证书,申请资格认证的人员必须具有心理学、教育学、医学专业本科及以上学历。可见国家对于心理治疗师的学历和专业要求是比心理咨询师更为严格的。但就目前的实际情况来看,除了执业地点不同,心理咨询师和心理治疗师在教育背景、受训经历和从业经验上并没有严格的区别。

综上所述,心理咨询与心理治疗都是以谈话为主要方式的心理干预,在应用的理论、技术方法、基本的原则和设置上并没有本质的区别。除了法律规定的服务地点不同,可以从干预对象、干预目标、干预时间和从业人员资质方面尝试对两者进行区分。但需注意,这样的区分更大程度上是人为的主观区分,两者间的差异也是相对的,区别归类整理在表9-1中。

表9-1　心理咨询与心理治疗的区别

| 区别点 | 心理咨询 | 心理治疗 |
|---|---|---|
| 场所 | 社会机构 | 医疗机构 |
| 对象 | 有一般心理问题或发展性议题的"正常人" | 心理/精神障碍病人 |
| 目标 | 解决问题或个人成长 | 缓解症状,了解背后模式,改变人格结构 |
| 时间 | 短程、低频 | 相对长程,可能高频 |
| 实施者 | 心理咨询师 | 心理治疗师 |

## (四) 危机干预

个体在遭遇重大应激(诸如重大灾害、事故、伤害事件;丧失重要他人;情感、事业挫折等)时会发生心理失衡,这种状态被称为心理危机。此时个体/群体会表现出明显的认知、情绪扰乱和行为异常,伴有明显的功能损害,不仅不利于成功度过危机,还可能导致进一步的或持久的心理紊乱和功能损害。给予处在危机状态的个人和群体及时的帮助,使其顺利度过危机,恢复心理平衡,发展出更具适应性的面对应激事件的方式,这些帮助统称为危机干预(crisis intervention),也被称为心理救援(psychological rescue)。由于救助对象遭受了严重的精神创伤,且干预工作也常常在应激/创伤性的情境之中,危机干预需要专业的理论指导和丰富的临床经验,对救助者的专业能力和心理素质都有很高的要求。我国近年来越来越重视重大灾害或社会事件后的心理干预,无论是汶川地震的灾后救援还是新型冠状病毒感染疫情的救治现场,到处可见心理救援队伍的身影。

## 五、心理干预的伦理原则

在心理干预过程中,专业人员必须遵守道德规范和行为准则,这些原则旨在保障服务受众的权益、确保干预的质量和安全性,以及促进心理健康领域的专业性和信誉。以下是一些关键的伦理原则。

### (一)尊重和保护干预对象的权利和尊严

心理专业人员应当尊重干预对象的人格尊严、自主权和个人选择,并避免对个体的歧视和侵犯。应当充分告知干预对象干预的性质、过程、潜在风险和收益,并获取其知情同意。

### (二)保密和隐私保护

心理专业人员有责任保护干预对象的隐私和保密信息,必须明确告知干预对象哪些情况下保密原则可能被打破(例如,当有伤害自己或他人的风险时)。

### (三)专业能力和责任

心理专业人员应当具备必要的专业知识和技能,确保提供的心理干预活动符合专业标准和伦理规范,并对个体的心理健康负有责任。

### (四)公正和平等

必须公平对待所有干预对象,避免因性别、年龄、文化、种族、性取向、宗教信仰、社会经济地位等因素而产生歧视。

### (五)专业关系和界限

心理专业人员应当确立并维持专业的边界,避免与干预对象发展不当的个人关系,如性关系或其他可能影响专业判断和客观性的关系。

### (六)合作与转介

当心理专业人员认为自己无法满足干预对象需求时,应当与其他专业人员合作或将干预对象转介给其他医生。

(仇剑崟)

# 第二节 | 支持性心理治疗

## 一、概述

支持性心理治疗是为来访者提供情感支持和指导的方法,通常用于帮助来访者处理压力、悲伤或其他不需要深入探索或分析的困难,其主要目标是帮助来访者应对问题,改善情绪,制订有效的策略来应对症状。

治疗过程中,首先创造一个安全和非评判性的环境,使来访者能够公开表达他们的感受,治疗师提供共情、理解和认可,帮助来访者感到支持和理解,也可以提供建议、指导,帮助来访者应对困难。

支持性心理治疗通常是短期的,专注于解决眼下的问题,并在困难时期提供支持,它可以作为独立的治疗方法使用,也可以与其他治疗方法结合使用。

支持性心理治疗旨在促进治疗关系,提供情感支持、指导,帮助来访者面对挑战,常用的技术有倾听、共情、确认、解释和指导、安慰与开导等。

## 二、方法

### (一)倾听

治疗师在心理治疗过程中需要高度专注于来访者,倾听他们,仔细地观察他们,这样会使来访者感到安全和舒适,并且有助于来访者加深对自己感受、情感和认知的探索,治疗师通常是无意识地使用这些技术,但是它们会对来访者产生巨大的影响。

倾听(attending)是指获取并理解来访者传递的信息,倾听包括努力去听并理解来访者所说的话,试图去听来访者真正想表达的意思,不仅仅是公开表达的内容。治疗师需要综合理解言语和非言语的信息,听懂来访者深层次的所思所感。

保持专注为倾听奠定了基础,治疗师可以从肢体上体现出专注,但却不一定在倾听,只有通过治疗师是否能够对听到的东西进行准确的陈述来判断他们是否在倾听。

观察是指根据非言语行为来了解来访者的当前情况,倾听聚焦于来访者所说的话及语言的内在含义,观察聚焦于来访者的行为,观察会留意来访者的负性反应、矛盾心理、难以表达的情绪、分心等。

### (二)共情

共情(empathy),也称为神入、同理心,是指体验他人内心世界的能力。对于治疗师来说,共情的具体含义包括:第一,治疗师通过来访者的言行,深入对方内心去体验其情感与思维。第二,治疗师借助于知识和经验,把来访者的体验与其经历和人格相联系,更深刻理解来访者的心理。第三,治疗师运用技巧,把自己的共情传达给对方,表达对来访者内心世界的体验和所面临问题的理解,影响对方并取得反馈。共情的目的是促进医患良好心理干预关系的建立;鼓励并促进来访者进行深入的自我探索,自我表达,自我认识;促进双方彼此的理解和更深入的交流,达到助人效果。

共情可以分为两种,情感共情和认知共情。前者是指你的内心会产生与对方同样的感受,体验到对方的痛苦、悲伤、失落等;而后者是指你知道对方处于什么样的状态中,产生什么样的情绪,但能够跟这种情绪区分开,理性地进行思考和行动。

共情是一种技巧,需要通过学习和反复实践来提高。要做到共情,同样需要专注,集中精力才能真正理解并倾听对方。共情是换位思考,就好比穿上对方的鞋子走路,想象自己是对方,尝试思考和体会对方的想法和情绪表达。共情是努力探索对方内心真实的感受,如果我们不这样做,对方很难向我们敞开心扉。在探讨对方内心真实感受时,要积极倾听,尽量提出开放性问题、少说话,给对方更多说话的机会,并用非语言的表情鼓励对方。

例如来访者说他看见草绳就害怕,因为曾经被蛇吓到过,我们可能会觉得不是所有的蛇都咬人,可以在路边走时稍微动一动,把蛇先吓跑。但这种经验无法帮助那些对草绳感到恐惧的人,他们会把草绳误认为是蛇。所以我们必须站在他们的角度上理解他们的感受和心态。换位思考是共情中最基础的部分,在倾听和沟通过程,需要不断提醒自己。共情能力强的治疗师能够设身处地地体会到来访者的感受,理解来访者的情绪和心理活动,知道来访者想要什么。

治疗师通过共情,设身处地地理解来访者,能够更准确地把握材料。来访者会感到自己被理解、接纳,从而会感到愉快、满足,这会对医患关系有积极的影响。共情促进了来访者的自我表达、自我探索,从而实现更多的自我了解和医患双方更深入的交流。对于那些迫切需要获得理解、关怀和情感倾诉的来访者,有很好的安慰效果。

### (三)确认

确认(validation)是指治疗师对来访者的体验与感受表示了解和接受,不论是何种体验,承认来访者内在体验存在的合理性。通常确认的表述形式有"你有这种感觉是正常/合理的""我能理解你有这个感受""你有充分的理由这样想""你有权利有这样的感受""从你的角度,你有这个感受是很合理的";治疗师也可以说:"这真的太可怕了!""那真是个难得的机会!""这是个很好的尝试!""你能表达出自己的感受真是太好了!""我和你有同样的感受!""这确实很难啊!"等。

首先,确认承认了来访者的感受有存在的合理性,和来访者建立心理连接的起点,可以极大提升来访者对治疗师的信任,让来访者有更强的动力,继续把自己的内在世界暴露给治疗师。其次,确认代表了治疗师愿意尝试理解来访者,而不急于反对,能够让来访者对治疗师很快建立信任。确认让来访者感受到自己是被倾听和看见的,这会使来访者的情绪得到安抚和平复,来访者也会有更大可能以治疗师的行为作为"示范",接纳治疗师。

治疗师通过确认的方式表达对来访者的共情。这种情感上的支持让来访者感受到自己的感觉是正常的,同时也让他们感到足够安全去谈论深层次的问题。通过确认,治疗师向来访者传达了他们的问题是常见的,他们的感受并不孤立,这样可以增强来访者进一步探索问题的勇气和动力。

确认在会谈中扮演着强化的角色,表达了治疗师对来访者所说内容的重视,让来访者感受得到接纳和支持。这样的表达可以鼓励来访者更深入地投入治疗过程,因为他们感到有人在倾听并真正理解他们。如果不进行确认,就直接开始评判,会让来访者产生"你根本没有理解我的感受",而出现愤怒、委屈、被伤害的情绪,并在情绪和行为上开始拒绝,导致不容易建立医患信任。然而,治疗师需要明智而审慎地使用确认,避免过度、过早或不真诚的表达,以免让来访者感到敷衍或虚伪。

### (四)解释和指导

解释和指导需要依据一定的理论、科学知识或个人经验对来访者的问题、困扰、疑虑及治疗的过程等进行说明,从而使来访者从一个新的、更全面的角度来审视自己和自己的问题并借助新的观念和思想加深对自身的行为、思想和情感的了解,产生领悟,促进改变。

解释和指导要求治疗师凭借自己的理论和人生经验对不同来访者的不同问题做出各种让来访者接受并信服的解释和指导。要做到这一点,首先要了解来访者的情况,准确把握,否则解释会不到位;其次要明确自己解释的内容,如果模糊不清或前后矛盾,就达不到预期的效果;再者要把握对什么样的人、在什么时候、运用什么理论、怎样解释。解释的效果由多种因素决定,它不仅取决于治疗师的知识经验和理论水平的高低,还取决于这些知识能否在实践中灵活、熟练和创造性地运用。

治疗师根据来访者的实际情况,循序渐进地进行解释和指导,让来访者有了足够的心理准备后,再用恰当的理论给予解释、建议和指导;积极正性进行解释和指导,尽可能地消除和减少消极影响,不要让来访者因接受解释而背上更沉重的心理负担。解释和指导的语言要通俗易懂,让来访者容易理解,根据来访者的文化程度和认识水平,运用来访者能理解的语言,予以恰当的解释,少用专业术语。

### (五)安慰与开导

安慰与开导是一种基本的心理干预手段,运用安慰与开导可以帮助来访者充分发挥其主观能动性,增强其克服困难及治疗疾病的信心。来访者容易将疾病看得过分严重,对自己的病情有很多顾虑和担忧,只看到消极不利的一面,看不到希望。治疗师需帮助来访者接受现实、面对现实、充分认识到有利的方面,以积极的态度和行为面对人生、面对疾病,安慰与开导来访者树立信心、与疾病抗争。

安慰与开导是指治疗师通过语言和非言语行为向来访者传达理解、支持和鼓励,引导其积极向上的过程。恰当的安慰与开导能较快地消除来访者的消极情绪。来访者患病后大多会产生相应的心理变化,心理、生理失衡,面对未知且看不到全局的结果充满恐惧。因而,任何一个来访者都希望能得到治疗师的安慰、鼓励和开导,来访者情绪稳定、心理平衡,体力和功能可以进一步恢复,治疗效果也会提高。

对于对治疗缺乏信心的来访者,如癌症病人,可以用病房里的病友现身说法,让病人对医院及医生充满信心,从而增强配合度、提高依从性、促进疗效和康复。

来访者面对各种治疗都会有或多或少的恐惧、悲观,甚至会陷入消极低沉、萎靡不振、悲观绝望的不良状态,这时来访者非常希望得到更多关心和指导。治疗师应关注来访者的情绪状态,引导他们正确对待疾病,除耐心解释外,还可以为其制造宣泄情感的机会。宣泄可以帮助来访者平复情绪,使其精力上全然释放,摆脱精神压力,治疗师的支持和鼓励,会使他们增强战胜疾病的信心和决心,并有意识地进行自我心理调节。

在对来访者进行安慰与开导时,真诚的态度是实现安慰的前提,唯以真诚为前提,安慰与开导才显得温暖,来访者才能充分体会到社会支持。在适度的范围内安慰与开导是有效的、积极的、正性的,但过度的保证不但不能使来访者的担忧释放出来,反而适得其反,让来访者觉得不可信。

### 三、适用范围

支持性心理治疗适用于各种不同的情况和人群,包括但不限于以下情况:

#### (一) 心理困扰

支持性心理治疗可以帮助那些面临心理困扰或情绪问题的人,如焦虑、抑郁、压力、失眠、自卑、孤独等。

#### (二) 应对生活变化

支持性心理治疗可以帮助人们应对生活中的变化和挑战,如失业、离婚、丧失亲人等。

#### (三) 慢性疾病

支持性心理治疗可以帮助那些患有慢性疾病的人,如癌症、心脏病、糖尿病等,以应对身体状况的变化和治疗过程的挑战。

#### (四) 康复过程

支持性心理治疗可以帮助那些正在康复过程中的人,如戒烟、戒酒、康复治疗等,以提供支持和帮助他们保持积极的态度和行为。

#### (五) 心理创伤

支持性心理治疗可以帮助那些经历过心理创伤的人,如虐待、暴力、事故、灾难等,以帮助他们恢复并重新建立积极的生活。

总之,支持性心理治疗适用于各种情况和人群,旨在提供情感支持、帮助应对困难和挑战,并促进个人的心理健康。

(邱晓惠)

## 第三节 | 精神分析与心理动力学治疗

### 一、经典精神分析治疗

#### (一) 概述

弗洛伊德(Freud S)创立的精神分析疗法是现代心理治疗的开端。弗洛伊德将科学方法与哲学思辨结合起来,对临床观察的资料进行整理和解释,形成了精神分析理论和经典精神分析疗法。精神分析疗法(psychoanalytic therapy)是指在精神分析理论的指导下,治疗师运用自由联想、释梦、移情与反移情分析、阐释等技术,发现来访者压抑在潜意识中的冲突,使病人领悟到心理问题的潜意识症结,让焦虑的情绪得到宣泄,从而使其能以现实的方式处理和适应各种情况。一百多年来,精神分析在深度和广度上不断发展,现在我们将弗洛伊德与其后的现代精神分析取向的各种疗法,统称为心理动力学治疗(psychodynamic therapy)。

经典精神分析一般用时较长、见效较慢、费用较高,所以更需要清楚的设置和框架来保证治疗的进行。

1. **设置** 任何治疗都要有一个清楚的框架设置(setting),心理治疗犹如外科手术也要在一定的环境、方式下进行。如果没有很清楚的框架,医患双方就会很随意,来访者产生了移情但其并不知道自己到底发生了什么,这样就分不清发生的是移情还是常情。

让来访者躺在沙发上的治疗情景一直保留了下来,成为经典的分析情景。现在广义的心理动力学治疗多采用坐在沙发上,两人的视角交叉呈 90°或 120°的谈话方式。这样有利于来访者探索自己的内心,也利于治疗师面对自己的内心和躯体的感受,同时利于观察病人的状况。房间环境要安静,保持适宜的室温,不受电话和访客的打扰,室外要设置"请勿打扰"的标志。治疗时程一般为 50 分钟,每周来诊 3~5 次。就诊时间、治疗费等应通过签署治疗协议的方式确定下来。

2. **评估**　治疗师与来访者最初的几次会谈并不是立刻开始治疗,而是要先对来访者是否适合进行精神分析作必要的评估。例如来访者是否有引起精神障碍的器质性因素、是否需要用药、存在的危险(自杀、杀人、离婚、工作中断)、病情恶化的可能等。要通过询问和倾听探索疾病的原因及寻求帮助的原因;详细了解来访者的生活史,这样可以初步了解来访者整个心理发展过程中所体验到的冲突。

精神分析对神经症性的障碍疗效较好。在来访者的选择上,那些有心理学头脑、能够体察自己的感情、能够通过领悟使症状得到缓解的来访者比较适合进行精神分析。

3. **治疗过程**　先向来访者介绍精神分析治疗的基本程序和目的。通过最初的几次会谈,治疗师已经大致完成了来访者在精神分析情境中接受治疗可能性的评估。如果来访者适合进行精神分析,治疗师与来访者对治疗的安排也达成一致,就意味着开始治疗。

精神分析的治疗绝大多数不预先安排结束的时间。在治疗开始时,治疗师就应当向来访者讲明。治疗将一直持续到把来访者的潜意识里的冲突统统揭示出来,得到解决为止;持续到来访者理解自己的内心活动为止。随着来访者与治疗师的关系加深,那些长期难以理解的事情逐渐被理解之后,病情就会发生变化。当来访者感到人格中导致痛苦的那部分已经分离出去,那些曾经造成症状的症结已被修通的时候;当来访者能够深刻地理解自己的防御和移情,并能认识不同的移情表现的时候;当来访者对自己的心理活动有深入的了解,并开始运用自我探索的方式去解决新的问题的时候,治疗就可以结束了。结束阶段,治疗师也要注意到自己的失落感,并谈论这些感觉,以便恰当地处理自己的反移情。鼓励来访者克服移情,解决已经理解了的冲突,解决自己生活道路上的困难。使自己能与治疗师分离,并开始独立自主地探索。

### (二) 治疗方法

1. **自由联想**　在弗洛伊德看来,自由浮现于心头的任何东西,无论它是什么,都不是无缘无故的,都与前后浮现的其他东西有因果联系。因此,弗洛伊德用自由联想(free association)作为精神分析的基本技术,即鼓励来访者说出脑子里出现的任何事情或想法,无论这些事情多么荒唐、多么违背伦理道德,也无论这些想法多么不符合逻辑、多么难以启齿。这项技术的理论假设是,人们在生活中学会了将那些不好的或荒谬的想法排斥在意识之外,而自由联想可以让来访者从一个念头迅速地转向另一个念头,在这个过程中,一个个越来越接近潜意识的想法和冲动便随之产生。这样,自由联想的材料就给治疗师提供了解病人潜意识的线索,从而能分析其人格结构及发展历程。

2. **阻抗及其解释**　阻抗(resistance)是指来访者心理内部(潜意识)对治疗过程的抗拒力,以防止治疗使痛苦在意识中重现。阻抗是来访者抵制"痛苦的治疗过程"的各种力量。比如在自由联想时,弗洛伊德发现,来访者的联想并不"自由"。具体表现有说话缓慢、中断,或表现为局促不安;或自称没什么可说的,甚至与治疗师争论,不相信治疗师的解释等。阻抗有各种表现形式,如迟到或擅自取消约会、对治疗师的问题加以回避、取悦治疗师借以"麻痹"治疗师、将谈话的重点指向治疗师、原地踏步、遗忘、控制讨论的主题、为治疗关系设定先决条件、过多地纠缠过去的事情、沉默等。精神分析中,治疗师需要对阻抗进行处理,要向来访者进行澄清和解释。消除阻抗是精神分析治疗的重要环节之一,也是一项艰难的工作。治疗师解释阻抗的时机为:①治疗师已充分识别了阻抗;②来访者能够充分体验到阻抗;③阻抗影响了治疗的进程。

3. **移情及其解释**　在自由联想过程中,通过不断处理阻抗,来访者逐渐回忆过去生活经历,同时也将过去的冲动、幻想激活。所谓移情(transference)就是来访者将过去对其有重要影响的人物的情绪在与治疗师的关系里重现出来。表现为来访者对治疗师产生了强烈的情绪反应,有的对治疗师产生依恋、钦佩、爱慕甚至和性有关联的冲动,这种情况称为正移情;有的对治疗师表现出失望、不满、愤恨、攻击等,这种情况称为负移情。

解释移情是治疗的重要手段之一。当移情产生时,来访者过去曾经历的冲动、幻想、重要的人际关系并不仅仅停留在过去(并不仅仅是一种记忆),而是通过与治疗师之间的互动关系表达出来。表现为来访者不由自主地将其遗忘的经历或记忆呈现在与治疗师此时此刻的交流互动中。来访者在与治疗师的交流中,生动地呈现了与过去重要人物(如父母)的感情、态度、幻想、冲突、交往模式,但来访者对此却是无意识的。面对那么多的爱、恨、性欲、贪得无厌和绝望等,初学者由于过去没有相关的治疗经验,往往会不知所措。有经验的治疗师常常能通过对移情现象的觉察和分析,理解来访者的情感和内心世界,推进治疗进展。

**4. 反移情及其处理** 反移情是指在心理治疗的过程中,治疗师对来访者产生的情感反应和心理投射。这涉及治疗师个人的情感、态度和经验如何影响他们对来访者的感知和治疗方式。反移情可以包括治疗师对来访者的同情、愤怒、关爱或者其他情绪,这些情绪可能源自治疗师自己的过往经历。

如一位女来访者叙述自己的感情生活,透露曾和许多男性有过性关系,在治疗中流露出对治疗师的性欲望时,道德观念极重的治疗师可能表现出强烈的厌恶并进行指责,这正好重复了其丈夫的反应模式,治疗关系因此陷入危险。

现代精神分析的整合观点认为:反移情是治疗师对来访者活动和治疗环境的情绪的、生理的和认知的反应,而且还包括来访者投射性认同机制所产生的效应,反移情在许多时候是不可避免的、普遍存在的。反移情对治疗产生积极或是消极影响,主要在于治疗师能否对自己的反移情保持警觉和妥当地处理,适当的、正常的情绪反应是精神分析重要的治疗工具。治疗师投入感情,既能使治疗师对来访者保持必要的关注,更容易通过对自己反移情的体验和辨认,理解来访者的情感性质和内心世界。以感情理解来访者,可以使来访者产生共情的感受,从而得到自尊和勇气。当然,不当的反移情是被禁止的,如把来访者当作获取利益的对象或满足自己感情的对象。

**5. 梦的解释与运用** 弗洛伊德特别重视对来访者的梦的分析和利用,这也是精神分析技术的一个重要特色。他认为“梦乃是做梦者潜意识冲突欲望的象征”。治疗师可以让来访者对梦的内容进行自由联想,发现梦中象征的真实含义,从而理解自己的潜意识冲突、症结及被压抑的愿望。

梦是通往潜意识的一个十分重要的途径。因为在睡眠状态,超我的监察作用减弱,放松了对本我的控制和防卫,原来深藏于潜意识的愿望、恐惧和冲动便以梦的形式浮现出来。梦境的荒诞离奇是因为睡眠时超我仍有相当的力量,梦为了躲过超我的检查,须将隐含的内容经过加工转化变成表面的内容,这称为“梦的工作”(dream work)。梦的工作十分复杂,有“移置”“凝缩”,有梦的“显象”和“隐意”。只有揭示了显象下的隐意,才能更深刻地理解病人的潜意识。

有很多梦看上去是不易理解,治疗师需要在掌握了大量材料后再对梦进行深入的讨论,不应凭直觉轻率下结论。但治疗师也不要因为梦意难解就灰心丧气。重要的是在心理治疗中要努力尝试,把梦当作一条途径,通过联想把潜意识的内容上升到意识中来。

### (三) 适应证和评价

精神分析要求来访者的自我功能相对完整,有较好的思维能力和领悟力,有自我成长的需求,能够长时间接受治疗。精神分析疗法的适应证包括各种神经症、人格障碍、心境障碍、心身疾病及各种行为问题。尽管弗洛伊德的理论不易被人理解和接受,他的以“性”为特征的观点又容易招人非议,而他的理论基础又常常是经验和思辨而非实验性的,但他的理论所引起的心理学界的震动、他的实践所带来的心理治疗的推广,以及受他理论影响而出现的“心身医学”的概念和研究,都是前人所不能比拟的。有人认为弗洛伊德是生物 - 心理 - 社会医学模式的先驱,他为后来心身医学的发展做出了重要的贡献,精神分析的研究成果已为社会学、人类学、医学、法学等广为应用。

## 二、客体关系取向的心理动力学治疗

### (一) 概述

客体关系取向的心理动力学治疗与经典精神分析疗法都将精神分析学说作为治疗的理论基础。客体关系取向的治疗将重点放在治疗师与来访者的关系上。凯瑟尔(Kaiser)认为,来访者是遭受"联系困扰"之苦,而不是遭受"症状"之苦。来访者痛苦于没有能力与他人建立并维持令人满意的关系,而不是痛苦于无能力调和内在冲突。精神症状的意义在于来访者的关系正在恶化或正在威胁着他/她的自体感。客体关系取向的心理动力学治疗的重点应放在内部客体关系在产生和维持关系中所起的作用上。

在构成来访者生活的各种关系中,首先考虑的是来访者与治疗师的关系。这种关系不仅发生在"此时此地",而且还包含了很多在来访者与他人的关系中运行的关键因素。治疗师-来访者关系被看作是个案生活中病态部分的生动表达。其关系包含着巨大的改变潜能,这种关系本身便会成为改变的焦点。通过这种关系,心理分化、错误的内化和病理性分裂等问题随之可以得到触及。

### (二) 治疗方法

客体关系心理治疗分为四个阶段,即:允诺参与、投射性认同、面质和结束。

**第一阶段:允诺参与**

**1. 治疗关系是改变的基础**　治疗师与来访者关系中的具体变化才是人的持久改变得以发生的原因。治疗师通过将彼此疏远的一种职业化的关系转变成含有关心、承诺和参与等成分的关系而成功处理来访者的不安。来访者需要感受到治疗师可以满足他们的一些客体关系的需要才会继续留在治疗关系中。

**2. 使个案允诺参与的技术**　治疗联结是指用来传递共情理解的多种技术。为建立"治疗联结",治疗师可使用的技术有:①共情技术。共情是指从来访者角度,而不是从治疗师自己的参考框架去理解来访者的能力。②提供建议和忠告。建议和忠告也可以用来使来访者允诺参与。但要注意的是,只有当提供建议和忠告不影响咨询关系时,并且建议被采纳的可能性很大时才可以使用。

**第二阶段:投射性认同**

投射性认同的出现是第二阶段开始的显著特征。这时治疗师会感到事情似乎不太正确的模糊感觉。治疗师有可能变得易激惹,即治疗师产生了反移情。在客体关系工作中,与传统精神分析对反移情的理解有着明显不同,这一阶段被看作心理咨询过程中的自然部分,认为反移情是指治疗师情感上对来访者的投射性认同作出的反应。反移情不再被看作是治疗师自己未解决的恋母情结的反应,而被看作是对来访者投射性认同的一种自然反应,有学者认为反移情在治疗中是有价值,甚至是必不可少的一部分。

**第三阶段:面质**

**1. 面质的概念和目的**　面质是指治疗师运用言语反应描述在来访者的感受、想法和行为中存在的明显差异、矛盾冲突和含糊的信息。同时,帮助来访者挖掘出认识自己的不同方法或引导他们采取不同的行为。采取不同方式使用面质技术的目的是以某种方式挑战来访者,动员来访者的能量向更深刻的自我认识和更积极的行为迈进。

**2. 面质的基本原则**　面质必须谨慎使用,以免给来访者成长带来不利。任何时候都必须清楚使用面质的动机,面质只针对问题中的矛盾。另外,面质前,应建立良好的咨询关系和信任度,选择合适的面质时机,不要在很短的时间内用面质给来访者施加太大压力。

**第四阶段:结束**

客体关系取向的心理动力学治疗的结束阶段,治疗师需要让来访者审视其投射性认同对他人的影响。此外,第四阶段还要涉及一些与治疗结束有关的问题,包括对分离的处理。

为了能够成功地结束治疗,来访者需要自己从病态的客体关系中解脱出来,挣脱过去与自己形成病态联结的人的束缚。这种解脱意味着宽恕,意味着能够将内在客体体验为可能犯错的客体,并且能够宽恕其缺点。约翰逊(Johnson)指出:"在治疗中,最后的且必要的步骤是宽恕:宽恕已经发生的事,宽恕正在发生的事,宽恕仍然有可能发生的事。"治疗师要向来访者指出这个方向。

分离是客体关系治疗中的最后步骤,也是一个很艰难的过程。在治疗的过程中,治疗师被来访者引入自己的内在世界,并作为一个重要客体而被整合进来访者的自体。治疗师作为一个"好客体"被内化,被来访者内化成价值感和自尊的来源。此阶段治疗师需要积极主动地让来访者参与到分离的体验中去,同时其也需要了解自己对分离的感受。来访者和治疗师可以有机会在一段较短时间内,体验一般的人与人之间的关系。

### (三)适应证和评价

客体关系心理治疗使精神分析的治疗不再局限于俄狄浦斯期冲突和神经症,而是转移到俄狄浦斯前期,从而将精神分析治疗的适应证扩展到边缘型人格障碍和有自恋移情的自恋型人格障碍。对于治疗关系的重视,是精神分析心理治疗从理论到实践的桥梁。

(张曼华)

## 第四节 | 行为疗法

### 一、概述

行为疗法(behavior therapy)是建立在行为学习理论基础上的心理治疗方法。行为学习理论认为,来访者的各种症状(异常的行为或生理功能)都是个体在生活中通过学习而形成并固定下来的。因此在治疗过程中可以设置某种特殊的情境和专门的程序,使来访者逐步消除异常行为,并通过学习、训练形成新的适宜的行为反应。该理论把治疗的着眼点放在可观察的外在行为或可以具体描述的心理状态上。

行为疗法是整个心理治疗系统的重要组成部分,主要包括放松疗法、系统脱敏疗法、冲击疗法、厌恶疗法、行为塑造法、生物反馈疗法、示范法等。

### 二、方法

#### (一)基本原理

行为疗法的基本原理是根据行为学习理论或条件反射理论、技术等,来矫正和消除来访者建立的异常条件反射行为,或通过对个体进行反复训练,使其建立新的条件反射行为,改变或矫正适应不良行为。行为主义理论认为,人的行为,无论是功能性的还是非功能性的、正常的或病态的,都是经过学习而获得的,并且能够通过学习而更改、增加或消除。受奖赏的、获得令人满意结果的行为,容易学会并且能维持下来;相反,受处罚的、获得令人不悦结果的行为,就不容易学会或很难维持下来。因此,掌握了操作这些奖赏或处罚的条件,就可控制行为的增减或改变其方向。

#### (二)行为疗法的治疗过程

行为疗法注重设立特定的治疗目标,治疗师会和来访者共同对引发来访者问题行为的前因后果以及来访者在此方面的动机与需求等做出评估,确定来访者的问题行为和治疗目标,然后根据治疗目标的行为性质,选择一套可描述的、事先拟定的治疗策略与方法进行治疗。行为疗法更强调把着眼点放在当前可观察的问题行为上,其治疗过程大致归纳如下:

1. **建立治疗关系** 心理治疗的治疗关系是指心理治疗师与来访者之间的相互关系,与来访者的治疗关系在行为治疗中扮演着重要的角色,使治疗策略能够建立起来,以协助来访者依其意愿进行改变。良好的治疗关系既是开展心理治疗的前提条件,也是达到理想治疗效果的必要条件。建立良好的治疗关系是心理治疗的核心内容之一。

2. 问题行为的分析和评估　行为疗法的目的不仅是巩固和发展正常行为,更重要的是要矫正一些问题行为,治疗师的首要任务是帮助来访者对问题行为进行澄清和分析。

在对问题行为分析的过程中,首先要把握问题行为的诱因,即了解来访者产生问题行为的原因。来访者的问题行为,往往不是由单一因素引起的,而是多种因素综合作用的结果。因此,我们在分析原因时,不能把问题过于简单化。在分析问题行为出现的诱因时需要注意排除引发问题行为的生物学原因。另外,还要尽量将引发问题行为的情景具体化,重视首次问题行为出现时的情境,注重问题行为发生的客观情境与主观想法之间的互动关系,以澄清问题行为的真正原因。

3. 治疗目标的确定　行为疗法强调来访者在决定自己接受何种治疗时,需要扮演积极的角色,因此治疗前,治疗师会与来访者一起协商、拟定具体的、可测量的治疗目标,同时签订一份书面协议来引导治疗的进行。在整个治疗过程中,治疗目标并非一成不变的,必要时双方可以对治疗目标进行修正,通常来访者在治疗初期须自己设定明确的治疗目标,而治疗师在整个治疗过程中要定期对治疗目标进行评估,以测量目标达到的程度。

治疗师通常需要确定来访者问题行为的主要症状表现,即把需要矫治的靶行为确定下来,作为治疗的目标。问题行为往往也是十分复杂的,其中有主要的、次要的,也有原发性的、继发性的。治疗过程中需要先确定问题行为的主要症状表现,然后通过观察,记录下来访者问题行为的严重程度与出现频率,并列出治疗前症状表现的基线,作为治疗过程中各个阶段评估结果的对照指标。

4. 治疗计划的选择和实施　在建立了一定的治疗关系、确定了治疗目标后,应选择适合来访者的治疗方法进行行为矫正,即确定和实施具体的治疗计划。

5. 治疗效果的保持和巩固　行为疗法需要采用一些基本的强化技术来维持来访者的行为改变。治疗师常根据行为疗法技术的性质及来访者行为改变的情况,给予正强化(如表扬、鼓励或物质奖励等)或"惩罚"(如批评、疼痛刺激等)。通常根据需要矫治靶行为的性质、特点和形成的原因以及治疗的目的,对靶行为进行消退、改造、重塑,或是形成新的行为以取代旧的行为。

### (三) 行为疗法常用的技术和方法

1. 放松疗法　放松疗法(relaxation therapy)是通过机体的主动放松使人体验到身心的舒适,以调节因紧张所造成的紊乱的心理生理功能的一种行为疗法。放松有两层含义,一层是使肌肉放松,另一层是使精神放松,使机体活动水平降低,达到心理上的松弛状态,保持机体内环境的平衡与稳定。放松疗法可单独使用或结合其他技术使用,通过特定方式使来访者达到放松状态,更主要的是教会其自主放松。常用的放松疗法有渐进性放松疗法、自主训练、冥想和瑜伽等经典放松疗法。这一疗法可操作性强,易于掌握,适合在临床各科室中对具有紧张、担忧等症状的来访者进行干预。来访者学会之后,也可以自己进行放松。下面以渐进性放松疗法为例,详细介绍。

渐进性放松疗法(progressive relaxation therapy)由美国生理学家雅各布森(Jacobson E)创建,是最常用的一种行为疗法。雅各布森让来访者系统地对肌肉群进行紧张和放松的交替练习,并让他们体验两种不同状态下的感觉。通过训练,来访者可以达到完全放松的状态并体验深度放松的感觉。

训练涉及 16 个肌群,一般需要反复地学习训练(包括家庭作业),每次训练需要 20~30 分钟。从手的肌群开始,循着躯体从上到下的顺序,依次转换到前臂、上臂、头面部、颈部、肩部、胸部、背部、腹部、臀部、大腿、小腿和脚部等肌群,每组肌群的训练重复 3~4 次。

放松疗法对于缓解紧张性头痛、失眠、高血压、焦虑、愤怒等生理心理症状较为有效,大多数有焦虑症状的来访者都能从放松训练中获益,肌肉放松被认为是恐惧症和广泛性焦虑障碍的有效疗法。放松疗法对于副交感神经系统兴奋引起的躯体疾病均可起到良好的调整作用。

2. 系统脱敏疗法　系统脱敏疗法(systematic desensitization)是由美国精神病学家和行为学家沃尔普(Wolpe J,1915—1997)所创立的,他将"交互抑制"法与雅各布森的渐进性放松技术和想象暴露(imaginary exposure)相结合,总结出一个基本的治疗模式,用于治疗焦虑病人。

系统脱敏疗法的基本思想是:治疗师帮助来访者建立与不良行为反应相对抗的条件反射(放松状

态),然后在接触引起这种行为的条件刺激中,将习得的放松状态用于抑制焦虑反应,使不良行为逐渐消退(脱敏),最终使不良行为得到矫正。

治疗程序如下:

(1)设计和评定主观不适等级表:通常以5分、10分或100分制评定。以100分制为例,心情极度不适时评100分,平静、没有不适时评0分,两者之间各种不同程度心情不适可以评中间分数,级差在10至20分之间。让来访者懂得这种评分标准,并学会按这种标准衡量自己的主观感觉,给自己不同情境中的状况给予一个较为适当的分数。案例为一位害怕做磁共振成像(MRI)检查的幽闭恐惧症病人(表9-2)。

表9-2　幽闭恐惧症病人的不适等级表

| 刺激 | 等级/分 | 刺激 | 等级/分 |
| --- | --- | --- | --- |
| 被告知做MRI检查 | 10 | 等候MRI检查 | 60 |
| MRI检查缴费及预约 | 20 | 进入MRI检查室 | 70 |
| MRI检查前1天 | 30 | 平躺于MRI检查台 | 80 |
| MRI检查当天出发去医院的途中 | 40 | 进入MRI检查舱内 | 90 |
| 到达医院进行检查报到 | 50 | MRI发出扫描声音,开始MRI扫描 | 100 |

(2)放松训练:首先让来访者进行放松疗法的训练,使其掌握放松的基本方法,同时布置家庭作业进行反复练习,直到来访者在日常生活中可以随意放松,达到运用自如的程度。

(3)系统脱敏:以上面的幽闭恐惧症病人为例。由引起最低紧张等级的刺激开始脱敏。

治疗师:请闭上眼睛想象你坐在医院诊室里,你能看到诊室的陈设,听到周边的声音。当你能清晰地想象到这个场景时,请抬起一根手指示意。

病人闭目想象,当想象中的表象逐渐清晰并开始身临其境后,以手势向治疗师示意。

治疗师:接下来请你想象在诊室里被医生告知做MRI检查,请你告诉我你的感受如何,如果没有紧张是0分,极度紧张是100分的话,你会评多少分?

病人:我觉得现在的紧张程度是10分。

治疗师:好的,请停止想象,回到自己的放松上来,深深地呼吸,感受身体放松的感觉,尝试放松上臂的肌肉,当你感觉完全放松下来的时候请示意并告诉我评分。

病人停止想象,放慢呼吸,依次放松全身肌肉。几分钟后病人示意紧张等级为0分,表示心情恢复平静。

治疗师:好的,请再次想象你坐在诊室里被医生告知做MRI检查的情境,请告诉我现在的焦虑是多少分?

病人:0分。

治疗师:好的,接下来我们进行第二个情境的想象。

经过想象被告知做MRI检查的情境,放松,再想象MRI检查缴费及预约的情境,再放松……。如此重复多次以后,病人在想象中面对MRI检查的紧张感觉逐渐减轻。在脱敏过程中或之后,将这种新建立的反应迁移到现实生活中,进行现场脱敏。通过不断的实践,不断练习,巩固疗效。

系统脱敏疗法主要用于治疗各种焦虑症、恐惧症以及创伤后应激障碍的病人。治疗次数因人而异,一般需要6～10次,早期治疗安排尽量连续密集,可每日一次或隔日一次,每次40～60分钟。

**3. 冲击疗法**　冲击疗法(flooding therapy)又称为满灌疗法,以经典条件反射为基础,基本原理在于消退性抑制,通过直接使来访者暴露于其所恐惧的情景中,尽可能引发出来访者极其强烈的焦虑或恐惧反应,并对其强烈的恐惧或焦虑反应不做任何强化,最终迫使导致强烈情绪反应的内部动因逐渐减弱乃至消失,情绪反应也自行减轻或消失。例如治疗恐惧症,不是使来访者按由轻到重的程度逐渐面对所惧怕的情况,而是让来访者一开始就进入等级表中最高的情境中,并一直停留在该情境当中,直到焦虑消失为止。来访者面对暴露场景的刺激,通常会表现出极度的恐惧和焦虑。但即使没有放松的过程,只要持久地让被治疗者暴露在惊恐刺激中,恐惧反应也终究会自行耗尽。

冲击疗法应选择适合接受治疗的对象,适用于单纯恐惧症、焦虑症及创伤后应激障碍等。在实施冲击疗法前,应向来访者认真地介绍这种治疗的原理与过程,如实地告诉来访者在治疗中必须付出痛苦的代价。来访者和家属同意后在治疗协议上签字,进行必要的体检,排除心血管疾病、癫痫等重大躯体疾病。需要配备急救设施,在来访者出现过度换气或晕厥等紧急情况时予以对症处理。

**4. 厌恶疗法**　厌恶疗法(aversion therapy)基于条件反射理论,将需要戒除的目标行为与不愉快的或者惩罚性的刺激相配对,通过厌恶性条件反射,消退目标行为对来访者的吸引力,使症状消退。当某种适应不良行为(如吸烟)即将出现或正在出现时,当即给予一定的痛苦刺激(条件刺激),如轻微的电击、针刺或催吐剂,使其产生厌恶的主观体验(无条件反射)。经过反复实施,适应不良行为和厌恶体验就建立了一定的条件联系,以后当欲实施一定行为时,便立刻产生了厌恶体验。为了避免这种厌恶体验,来访者只有终止或放弃原有的适应不良行为,形成新的条件反射,用新的行为习惯代替原有的不良行为习惯。

厌恶刺激的种类包括电刺激、药物刺激、想象刺激和其他刺激(声、光、针刺、羞辱、憋气)等。

例如,对酒依赖来访者的治疗可使用阿扑吗啡。这是一种催吐剂,通常在注射几分钟后便引起强烈的恶心、呕吐体验。治疗时先注射阿扑吗啡,几分钟后让来访者饮酒,几乎在饮酒的同时来访者就会恶心、呕吐。反复几次之后来访者的饮酒行为与恶心、呕吐形成了条件反射,于是只要饮酒便会恶心、呕吐。为了避免恶心难受,只好弃酒不饮了。

厌恶疗法主要适用于露阴癖、恋物癖、酒精依赖及强迫症等。厌恶疗法应该在严格控制下使用,因为目前尚有两个争议的问题,一是技术方面的问题,从行为学习理论可知,惩罚有一定的危险性,如临床案例报告,有露阴癖病人经电击治疗后遗留下阳痿的症状,有些病人可能因惩罚而增加焦虑;二是伦理问题,惩罚作为一种治疗手段,可能与医学伦理学规范相冲突。

**5. 行为塑造法**　行为塑造法(behavior shaping)是一项通过强化矫正人的行为,使其产生某种期望的良好行为的治疗技术。行为塑造法是根据斯金纳的操作性条件反射原理设计出来的,这种疗法主要通过某种奖励系统,在来访者做出预期的良好行为表现时,马上就给予奖励,使良好的行为得到强化,从而使来访者所表现的良好行为得以巩固,同时使其不良行为得以消退。奖励可以用不同的形式表示,如记分卡、筹码等象征性的方式。只要来访者出现预期的行为,马上给予强化。例如当饮食控制较差的糖尿病病人,坚持规律健康的饮食时,及时给予肯定和表扬,如"做得非常好""坚持下去你一定能成功"等,让他采用规律健康的饮食的行为及时、逐渐地得到强化和巩固。

在使用行为塑造法时要注意按具体对象制订具体的、由简单到复杂的行为要求。让来访者在现实的生活环境中通过对更为接近目标的行为进行强化,逐渐形成新的良好行为。

另外,还可让来访者完成作业,即根据情况把自己每小时所取得的进展正确地记录下来,并画成图表。这样做本身就是对行为改善的一种强大推动力。根据图表所示的进展,还可应用其他强化因子,当作业成绩超过一定的指标时即给予表扬或奖励。为了使治疗效果得以保持和巩固,使用这一治疗方法时,需要特别注意如何帮助来访者把在特定治疗情境中学会的行为迁移到家庭或工作的现实环境中来。

行为塑造法的技巧适用范围很广,可以用于那些需要生活方式调整的病人,如糖尿病病人、康复治疗期病人、肥胖症病人等,也可以用于治疗心理疾病,如恐惧症、多动症、神经性厌食症、物质依赖和酒精依赖等。也可用于孤独症儿童和精神发育不全儿童的行为问题的矫治。

**6. 生物反馈疗法**　生物反馈疗法(biofeedback therapy)是20世纪60年代在实验心理学中发展起来的治疗技术,是指在电子仪器帮助下,将身体内部的生物电活动信息以视觉(如仪表读数)或听觉(如蜂鸣音)形式呈现出来,使来访者得以了解自身的机体状态,并学会在一定程度上随意地控制和矫正不正常的生理变化,加强放松疗法的学习,形成操作性条件反射,消除病理过程或影响其正常生理活动的紧张状态,以恢复正常的生理功能。生物反馈仪可以反馈给人的信息包括肌肉的紧张度、皮肤表面的温度、脑电波活动、皮肤导电量、血压和心率等。来访者必须了解生物反馈的原理、仪器的使用方法、视觉形式或听觉形式反馈信号的意义,必须坚持练习,探索成功的经验、失败的原因。

常用的生物反馈仪有肌电反馈仪、皮温反馈仪、皮电反馈仪、脑电反馈仪、心率反馈仪、血压反馈仪。在治疗中,各种反馈仪的工作模式是基本相同的。

生物反馈疗法具有无损伤、无痛苦、无药物副作用、方法简便、治疗范围广等优点,对多种与社会心理应激有关的心身疾病都有较好的疗效,广泛应用于治疗各种心身疾病、神经症和某些精神疾病。

**7. 示范法** 示范法又称模仿法,其理论基础来源于班杜拉的社会学习理论,是指向来访者呈现某种行为榜样,通过观察、学习使来访者产生共鸣,不仅能增加良好行为的获得,还能减少或消除不良行为。示范法适用情境广泛、起效快,还可与其他行为治疗方法结合使用,例如行为塑造法、强化法、系统脱敏疗法等,也适合于集体心理治疗。

示范法包括现场示范、自我示范、参与示范、影像示范以及叙事示范等多种类型。

(1)现场示范:可用于治疗多种焦虑障碍,如特定恐怖症、社交恐怖症和强迫症。例如一位7岁男孩,非常害怕到医院打针,可以让他在现实生活中,观看其他同伴是如何进入医院并完成打针这项治疗的。

(2)自我示范:让来访者成为自己的适应性功能的榜样,使观察者和榜样之间的相似度最大化,从而加强模仿。具体操作形式包括隐形自我示范和录像自我示范,例如,隐形自我示范是让上述7岁男孩想象他自己完成了目标行为,这是自我示范最基本的应用;录像自我示范是让来访者观看他自己表现出目标行为的录像,使用此种方法需要来访者同意并配合录像的拍摄。

(3)参与示范:对于上述这位7岁的男孩,先让他观摩其他同伴到医院打针的过程,然后通过言语鼓励与指导提示,让其逐步参与到目标情境中,然后逐步撤掉提示,直到来访者还能继续表现出目标行为。

(4)影像示范:影像示范在减少恐怖情绪和回避行为方面已表明有效,例如,让来访者观看示范者在医院打针的有关录像、电视或电影,使其逐渐模仿示范者的行为举止,减少或消除对打针的恐惧。示范过程中来访者若能集中注意力,可以适当增加示范行为的呈现时间,使其有较多的时间观看示范行为。若来访者表现出模仿行为,应立即记录其进步情况,给予及时的反馈,有利于强化效果。

(5)叙事示范:即讲故事,是一种利用象征性的示范法来减少恐惧感的形式。生活中,老师和家长通常使用叙事的方法来影响孩子的情绪和行为,而非直接性指示。例如,利用故事书或漫画中描绘的情景,把书中讲述的应对潜在压力事件的适应性方法讲给孩子听,并把书中的人物改成孩子的名字,为孩子进行个体化定制。这种叙事示范还可以用于阿斯伯格综合征、孤独症谱系障碍和轻、中度智力障碍的儿童和青少年的治疗。叙事示范更多的是给予孩子建议而非命令性指示,这样做的目的是使孩子有更强的独立感,因此叙事示范比直接给予指令更有效。

示范法的成效与观察学习的过程密切相关。首先,治疗师需要确保来访者观察到了榜样行为(注意过程)。其次,来访者需要记得并能回忆榜样做了什么事情(保持过程),在此过程中,治疗师还可以通过言语提示(例如,"请仔细观察榜样"或"请记住榜样做了什么")来促进注意和保持过程;来访者还需要结合自身模仿榜样行为(再现过程)。最后,来访者将榜样行为作为自己的行动指南(动机确立过程)。

示范法以一种潜移默化、不唐突的方式教会来访者获得适应性行为,适用于多种行为障碍,如恐怖症、强迫症、儿童社会退缩行为、精神发育迟滞及孤独症的行为问题等,同时常用于生活中规范人们的行为,如家长、老师教孩子获得新的良好行为。

### 三、适应证和评价

与传统的心理治疗相比,行为疗法具有更高的科学性和系统性,可以进行客观的科学检验和量化,即使重复实验也可得出相同的结果。行为疗法有一整套模式化的治疗流程,有坚实的理论根据和大量的实验证明,所以临床效果更为显著和稳定。行为疗法广泛适用于各种存在行为异常的个体。但对于边缘人格、人格障碍或抑郁症的病人治疗效果有限。行为疗法的适应证一般包括以下几个方面:

(1)恐惧症、强迫症及焦虑症等。

(2)神经性厌食症、神经性贪食症、神经性呕吐及其他进食障碍、烟酒及药物依赖等。

(3)阳痿、早泄、性高潮缺乏、阴道痉挛、性交疼痛等性功能障碍。

(4)纵火癖、偷窃癖、拔毛癖等冲动控制障碍。

(5)多动症、抽动症、品行障碍等儿童行为障碍。

(6)高血压、糖尿病、胃溃疡等心身疾病。

(7)疾病康复期需要行为调整的疾病。

行为疗法的着眼点是可观察到的外在行为或可具体描述的心理状态。如果来访者的心理或行为问题能比较客观地观察和了解,就比较适合采用行为疗法。但如果来访者的症状是对人生没兴趣或不知将来去向等比较抽象的或性质模糊不清的问题,就不宜马上运用行为疗法。

(汤艳清)

# 第五节 | 以人为中心疗法

## 一、概述

以人为中心疗法(person centered psychotherapy)是人本主义心理治疗的主要流派之一,由美国心理学家罗杰斯(Rogers CR)创立。从 20 世纪 40、50 年代到 70 年代,罗杰斯式的心理治疗经历了发展变化的过程。最初他把自己的治疗方法称为"非指导性治疗",50 年代又称为"来访者中心疗法"(client-centered therapy),70 年代后称为"以人为中心的治疗"。罗杰斯是一位专心于心理治疗实践的人,他追求帮助别人而不是建构理论。罗杰斯的理论和工作成为心理咨询和心理治疗的一个结合点,在此以前心理治疗多由精神科医师进行,在此以后非医学背景的人士也可以参加心理咨询工作。

## 二、方法

以人为中心疗法的治疗观与罗杰斯的人本主义心理学思想紧密相连。罗杰斯认为人基本上是生活在自己的主观世界中的,人有一种与生俱来的自我成长倾向,即在适宜的环境下,人具有积极成长的潜能,能自我探索,发现自己自我概念中的问题,有能力指导、调整和控制自己。他认为个体的心理问题是因为成长受阻造成的。因此,治疗要以来访者为中心,创造一个促使来访者自我发现、自我成长的环境和氛围,向来访者提供重新开始成长的机会和自由表达的空间,帮助来访者认识、理解、正视自己真实的情绪和需求,启发其潜能的释放,使之从否定自己的情绪或需求的状态转而接受自己,并依靠自身的成长、成熟战胜不良的情绪、行为。

罗杰斯认为,心理治疗是一种过程而不是一套技术,只要治疗师营造一个真诚、积极关注和共情的氛围,形成来访者产生变化的"必要条件和充分条件",就能使其认识、理解自己的问题并开始自我成长和改变。

### (一)治疗的条件和氛围

1. 真诚 首先,治疗师自身必须是一个真诚的人,这是治疗的最基本条件。治疗师对来访者的关系越真诚,他的帮助就越大。真诚的治疗师是一个有欢乐、愤怒、挫折、矛盾等各种情感的完整、真实的人。一个真诚的治疗师不会戴着假面具,在治疗关系中,当治疗师体验这些情感时,他既不否认,也不歪曲这些情感,而是让它们自然地流入意识并且随意地表达出来。治疗师越是他自己、越是不戴专业面具或个人面具,来访者越能够体会到治疗师是毫无保留的,便会对他产生信任感,来访者就越有可能发生建设性的改变和成长。

**2. 无条件积极关注** 无条件积极关注(unconditional positive regard)是指治疗师没有条件地、不带评价地接纳和关注来访者,给予来访者充分的尊重。无条件积极关注是指治疗师要毫无保留地接受来访者,完全接受来访者的是非标准和价值判断,即使其说出一些"不可能被别人接受"的观点或行为,也应积极关注。这样,来访者就会感受到一个安全的谈话氛围,一旦治疗师提供了一个安全的关系氛围并鼓励来访者展开自我探索,就能促进来访者的人格改变,形成自我成长的自然过程。

**3. 共情** 共情(empathy)是指治疗师能将心比心、设身处地地理解来访者,正确地体验到来访者的情绪感受并能与来访者交流,使来访者知道有另外一个人不带成见、偏见和评价地进入其感情世界。在以人为中心疗法中,共情是一个不断回应来访者,不断深入并产生治疗效果的过程。首先,治疗师要觉察和理解来访者内心的情绪、烦恼。其次,治疗师产生了内在的体验,感受到了来访者的痛苦、烦恼,进一步弄清了来访者是什么样的情绪和烦恼,对来访者的情感、思想产生了更丰富的理解。最后,重要的是在共情过程中治疗师怎么做、怎样回应和引导来访者从而产生治疗作用。

以人为中心疗法旨在帮助来访者在治疗过程中更好地了解和接纳自己,实现与内在经验的深度融合。通过治疗师的真诚、一致性、无条件的积极关注,以及深刻的共情,来访者能够逐渐与自己建立更紧密的联系,这种方法强调在安全和支持的环境中探索和强化个人的自我认知。

### (二) 治疗关系

其他疗法中治疗师可能扮演权威人士、教师、教练、顾问等角色,以人为中心疗法的治疗师并没有鲜明的角色特征,不看重具体的治疗技术,他们认为对治疗效果影响最大的因素并非治疗师使用的治疗技术,而是治疗师的态度、特质和治疗关系。这一观点在心理学界得到广泛认可,很多流派都吸取了该思想,治疗师在治疗外重视自我成长,在治疗中注重建立良好的治疗关系。在这种比起治疗技术,更看重治疗关系的思想下,治疗师便不需要扮演某一种固定的角色。罗杰斯认为良好治疗关系本身就具有治疗作用,治疗师对来访者的态度贯穿整个治疗过程。

### (三) 治疗目标

治疗的基本目的是建立安全与可信任的治疗关系,使来访者能减少防卫,真实地自我探索,进而察觉阻碍成长的各种障碍。罗杰斯认为,治疗目的不仅在于解决问题,而且在于协助来访者成长,这样他们就更能克服目前和将来所面对的困难。

**1. 除去防卫** 来访者必须先除去在社会化过程中形成的防卫面具,从虚假的背后显现出一个现实的人。怎样让来访者摘掉面具,发现真实的自我? 安全的治疗气氛有利于来访者开始了解他们因戴了这些面具而失去的真正的自我。

**2. 建立关系** 治疗的基本目的是建立安全与可信任的治疗关系,使来访者能减少防卫,真实地自我探索,进而察觉阻挠成长的各种障碍,从而变得更开放、更能信任自己、更愿意进步,以及更愿意按照内心的标准去生活。

**3. 探索成长** 以人为中心疗法的目标不仅是解决问题,还要帮助来访者成长,这样他们就更有能力克服现在以及将来所要面对的问题。他就能够对自己和本身的感受以及他人较为接纳,对自己有较实际的看法和积极的评价,具有自我信任和较强的自主能力,性格较健康、具有统合性,善于评估内在资源,能克服压力,易克服挫败,行为上表现为较成熟、具有社会化、适应能力强、乐于继续成长。鼓励发挥这些特质,就是以人为中心疗法的目标。

### (四) 治疗过程

对于以人为中心疗法的实施过程,罗杰斯提出了 12 个步骤,同时强调这些步骤是浑然一体的,不能截然分开。

**1. 来访者主动求助** 这是一个重要的前提。如果来访者没有改变自己的需要,咨询很难成功。

**2. 治疗师说明情况** 治疗师向来访者说明:对于他所提出的问题,这里并无解决的答案;治疗师只是提供一个场所或氛围,帮助来访者自己找到答案或是解决问题。

**3. 鼓励来访者自由表达情感** 不管来访者表达出什么样的情感,治疗师必须抱持友好、诚恳、接纳的态度,促进来访者的自由表达。

4. **治疗师要能够接受、认识、澄清对方的消极情感** 这是很困难也是很微妙的一步。治疗师接受了对方的这种信息后必须对此有所反应,但反应应深入来访者内心,特别注意发现对方暗含的情感,如矛盾、敌意或不适应的情感。治疗师应以接受的态度加以处理,努力营造出一种气氛,使来访者认识到这些消极情感也是自身的一部分。治疗师可以对这些情感加以澄清而不是解释,目的是使来访者自己对此有更清楚的认识。

5. **来访者成长的萌动** 当来访者充分暴露其消极情感之后,模糊的、试探性的、积极的情感便不断萌生出来,成长由此开始。

6. **治疗师接受和认识来访者的积极情感** 治疗师不加评价地接受来访者的积极情感,让来访者了解自己,使其无须为消极情感而防御,也无须为积极情感而自傲。这样,就能促进来访者自然达到领悟与自我了解的地步。

7. **来访者开始接受真实的自我** 由于治疗师对来访者采取了接受和理解的态度,来访者便能有机会重新认识自我,并接受真实的自我,这为其进一步在新的水平上达到心理的整合奠定了基础。

8. **帮助来访者澄清可能的决定及应采取的行动** 新的整合意味着新决定与新行为的产生。治疗师要协助来访者澄清其可能做出的选择。对于来访者此时常因恐惧与缺乏勇气而不敢做出决定应有足够的认识。此时,治疗师不能勉强对方或给予劝告。

9. **效果的产生** 领悟导致了某种积极的、尝试性的行动,此时疗效就产生了。由于是来访者自己达到了领悟,自己对问题有了新的认识,并且付诸行动,因此这种效果即使只是瞬间的,也有意义。

10. **进一步扩大效果** 当来访者已有所领悟,并开始进行一些积极的尝试后,咨询工作就转向帮助来访者发展更深层次的领悟,并注意扩展其领悟的范围。

11. **来访者的全面成长** 来访者不再惧怕选择,处于积极行动与成长的过程中,并有较大的信心进行自我指导。此时治疗师与来访者的关系达到顶点,来访者常常主动提出问题与治疗师共同讨论。

12. **咨询结束** 来访者感到无须再寻求治疗师的协助,咨询关系就此终止。

治疗的结果是来访者变成了一个包容、开放、协调一致的人;一个对自我有更清晰的认识,也更加现实的人。

### 三、适应证和评价

以人为中心疗法适用于治疗有某种心理问题的正常人或轻度心理障碍病人,如有人际关系问题、个人成长发展问题、社会适应不良的人及某些神经症病人。以人为中心疗法对心理治疗领域的一个主要贡献是令人信服地提炼出良好的治疗关系是治疗变化的要素,这已经成为现代治疗实践的共同基础。相信来访者具有自我指导能力和自我负责能力,只要治疗师怀有这样的信念去对待来访者,这种氛围就会创造一种推动的力量,推动来访者发生改变。以人为中心疗法特别强调治疗师本人的人格和态度的作用,而不是方法技巧的运用。另外,在医学诊断方面,以人为中心疗法不主张对障碍进行分类,分类有排斥诊断和评估的倾向,这可能妨碍了其在临床实践中的应用。

(关念红)

## 第六节 | 认知疗法

### 一、概述

20世纪60—70年代,埃利斯(Ellis A)、贝克(Beck AT)和迈肯鲍姆(Meichenbaum D)等人根据临床观察研究和认知心理学、社会心理学、控制论和信息论的新进展,分别创立、发展了理性情绪疗法(rational-emotive therapy)、认知疗法(cognitive therapy)和认知行为矫正(cognitive behavioral modification）等疗法。这类疗法普遍认为个体的情绪和行为是由其认知决定的，要改变个体不良的情绪和行为，首先要调整其不良的认知。

### （一）理性情绪疗法

理性情绪疗法有人本主义倾向，信赖、重视个人的意志、理性选择的作用，强调人能够"自己救自己"。此疗法还有教育的倾向，试图用一套它认为合理的、健全的心理生活方式教育来访者。它强调理性、认知的作用，在治疗中，总是把认知矫正摆在最突出的位置，给予最优先的考虑。理性情绪疗法的完整治疗模式由 ABCDEF 六个部分组成，如图 9-2 所示。A：activating events，指发生的事件。B：beliefs，指人们对事件所持的观念或信念。C：emotional and behavioral consequences，指观念或信念所引起的情绪及行为后果。D：disputing irrational beliefs，指劝导干预。E：effect，指治疗或咨询效果。F：new feeling，指治疗或咨询后的新感觉。埃利斯认为，事件（A）本身并非是引起情绪反应或行为后果（C）的原因，而人们对事件的不合理信念（B）（想法、看法或解释）才是真正原因所在，不同的 B 可以引发不同的 C，如表 9-3 所示。因此要改善人们的不良情绪及行为，就要劝导干预（D）非理性观念的发生与存在，而代之以理性的观念。等到劝导干预产生了效果（E），人们就会产生积极的情绪及行为，心里的困扰因此消除或减弱，人也就会有愉悦充实的新感觉（F）产生。

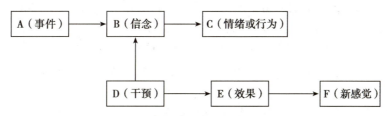

图 9-2 理性情绪疗法 ABCDEF 示意图

表 9-3 相同的 A，不同的 B，产生不同的 C

| 项目 | 甲 | 乙 |
|---|---|---|
| 事件（A） | 考试中遇到难题 | 考试中遇到难题 |
| 想法（B） | 这道题，我难别人也难，所以别慌，让我想想，既然想不出来，先做后面的题目，回头再来做这道 | 真该死，这道题怎么做不出，万一做不出怎么办？如果做不出来，我的成绩就完蛋了，不行，一定要做出来 |
| 情绪（C） | 镇定、从容不迫 | 急躁、不安、紧张 |
|  | 会做的题目做完，正仔细分析难题 | 有很多题目没做，顾不上检查 |
| 结果（C） | 考出实际水平 | 考不出实际水平 |

人的不合理观念常常具有以下三个特征：①绝对化，"必须对我好"等。②过分概括化：以偏概全的不合理思维方式的表现，它常把"有时""某些"过分概括化为"总是""所有"等。有些人遭受一次失败后，就会认为自己"一无是处、毫无价值"。③糟糕至极：这种观念认为如果一件不好的事情发生，那将是非常可怕和糟糕的。例如，"我没考上大学，一切都完了。"

常见的不合理信念包括：①人应该得到生活中所有对自己最重要的人的喜爱和赞许；②有价值的人应在各方面都比别人强；③任何事物都应按自己的意愿发展，否则会很糟糕；④一个人应该担心随时可能发生灾祸；⑤情绪由外界控制，自己无能为力；⑥已经定下的事是无法改变的；⑦一个人碰到的种种问题，总应该都有一个正确、完满的答案，如果一个人无法找到它，便是不能容忍的事；⑧对不好的人应该给予严厉的惩罚和制裁；⑨逃避可能、挑战与责任要比正视它们容易得多；⑩要有一个比自己强的人做后盾才行。

### （二）贝克的认知疗法

贝克认为，认知是情绪和行为的中介。对同一事件可以产生不同的认知，进而产生不同的情绪及行为。例如,如果人们认为环境中有危险,他们便会感到紧张并想逃避。功能失调的认知产生了功能失调情绪及行为。要改变不良的情绪和行为,首先要改变功能失调的认知。

贝克指出,心理障碍的产生并不是诱发事件或不良刺激的直接后果,而是通过认知加工,在歪曲或错误的思维影响下形成的。人们的认知建立在自己以往经验的态度和假设基础之上,功能失调的认知常以"自动思维"的形式出现,即认知常是不知不觉地、习惯性地进行,因而不易被认识到,不同的心理障碍有不同内容的认知歪曲,如图9-3。例如,抑郁症病人大多对自己、现实和将来都持消极态度,抱有偏见,认为自己是失败者、事事都不如意,认为将来毫无希望。焦虑症则对现实中的威胁持有偏见,过分夸大事情的后果,面对问题,只强调不利因素,而忽视有利因素。因此认知疗法重点在于矫正来访者的认知歪曲。

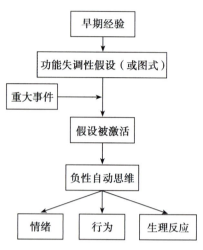

图9-3　贝克情绪障碍的认知模式

1. **功能失调性假设或图式**　是人们看待世界的(人、事件、环境)基本信念和假设。人们从童年期开始通过生活经验建立对世界的认知图式(schema),这是一种比较稳定的心理特征,通常不予表达,不为意识所觉察,在其后的生活中,继续得到修改与补充。人倾向于选择与图式一致的信息,忽略不一致的信息,这成为支配人们日常行为的规则。由于功能失调性假设(underlying dysfunctional assumptions)的存在,个体对某些重大事件表现出脆弱性,由此派生出大量负性自动想法。抑郁症病人早期形成的这种潜在的认知结构,使其倾向于对自己进行消极评价,构成了抑郁症的易患倾向。功能失调性假设的特征:①不符合人类经验的真实性,是不合理的。如"我应当永远强大"。②僵硬的、过分普遍化和极端的信念,不考虑不同情境的差异。③阻碍目标的实现,如完美主义标准势必引起焦虑、抑制操作能力。④与极端的过度情绪有关,如抑郁与绝望。⑤个体依据它们采取行为,它们似乎是真实的,但无法被明确表达。

功能失调性假设分三类:①成就(需要成功、高的表现标准);②接纳(被人喜欢、被人爱);③控制(要左右事物的发展、成为强者等)。

2. **负性自动思维**　在特定情境下自动呈现在意识中的想法,常常不经逻辑推理突然出现,稍纵即逝。大多数个体往往觉得这些想法很有道理,对其情绪影响甚大。负性自动思维(negative automatic thought)的特征:①自动的,不经逻辑推理出现于脑内;②内容消极,常和不良情绪相互关联;③随时间地点而有变化,能为意识所觉察,具有认知过程的特征,为临床表现的一部分;④貌似真实,因为它是由功能失调性假设或图式派生而来的;⑤存在于意识边缘,稍纵即逝,可表现为语词性的和/或形象性的;⑥存在的时间不定,但力量很大,并且不能由自己的意愿选择或排除;⑦蕴含着认知曲解,而当事人信以为真,不认为它正是情绪痛苦的原因。

负性自动思维的消极性表现为三方面:一是消极看待自己,否定自己的成就、价值和能力。二是消极解释自己的经历和经验。三是消极看待未来,认为不只是现在、过去,未来也只有失败等着他。

3. **常见的认知歪曲形式**

(1)非此即彼(all-or-nothing thinking):用两极法看待事物而不是将事物视为一个连续体。例如,没有全面成功就是失败。

(2)灾难化(catastrophizing):消极地预测未来而不是考虑其他的可能结局。例如,如果我考试考差了,我就会失去所有的一切。

(3)贴标签(labeling):给自己或别人贴上固定的大标签,不顾实际情况下结论。例如,我是个失败者,一无是处。

(4)最大化/最小化(magnification/minimization):在评价自身、他人或一件事时不合理地夸大消

极面和 / 或缩小积极面。例如,得了中说明我很差,得了优并不说明我聪明。

(5)以偏概全(overgeneralization):以个体事例推论全部。例如,因在大会上发言紧张即认为自己不具备交友的能力。

(6)"应该"和"必须"陈述("should"and "must"statement):坚信自己和别人应该怎么做,高估了不这样做的严重后果。例如,要成为好学生,我应该每时每刻都努力。

(7)管状视力(tunnel vision):只看见事物的消极方面。例如,他什么事都做不好,工作一塌糊涂。

## 二、方法

### (一) 理性情绪疗法

#### 1. 治疗过程

(1)心理诊断阶段:①识别非理性信念,弄清非理性信念与情绪困扰的关系;②确立其对自己不良情绪和行为负责的意识,促使其积极参与治疗过程;③改变不合理思维,放弃非理性信念;④学习合理信念,并内化为新的自我语言。

(2)领悟阶段:①情绪障碍不是由外界事件直接引起的,而是自己非理性信念所致的;②目前的情绪障碍是因为自己仍在沿用过去的非理性信念;③改变自己的非理性信念,情绪障碍才能消除。

(3)修通阶段:主动指导、教育和促进认知改变,以改善情绪。包括:①与不合理的观念辩论;②合理情绪想象技术;③家庭作业;④其他方法(脱敏、操作性条件反射、自主训练、模仿、角色扮演、想象等)。

(4)再教育阶段:巩固疗效,摆脱不合理观念与思维模式,强化新观念,更好地适应生活。

#### 2. 帮助来访者与自己不合理信念辩论的方法
来访者与自己的不合理信念进行辩论的方法主要有:理性情绪疗法自助表、与不合理的信念辩论、合理自我分析报告。

(1)理性情绪疗法自助表:这是由埃利斯特制的自助表格。其内容为,先让填表者找出 A 和 C,然后再找 B。表中列有十几种常见的不合理信念,填表者可从中找出符合自己情况的 B,若还有其他的不在此列中的不合理信念可单独列出。接下来是请填表者自己做 D,对自己所有的不合理信念,一一进行质疑式的辩论。最后是填写 E,即通过自己与自己的不合理信念辩论而达到了什么情绪的和行为的效果。

(2)与不合理的信念辩论:这也是一种规范化的作业形式,内容很简单,需来访者回答一些具体的问题:

1)我打算与哪一个不合理的信念辩论并放弃这一信念?

2)这个信念是否正确?

3)有什么证据能使我得出这个信念是错误的(正确的)结论呢?

4)假如我没能做到自己认为必须要做到的事情,可能产生的最坏的结果是什么?

5)假如我没能做到自己认为必须要做到的事情,可能产生的最好的结果是什么?

(3)合理自我分析报告:合理自我分析报告的目的与上述作业相同,但是一种完全由来访者自己完成的报告。其内容即为 ABCDE 五项。没有什么特殊的要求与规定,但报告的重点在 D 上。事实上,这种自我分析人人都可以做。按合理情绪治疗的观点来看,人人都可能存在不同程度的不合理的信念。如下文:

事件 A:出席重要场合,突然发现已经晚了,顿时慌乱不已,抱怨自己无能。

情绪 C:紧张、害怕、自责、沮丧。

信念 B:①我怎么这么差,连时间都会搞错;②我总是把事情搞糟,真无用;③别人会认为我是大傻瓜;④在众目睽睽之下迟到,真是丢人现眼。

驳斥 D:①人人都会出现记错时间的情况;②错过时间,只能说明我不够细心,并不能说明我无用,许多事情我是干得很不错的;③可能有人认为我真傻,但只是少数人,大多数人对我迟到持无所谓的态度;④迟到是不对的,别人可能对我表示不满,但这并非糟糕透顶,我应该继续工作。

效果 E:通过自我辩论消除自责。

### (二) 贝克的认知疗法

贝克的认知疗法的步骤包括:第一步,了解情况,建立治疗关系,向来访者说明认知疗法的原理和对其采取认知疗法的理由,调动来访者参与和配合干预的积极性,打破情绪→行为→思维→情绪的恶性循环。第二步,识别与检验自动负性想法。第三步,识别与盘诘功能失调性假设。第四步,布置作业或制订行为计划,以鼓励来访者进一步检验其原有假设,并巩固其新的功能性假设,使其思维模式和信息加工过程得以矫正。

1. 识别负性自动想法 通常是和来访者讨论,一起练习识别负性自动想法,然后通过认知疗法日记等家庭作业发展来访者的识别能力。引出负性自动想法的方法:回忆最近的一个具体事例、心理想象或角色扮演、在来访者出现强烈情绪反应时询问、了解对某些事件的看法、记录每天心境的变化及自动思想。

2. 检验负性自动想法 采取"协同检验(collaborative empiricism)"的方法,即医患协作把来访者的负性自动想法视为一种假说加以检验。由于来访者的负性想法或想象没有得到证据支持或面对相反的证据,来访者的负性想法将会发生改变。

3. 识别功能失调性假设 功能失调性假设是产生负性自动想法的基础,如果不予识别,就不能认为情绪障碍已从根本上解决。识别功能失调性假设常常需要采取推论的方法,这是因为它们是未予表达的一般性规则。

4. 盘诘功能失调性假设 潜在的功能失调性假设容易让人产生抑郁、焦虑症状,一旦为某种严峻生活事件激活,即可产生出大量负性自动想法,伴随出现抑郁或焦虑症状。认知疗法时除了应对负性自动想法以改善情绪,还应改变潜在的功能失调性假设,只有这样才能减少复发的危险。盘诘功能失调性假设常用问题:①假设在什么方面是不合理的? ②假设在什么方面是无用的? ③假设从何而来? ④什么是比较合适的替代? 来访者如果认为向人求助表示自己无能,其行为规则是"我应该自己处理一切事情,在任何情况下也不要向别人要求帮助。"经过认知疗法找到了一种比较现实的替代:能独自处理问题是好的,但要自己在任何情况下都独自处理是不合适的,我是一个人,像其他人一样有时是需要帮助的。所以,如果自己能独自处理的就自己做,如果不能独自做好的就去争取一切可能的帮助。找到了合适的替代假设后,可写在卡片上或日记本上,反复阅读,使之成为支配自己行为的准则,形成新的行为习惯。

## 三、适应证和评价

理性情绪疗法适应证为抑郁症、焦虑症、恐惧症,特别是社交恐惧症。贝克的认知疗法适应证则包括抑郁症、广泛性焦虑障碍、惊恐障碍、社交恐怖、物质滥用、进食障碍等多种精神障碍。

理性情绪疗法与贝克的认知疗法都是聚焦于来访者的认知,促使来访者的改变。不同之处是理性情绪疗法往往更具有指导性、说理性与面质性;而认知疗法强调苏格拉底式对话等技术,强调协助来访者自己去发现功能失调的认知,并比理性情绪疗法更具结构性。

(张 岚)

## 第七节 | 其他疗法

### 一、森田疗法

森田疗法(Morita therapy)是由日本森田正马博士(1874—1938)从他亲身的神经症体验和多年的医疗实践中总结出来的。1919 年以来,一直应用于临床,在国际上具有一定的影响。

## （一）概述

森田疗法的基本理论包括四个方面：

1. **神经质**　森田疗法主要适用于神经症，森田正马把神经症按其症状分为三种：

（1）普通神经症：这一类的神经症主要表现为失眠、头痛、头重、头脑不清、感觉异常、易兴奋、易疲劳、脑力减退、乏力、胃肠功能障碍、不必要的忧虑、性功能障碍、眩晕、书写痉挛、耳鸣、震颤、记忆力减退、注意力涣散等症状。

（2）强迫观念症：主要是对人恐怖（赤面、对视、自己表情恐怖等）、不洁恐怖、疾病恐怖、不完善恐怖、猝倒恐怖、被嫌疑恐怖、不吉祥恐怖、锐器恐怖、高处恐怖、杂念恐怖等。

（3）发作性神经症：表现为心悸亢进发作、焦虑发作、呼吸困难发作等。

2. **疑病素质**　森田正马认为，神经症发生的基础是疑病素质。疑病素质是指对自己的心身过分担心，特别敏感。在某种情况下，把任何人都常有的感受、情绪、想法过分地认为是病态的，并对之苦恼、关注。其实人人都会有不适体验，患有神经质的人只不过是感觉过强而已。森田正马认为神经质是一种先天性素质，是一种侧重于自我内省的疑病素质。

3. **生的欲望和死的恐怖**　森田正马认为神经质的人"生的欲望"过分强烈，他所指的生的欲望包括希望健康的生活、更好的生活、被人尊重、希望成为伟大的人、向上发展等。由于神经质的人的生的欲望非常强烈，所以死的恐怖也非常强烈，形成生与死的矛盾观念。其表现是怕失败、怕疾病、怕种种有价值的东西失去等，可以说这是神经质者所特有的心理病理学基础。

4. **精神交互作用**　由于精神过度紧张，心身可能出现某些一过性不适感和轻度功能障碍（如紧张时失眠、心悸、头昏、口吃等），对这些现象如不特别注意，常可自行消失。但患有神经质的人往往把这些现象误以为是"病态"的，过度地注意这些"病态"，并企图排除这些"病态"，形成恶性循环，这就是森田正马所说的精神交互作用。正是由于精神交互作用使这些一过性不适感和轻度的功能障碍在心理上不断进行放大，终于形成神经症症状，症状一旦形成，病人又过分注意与担忧，由此产生的紧张、焦虑、悲观等不良情绪及疑病观念与症状恶化互为因果，形成恶性循环。

## （二）方法

森田疗法的重点在于改变疑病素质，打破精神交互作用，消除心理矛盾。

1. **治疗原则**

（1）顺其自然：他曾肯定地指出"对神经质的治疗，听其自然好了，听其自然以外没有别的办法，必须听其自然"。顺其自然的主要含义是：个体老老实实地接受症状的存在及与之相伴随的苦恼、焦虑，认识到对它抵抗或用任何手段回避、压制都是徒劳的。

（2）为所当为：个体要靠原来就存在的求生愿望进行建设性的活动，即一面接受症状的现状不予抵抗，一面进行正常工作和学习活动。总的来说，是要个体不把症状（躯体的、精神的）视为身心的异物，对它不加排除和压抑。这样就破除了精神交互作用，症状也因而减轻以至消失。

2. **治疗方法**

（1）住院式森田疗法：森田疗法的基本方法是住院治疗，分为四期治疗：绝对卧床期、轻作业期、重作业期、生活训练期。在让病人接受森田疗法之前，首先向病人简要地介绍森田疗法的治疗程序，以消除病人的顾虑，增加病人自信，取得良好合作。住院式森田疗法要求单人房间，环境安静优雅。

第一期为绝对卧床期，要把病人隔离起来，禁止病人与他人会面，禁止谈话、看书、听收音机、看电视、吸烟及其他娱乐活动。除进食、洗漱、大小便以外几乎绝对卧床。其主要目的是使病人体验到只要让烦恼任其自然，那么烦闷和痛苦就会逐渐消失。

一般情况下，最初情绪可暂时安定，随着绝对卧床时间的延长，会出现各种想法，产生静卧难以忍受的状态。继而病人还会出现一种无聊的感觉，总想起来干点什么。这就是无聊期。也就是森田正马所说的"烦闷即解脱"的理论。

绝对卧床期为 3～7 天;一周没有效果的,可延长至 10 天或 2 周。森田正马认为绝对卧床期对失眠、焦虑和苦闷的病人有明显疗效。

第二期为轻作业期,同样禁止交际、谈话、外出,每日卧床时间限制在 7～8 小时,但白天一定到户外接触空气和阳光。此期开始写日记。此期主要促进病人心身的自发活动。病人为了个人健康,越来越渴望参加较重的劳动,以此为标准转入第三期。

轻作业期一般为 1 周左右。此期可以做一些轻微的活动和劳动。要求病人每晚写治疗日记。轻作业期一开始,病人体验到一种从无聊中解放出来的愉快情绪。由于病人解除了对症状的关注,症状的感觉减轻、对劳动等行动越来越感兴趣,渴望得到较多较重的工作。

第三期为重作业期。让病人可随意选择各种重体力劳动,如拉锯、田间劳动、庭院劳动、手工等工作,与此同时加上读书的内容。此期主要指导病人在不知不觉中养成对工作的持久耐力。有了自信心的同时,使病人反复体验对工作成功的喜悦,以培养其勇气,唤起其对工作的兴趣,培养其忍耐力。学会对症状置之不理,进一步将精神能量转向外部世界。在强化外在行为的同时理解人类心理的自然状态。此期以 1～2 周为宜。

第四期为生活训练期(社会回归期)。此期进行适应外界变化的训练。允许回到原单位或在医院参加某些较为复杂的工作,晚上回到病房,坚持写日记。使病人在工作、学习、人际交往及实践中进一步体验顺应自然的原则,为回归社会做好准备。生活训练期为 1～2 周。

（2）门诊式森田疗法:森田疗法的治疗原则是"任其自然地接受情绪,把应该做的事作为真正的目的和行动的准则",即所谓的"顺其自然"。就是说对情绪或症状任其自然,无论怎样都要像健康人那样去行动是最重要的。门诊治疗也需要让来访者写日记,治疗师用评语进行指导。日记上不主张诉说主观的苦恼,仅叙述每天良好的生活体验和认知体验。门诊可以通信治疗、生活指导、安排训练计划等,可以获得充分的效果。

#### （三）适应证和评价

森田疗法适用的年龄为 15～40 岁。多以住院为主,门诊治疗只适用于轻症。森田疗法的适应证包括强迫症、疑病性神经症、焦虑性神经症和自主神经功能紊乱。抑郁性神经症最好结合药物治疗。神经症症状是多种多样的,此处不一一列举。只要灵活运用森田疗法,就可以收到良好的治疗效果。

森田疗法也有其自身的局限性,例如,由于森田疗法不进行心理分析,所以对于人格障碍或深层次创伤的来访者是不适用的。此外,有许多来访者由于无法忍受治疗期间的痛苦而放弃治疗。

## 二、家庭治疗

### （一）概述

家庭治疗(family therapy)是以家庭为干预单位,通过会谈、行为作业及其他非言语技术改变家庭成员间不良的互动方式,进而从根本上解决个人的问题、消除心理病理现象、促进个体和家庭系统功能的一类心理治疗方法。

个体治疗取向的治疗模式以个人问题为中心,重点收集与来访者有关或来访者所陈述的资料,收集的资料往往局限在来访者对自己问题个别的感受和看法。虽然也会询问来访者家庭背景的情况,但一般不在现场进行观察,家庭系统也并不纳入治疗干预的范围。

家庭治疗认为,个体的行为问题和情感上的痛苦只有被放入人际系统内去观察才能完全被理解。家庭治疗会细致地探讨该来访者重要生活脉络之间的互动关系,详尽地收集家庭中发生的事件。治疗师通过家庭会谈,可以观察到来访者与重要家庭成员之间的互动模式、亲密性以及各种冲突表现,了解其他家庭成员对来访者症状(烦恼、行为问题)产生的解释和看法,寻找导致或维持问题的家庭系统的原因,并在此基础上通过扰动整个家庭系统来达到治疗作用。

家庭本身才是"病人"。改变病态现象不能单从治疗个人着手,而应以整个家庭系统为对象,通过会谈和行为作业传达信息,以影响家庭结构、交流和认知特点,改善人际关系。

治疗过程中治疗师要保持中立。狭义的中立是指治疗师在治疗过程中不偏向于家庭中的任何一方或不与任何一方"结盟",与各方都保持"动态的等距离"。广义的中立还包括治疗师对于导致疾病发生的假设保持动态的、开放的视角和态度,对于来访者症状的改善保持平和的心态,不急不恼、循序渐进、有条不紊地实施治疗。

家庭治疗偏向资源取向,与"缺陷取向"相对。它是指在家庭治疗中减少对过去"障碍""病态"的关注,通过理解症状的功能意义,将视野扩展到来访者所拥有的健康资源,促进来访者主动影响症状的责任能力,将来访者和家庭引向未来的新生活模式。

家庭治疗经常以家谱图的形式描述家庭症状呈现者从祖父母到本人三代的血亲关系和婚姻关系。一般而言,家庭图谱可以包括以下信息:家庭成员之间的关系、亲近程度、重大疾病史、生育史(分娩、出生或流产)、重大生活转折(如死亡、结婚、离婚、经济或法律纠纷等)。通常情况下,家庭成员在治疗师帮助下可以通过家谱图得到一些领悟,家谱图也可以帮助治疗师更直观地了解来访者的家庭系统和历史脉络,以及家庭生命周期的发展阶段,并可形成一些基本的假设,一目了然发现他们过去没有发现的问题。

家庭治疗的理论要点包括:

**1. 系统式思维** 系统是自我组织、自我生产、自我修复、自我复制的生存单元。家庭就是一个系统,其成员间的关系更加复杂,存在冲突、斗争、联盟、合作等多重、交互的关系,系统中的任何成分不可能孤立运作;与系统的概念相关,系统式思维是指一种观察、描述的方法。它从某成员与其他成员的关系和互动出发,而非用单向的、直线式的因果关系来解释问题的发生。系统式的观察方法总要把个体行为与一种具体情境和整个观察框架联系在一起,从个体的行为中发现其人际意义。

**2. 控制论** 控制论在家庭治疗中的应用是研究家庭系统内部的调节机制,其核心是反馈圈(feedback loop),反馈是系统获得必要信息以维持稳定的条件,家庭稳态在大量循环往复的反馈中得以维持。反馈包括系统内部以及系统与外部的信息传递。

**3. 建构主义** 建构主义认为家庭治疗过程是治疗师运用自己的知识和经验,帮助和带领来访者"重构"的过程。理想的情况下,在治疗师和家庭成员分享意见且相互尊重的情况下,通过对话,新的现实便会得以"构建"。例如,一个经常头痛发作的患儿,其实是通过"头痛"吸引父母的关注,试图挽回父母即将破裂的婚姻。

### (二)方法

**1. 治疗程序**

(1)治疗准备阶段

1)澄清转诊背景:了解不同家庭成员对当前问题的定义和解释;对于本次求助的看法,本次来诊治的动机、期待;既往求助的经历及主要结果;由什么渠道、什么人转诊而来。

2)达成治疗协议:治疗师在治疗之初将家庭治疗的性质进行简要解释,以口头或书面的形式与家庭成员达成治疗协议。

3)建立起初步的治疗关系:在技术和理论发挥其作用之前,关键是建立关系,治疗关系的好坏是最重要的疗效影响因素。因此,在治疗早期,尤其是治疗关系不够牢靠的情况下,不要急于进行扰动性较大的干预,以免引起阻抗。

(2)治疗阶段

1)探索问题背景和家庭关系现实:包括家庭的社会文化背景、家庭在其生活周期中的位置、家庭的互动模式及其和问题/症状的关系、家庭应对问题的办法及效果等。

2)建立治疗焦点:很多时候来访家庭需要解决的问题不止一个,治疗师和家庭需要协商本次治疗要解决的问题有哪些,并且决定最先处理哪个问题、其次处理哪个、确定一致同意的"问题优先等级"。

家庭中存在的某些情况,如代际关系界限较模糊、夫妻情感交流较少、亲子沟通内容的开放性较低、父母对子女的控制性高等,常常是家庭治疗干预的靶点。

3)形成假设:针对每一个治疗焦点,治疗师对引起问题的家庭关系、交流互动模式、问题维持因素等形成自己的看法和假设。

4)规划治疗目标与任务:针对形成的假设,通过特定的干预技巧引起家庭系统的变化,创造新的交互作用方式,促进个人与家庭的成长。

(3)结束阶段:通过一系列的家庭访谈和治疗性作业,家庭问题已得到"改释",成员间的交流已趋明晰而有效,家庭成员独立性得到发展,关于家庭的未来景象达成了共识,发展了新的有效的应对机制,即可结束家庭治疗。一般在接近结束阶段应延长两次访谈的间隔。

2. 治疗的时间安排　系统家庭治疗是"长间隔的短程治疗"。治疗师每隔一段时间,与来诊家庭中的成员一起面谈,每次历时 60～90 分钟。总访谈次数一般在 6～12 次。超过 12 次仍未见效时,应检查治疗计划并重新评估该家庭是否适合此种形式的治疗。总时间长度一般在 6～8 个月。若仅仅以解决症状为主,治疗需时较短;若希望重新塑造家庭系统,则需要加长疗程。

### (三)适应证和评价

家庭治疗对于儿童青少年的非精神病性障碍,如亲子冲突、学习困难、厌学、交友问题、情绪行为问题、躯体化症状、进食障碍等,是基础性的治疗;此外,也适用于婚恋关系问题的咨询;对于成年人和精神病性病人,家庭治疗也是一种有益的补充,可以帮助探索症状的"源头"或调动更多资源给病人以支持。家庭治疗的适用范围还包括:

(1)家庭人际关系冲突,特别是通过个体治疗不能解决的人际冲突。

(2)某个家庭成员呈现"症状",但反映家庭系统有问题。

(3)个别心理治疗没有达到预期在家庭治疗中应有的效果。

(4)家庭对个体治疗起到了阻碍作用。

(5)家庭对于患病成员的忽视或过分焦虑。

(6)有反复发作、慢性精神疾病病人的家庭。

## 三、人际心理治疗

### (一)概述

人际心理治疗(interpersonal psychotherapy,IPT)是一种短期的、可操作的心理治疗,旨在减轻来访者心理上的痛苦并改善病人的人际交往。IPT 专注于人际关系,通过引起人际关系变化和帮助症状康复等手段,帮助来访者改善人际关系,并帮助来访者更加清楚自身需要怎样的情感和实际支持。此外,IPT 还帮助来访者改善他们的社会支持,以便更好地管理他们目前的人际关系。IPT 理论不是静态或固定的,而是通过不断进行的临床诊疗和研究结果继续修改和不断地发展的。

IPT 认为,疾病的症状是人际、社会和其他因素相互影响的结果,所以来访者的心理、生理基础上如有易感因素,在经历人际危机压力的时候会更容易累积心身症状而患上疾病。因此,IPT 认为通过调节不良的依恋风格及改善当下不良的人际互动风格、调动当下的支持性因素、积极聚焦于来访者应对当下的人际困难,会有助于疾病的症状及痛苦情绪的缓解。IPT 有两个重要的基础理论,依恋理论及人际关系理论。依恋理论解释来访者的早期人际经历及依恋风格造成关系困难及应对困难的基础,而人际关系理论描述了来访者向他人传达依恋需求时僵化、适应不良的人际风格及沟通造成的问题。二者共同帮助治疗师厘清来访者特有的人际风格与当下压力源的相互作用,并在当下的模式及沟通方式等方面实现突破,促使来访者适应人际变化。

### (二)方法

IPT 最初是针对抗抑郁治疗而设计的,治疗时间与药物治疗相对应,对急性期的治疗通常为每周

1~2次(每次50~60分钟)的门诊治疗,共持续12~20周;维持治疗每月一次,可持续几年。其治疗目标是针对来访者的核心症状,即情绪障碍,而非改变性格。IPT与其他心理治疗方法不完全一样,它不强调病因学以及因果的关系,如假设不幸的社会事件引起抑郁,IPT并不关注引起抑郁的社会事件,而是让病人学会把情绪与人际交往联系起来,通过适当地调整和改善人际关系来减轻抑郁。

IPT一般被分成三个阶段,在治疗的不同阶段中治疗师会采取不同的方法。起始阶段包括评估诊断和建立治疗关系,来访者被赋予病人的角色,使用相关的量表、问卷了解来访者的病情、生活事件、人际关系等情况,治疗师需要对疑似与症状相关的事件和人际关系进行澄清。中期阶段是治疗的核心阶段,治疗师围绕来访者的主要人际问题展开工作,常见的人际问题包括:悲伤反应、人际角色困扰、角色转换、人际缺陷。对于不同的人际问题,治疗师的任务也不尽相同。悲伤反应是丧失至亲之人的反应,治疗师需抚平来访者的悲伤和帮助其发展新的活动与关系。人际角色困扰包括与配偶、其他家庭成员、同事以及亲朋好友间存在的多种人际困扰,治疗师需协助来访者全面分析这些人际关系及其中的本质和处理方案。角色转换指社会角色、人际角色发生了变化,治疗师的任务是协助来访者应对改变,通过启发,帮助来访者觉察新角色的优缺点,使其接受新的角色。人际缺陷指来访者缺乏社交技能,人际关系的缺陷很可能源于人格方面的缺陷,治疗师需关注来访者可改变的方面,帮助来访者建立新的人际关系和行为模式,避免单调的角色和与社会隔绝。最后阶段的重点是巩固疗效,提高来访者的自信心和独立性,使来访者发展出掌控自己人际关系的能力。

在整个IPT过程中,治疗师必须完成五个基本任务:

(1)治疗师必须建立强大的治疗联盟,创造一个具有高度融入和归属感的治疗环境。

(2)治疗师必须确定来访者有哪些适应不良的沟通,通过识别来访者在治疗之外的人际领域和治疗关系中发生的不良人际沟通模式来帮助来访者理解什么是合适的沟通方式。

(3)治疗师必须帮助来访者了解自己的适应不良的沟通方式是什么风格,治疗师需要了解来访者沟通的方式、来访者对沟通的回应,以及来访者的沟通方式如何延续。此外,治疗师必须协助来访者了解自己的沟通是无效的,即没有达到满足来访者沟通需求的目标。

(4)治疗师必须帮助来访者修改沟通方式并实践这些变化,通过发展和实践新的行为方式帮助来访者改变原有的沟通方式。

(5)治疗师必须协助来访者建立更好的社会支持网络,学会利用当前可获得的社会支持,社会环境与来访者处理人际危机的能力密切相关,支持越多,来访者越有可能接触人际危机并有机会解决这些危机。因此,治疗师的任务是鼓励来访者识别现有和潜在的支持来源,并尝试建设性地利用它们。

治疗师通过以上五项任务,帮助来访者改善人际沟通,解决人际关系问题并更充分地发展和利用自身的社会支持系统。

### (三)适应证和评价

IPT最初是在针对抑郁症治疗的研究背景下开发的,从IPT问世起,随着临床经验和支持IPT的经验证据的积累,IPT的适应证已经包括抑郁障碍、进食障碍、焦虑障碍、人格障碍、精神分裂症康复期、精神活性物质滥用等。

IPT的效果已经在超过250项试验研究中得到证实,并被广泛应用于全球各地。在进行相应的修订后,它已成功用于老年人、青少年和围产期女性的抑郁障碍治疗。IPT与认知行为治疗(CBT)共同成为1980年以来最引人注目的有肯定疗效的心理治疗方法,已被公认为是一种有效的心理治疗。

总之,IPT是一种有效的心理治疗方法,尤其对于抑郁症病人来说,它可以帮助病人改善人际关系、缓解症状、提高社会功能。

### 四、艺术疗法

#### (一) 概述

艺术疗法(art psychotherapy)是以多种艺术形式(包括绘画、音乐、舞蹈、心理剧等)为媒介进行心理咨询与治疗的方法。这些疗法因其实践过程是通过各种活动而较少用语言来进行的,从而具有传统心理治疗所没有的优势和效果。艺术疗法可以反映出个人的人格发展、人格特质和潜意识,因此在治疗的过程和方式中,联想或想象变得非常重要。由来访者以艺术活动来表达自己的内心世界,比用语言表达更为灵活、生动并具有丰富的内心体验。

艺术治疗是指利用艺术创作过程来改善和增强所有年龄段个人的身心健康,其建立在艺术自我表达的创作过程的基础上,帮助人们解决冲突和问题、发展人际关系技巧、管理行为、减轻压力、增加自尊和自我意识、增强洞察力。

#### (二) 方法

艺术疗法可以在各种不同的设置中进行,艺术治疗师可以根据治疗的需要,改变艺术疗法的目标和艺术疗法的方式。

艺术疗法可能集中在创作艺术作品过程本身或者通过分析来访者和治疗师互动获得的表达来探索来访者的内在心理活动。精神分析方法是艺术疗法的最早形式之一。这种方法通过治疗师和创作艺术的来访者之间的交流,由治疗师解释病人在创作过程中的象征性的自我表达,并最终引出其自我的解释。

艺术治疗的方法多种多样,任何类型的视觉艺术和艺术媒介可以在治疗过程中使用,包括绘画、雕刻、摄影和数字艺术等。除了这些经常使用的艺术形式,还有大量其他方法,如以人为中心、认知、行为、格式塔、叙事、阿德勒、家庭(系统)治疗等,各种治疗流派都可以引入艺术治疗的形式。艺术治疗原则包含多种疗愈因素,如让来访者体验某些人文思想,焕发自身的创造力,调节内在的情感冲突,促进自我意识和个人潜能的成长。

常见的艺术疗法包括绘画疗法、音乐疗法、舞蹈疗法、心理剧疗法等。

绘画疗法是以绘画为中介,基于投射、表达、象征、升华、外化等原理的非语言性心理治疗,来访者通过绘画呈现其人格与潜意识中压抑的内容,并在绘画的过程中达到宣泄、改善情绪、修复创伤和人格整合等效果。

音乐疗法是一个系统的干预过程,在这个过程中,音乐治疗是利用音乐体验的各种形式,以及在治疗过程中发展起来的作为治疗动力的治疗关系,帮助来访者达到健康的效果。音乐治疗的主要形式包括接受式音乐疗法、再创造式音乐疗法、即兴演奏式音乐疗法。

舞蹈疗法是一种运用舞蹈或动作过程以促进个体情绪、身体、认知和社会整合的心理疗法。舞蹈疗法运用肢体动作这种非言语的象征方式来表达出潜意识中的内容,对动作的分析使来访者察觉自身的潜在问题,对意识过程产生新的理解,帮助个体建立心身连接和正常行为操作功能,以解决其心理问题。

心理剧疗法是一种以戏剧的形式,诱发来访者的自发行为,以直接观察其人格、心理冲突、人际互动模式中的问题,通过表演宣泄的情绪,解决心理问题的方法。

#### (三) 适应证和评价

艺术疗法不同于传统的心理治疗,来访者多通过非言语形式的交流表达自己的情感与内心。常用于以下疾病:

1. **儿童创伤** 与传统的心理治疗相比,艺术疗法可以帮助儿童、青少年更加信任他们的治疗师,更加开放地表达儿童的内心世界。对儿童、青少年而言,用图片或绘画来表达自己的感觉比用言语表达更舒适和放松。虽然有报道,艺术疗法并不能减少儿童创伤后应激障碍的症状,但接受了艺术治疗干预的儿童,其急性应激障碍症状有所减少。

2. **癌症**　艺术治疗有助于病人专注于积极的生活经验,减轻病人对癌症的关注。通过向病人提供连续性的挑战和艺术创作获得成就的机会,增强其自我价值和自我认同,提高病人的生命质量和积极体验。

3. **诵读困难**　艺术疗法通过非言语交流的方式为诵读困难的孩子提供了新的表达方式,有研究认为诵读困难的孩子本身具备较高的视空间能力,艺术疗法有助于此类孩子最大限度地运用这些能力。

此外,有研究报道将艺术疗法应用于注意力不集中、痴呆、孤独症和精神分裂症病人,也取得了一定的疗效。

(何红波)

## 第八节 ｜ 危机干预

### 一、概述

#### (一) 危机的概念

危机(crisis)是指超越个体或者群体承受力的事件或境遇,导致个体处于心理失衡状态。换句话说,危机是指个体运用固有应对应激的方式或机制仍不能处理目前所遇到的外界或内部应激时,所表现出的一种偏离常态的反应。危机往往是突发的、出乎预料的;对遭遇危机的个体而言,通常危险和机遇并存。

#### (二) 危机的分类

根据詹姆斯(James R)和吉利兰(Gilliland B)对危机的分类,其可分为四类:

1. **发展性危机**　发展性危机(developmental crisis)是指在正常成长和发展过程中出现的具有重大人生转折意义的事件,导致个体出现的异常反应,如大学毕业面临择业问题、人到中年面临职业的变换问题、临近老年面临退休问题等。一般认为发展性危机是正常的,个体会从失衡状态中寻找新的自我秩序;如果处理得当,可以成为重新认识自我和学习成长的发展契机。

2. **境遇性危机**　境遇性危机(situational crisis)是指对于异乎寻常的事件,个体无法预测和控制其何时出现的危机。境遇性危机常具有突发性、震撼性、强烈性和灾难性等特点,个体可产生强烈的情绪体验。此类危机,通常超出个体的应对能力。

3. **存在性危机**　存在性危机(existential crisis)是指对有关人生目的、自由、责任、生命意义及价值等重要哲学及心理问题,所出现的内心冲突和焦虑。这些往往是诸多心理困扰的深层次原因。如果个体能找到真正的自我和生活的意义,其心理将会更健康、内心更富智慧。

4. **环境性危机**　环境性危机(environmental crisis)根据生态系统论的观点,对于一个生态系统而言,所有的子系统之间都是相互关联、相互依赖的。当自然或人为的灾难降临到某人或某一人群时,这些人身陷其中,反过来又影响生活中的其他人。

#### (三) 危机干预的概念

危机干预(crisis intervention)是对处于困境或遭受挫折的人予以关怀和短程帮助的一种方式。尽管危机干预是在短程心理治疗基础上发展起来的治疗方法,但干预者通常把心理危机视作心理问题处理,而不视为疾病进行处理。通常危机干预主要以解决问题为目的,强调时间紧迫性和效果,不涉及对当事人的人格矫正。

### 二、方法

#### (一) 危机干预的评估

评估是实施危机干预的首要步骤,也是实施危机干预的重要部分。评估时需注意以下几点:

1. **对危机的评估要全面**　在干预初期,危机干预者必须对干预对象的情绪、认知、行为和躯体功能活动状况、危机事件的严重程度、当事人自杀或他杀的可能性、可利用的资源及可供选择的应对方案等,进行全面评估,并与当事人建立良好的工作关系。

2. **对危机的评估要快速**　与其他的心理治疗不同,危机干预非常强调时间紧迫性。在实际干预时,危机干预者通常不能像其他心理治疗师一样有充足的时间进行心理评估。比如当个体遭遇强暴、虐待、文化冲突、失业、地震、水灾、空难、疾病暴发、恐怖袭击、战争等,心理处于危机或崩溃状态时,在短时间内尽可能收集有效信息并分析出症结所在,就变得非常重要。

3. **对自杀风险的评估**　确保安全是工作的首要前提,因此如果当事人存在自伤、自杀、伤害他人及破坏公共设施的可能性,应高度重视其潜在的风险。应从当事人人身安全及心理安全的角度,对当事人的自杀或他杀的可能性、危机事件的严重性和紧迫性、当事人面对危机的调节能力及危险性等方面做出评估。

4. **危机评估的询问技巧**　面对处于危机中的当事人,危机干预者也会体验到很复杂的情感,包括绝望、愤怒、焦虑、矛盾、悲伤、拒绝。重要的是危机干预者不能让这样的感受影响到他们对当事人的专业评估和干预。在初始评估中,从共情的、无威胁性的陈述和询问开始,使当事人能够更容易与危机干预者分享他们内心的感受和想法。

5. **附加信息的佐证作用**　从与当事人熟悉的人那里获得附加的信息也很关键。对于危机干预者,当事人的家庭成员、朋友、老师、同事都可能是完成评估的重要资源。在与青少年的沟通工作中,常会发现他们很忌讳泄露其私人信息。因此,在工作中要给予说明:面谈中获得的信息是保密的,但那些属于危害性极大、可能伤害青少年的信息除外。

6. **儿童评估的特殊性**

（1）优先关注儿童:儿童处在身心快速成长发育的关键阶段,其身心的发展更容易受到各种自然与人为灾难的破坏。因此,在危机干预中要优先关注儿童。

（2）错误不在儿童:儿童面临灾难的反应有别于成人,他们常常会认为灾难的发生是他们自己的错。因此,需要反复向儿童说明,灾难的发生不是他们的错。

（3）鼓励多种表达方式:处于危机中的儿童,其表达方式也有别于成人。成人要反复向儿童承诺爱他/她、会照顾他/她免受伤害,鼓励儿童说出内心的恐惧,允许儿童哭泣和表达悲伤,不要过分强调勇敢或坚强,不要批评儿童暂时出现的一些幼稚行为。当有些孩子不能使用语言来表达他们内心的恐惧时,可以鼓励他们采用玩具、道具、画笔等工具进行表达,也可以就地取材选用石头、沙子等,进行各种游戏活动帮助他们表达。

（4）帮助儿童理解灾祸:成人要在恰当的时间,以儿童能够理解的方式,为儿童提供有关灾难的准确信息,鼓励儿童提问,并给予积极的解释和引导。

**（二）危机干预的实施步骤**

1. **明确危机问题**　进行危机干预的第一步是,需从当事人的角度理解和明确所面临的危机是什么,使用有效的提问技术和积极的倾听技术,设身处地地理解什么样的事件使当事人处于危机当中。在关注言语信息的同时,也需注意当事人的非言语信息。

2. **确保当事人的安全**　是指尽可能将当事人在身体上或心理上对自己或他人造成危险的可能性降到最低,这是进行危机干预最重要的内容。

（1）对自杀的干预:如果当事人的自杀风险很高,而且家庭支持系统不良,这时候最紧急的干预就是要收其住院。如果当事人自杀是因为精神疾病的发作,首先考虑药物干预。但如果是失恋等心理问题,更多的是要给予共情和陪伴。待当事人度过急性期,不再想自杀的时候,可建议转入下一步的心理治疗,处理其内心的丧失感、早年的分离体验等心理问题。

（2）对其他危机的干预:告诉当事人,会有更好的方案来替代目前表现出的冲动性和自我毁灭行为,并采取适当的措施确保安全。如将遭遇家庭性创伤或暴力的当事人转移到安全场所,让受灾人群尽可能迅速地撤离灾难现场等。

**3. 提供支持** 支持意味着危机干预人员,更多地给予当事人理解和陪伴;支持也意味着在必要的时候,要帮助其寻求法律等援助;支持还意味着要帮助当事人寻找其生活中的积极资源。危机干预者以一种无条件、积极关注的态度,通过言语和非言语的行为,让当事人感到危机工作者是真正关心他、在乎他的人,使当事人相信他的事情就是危机干预者的事情。

**4. 诊察可供选择的方案** 帮助当事人寻找目前可供利用的各种方案,寻求有效的环境支持、应对机制和积极的思维方式。对于无家可归的当事人,可建议其联系亲友或向政府有关部门寻求帮助,以找到临时的居住场所。

**5. 制订计划** 和当事人商量及讨论,帮助当事人制订出一个切实可行的应急方案,以促使当事人尽快恢复心理的平衡,顺利度过危机状态。

**6. 获取承诺** 促使当事人对自己做出承诺,保证以实际行动实施所制订的具体方案,并积极行动,从而度过危机时刻,重新恢复正常。

#### (三) 危机干预的主要技术

危机干预是一种急救工作,是预防性的,必须在事件发生的短期内完成,其工作的形式可以是小组的,也可以是个别的。危机干预的技术主要包括以下几类。

**1. 心理急救技术** 心理急救(psychological first aid,PFA)是指对遭受创伤而需要支援的个体提供人道性质的支持。PFA 包括以下的主题:在不侵扰的前提下,提供实际的关怀和支持;评估需求和关注;协助个体满足基本需求;聆听倾诉,但不强迫交谈;安慰求助者,帮助他们感到平静;帮助求助者获得信息、服务和社会支持;保护求助者免受进一步的伤害。

**2. 支持性技术** 包括建立相互信任、沟通良好的治疗关系,应用倾听、共情、关注、接纳、鼓励、解释、保证等干预手段,使当事人感到被理解、关怀和温暖,减少绝望感,缓解当事人的情绪危机,帮助当事人理性面对危机事件。

**3. 稳定化技术** 通过引导想象练习,帮助当事人在内心世界中构建一个安全的地方,适当远离令人痛苦的情境,并且寻找内心的积极资源,激发内在的生命力,重新建立解决和面对当前困难的能力,促进对未来生活的希望。常用的稳定化技术主要有放松技术、保险箱技术、遥控器技术、内在智者技术和安全岛技术五种。

**4. 问题解决技术** 是指根据当事人的需要及可利用的资源,采用非指导性的、合作性或指导性的方式,让当事人找到应对危机和挫折的方法,帮助其度过危机,增强其适应力。该技术以改变求助者的认知为前提,可以采取以下步骤,①会谈:疏泄被压抑的情绪、情感;②认识和理解危机发展的过程及与诱因的关系;③学习问题的解决技巧和应对方式;④帮助求助者建立新的人际交往关系;⑤鼓励个体积极面对现实、关注社会支持系统的作用。

**5. 危机事件应激晤谈技术** 对于灾难的危机干预,一种最为有效的方式是危机事件应激晤谈(critical incidence stress debriefing,CISD)。这种疗法主要采取一种结构化的小组讨论的形式,引导灾难幸存者谈论应激性的危机事件。干预通常在危机发生的 1~2 天内进行,每次需要大概 2~3 小时的活动时间。整个活动分为介绍阶段、事实阶段、感受阶段、症状阶段、辅导阶段及恢复阶段六个部分。

**6. 哀伤处理技术** 哀伤是一种涉及心理、行为和躯体感觉的整体感受。哀伤的处理对于求助者重建心理平衡、恢复自我功能是极其重要的。哀伤处理过程包括接受丧失、经历痛苦、重新适应及重建关系四部分。

### 三、适应证和评价

危机干预的适应证有:①个人和群体性灾难的受害者,重大事件目击者,有伤害自身和他人企图者等;②遭遇财产、职业、躯体、爱情、地位、尊严等的严重丧失;③对新的环境或状态的适应障碍;④长期的难以摆脱的人际紧张或严重的持续的人事纠纷等。

　　我国近年日益重视危机干预工作,并逐渐开展了多项富有成效的危机干预,但目前还有待于建立快捷高效、集中有效卫生资源的危机干预管理模式,完善危机干预的制度,加强危机干预人才队伍的培养与建设,尤为重要的是危机干预要更多地向以预防为主的方向发展。

（刘志芬）

本章思维导图

本章目标测试

# 第十章 | 病人心理

本章数字资源

病人心理是医学心理学研究的核心领域,它关注疾病过程中病人的心理活动和常见心理问题。医生掌握病人心理特点,有助于增进医患间的共情理解,促进医患之间的沟通,有效地解决病人的心理问题,能够强化医患合作、促进疾病康复、提高病人的生活质量。本章主要讲述病人心理相关的主要问题,并对临床实践中常见病人的心理问题进行讨论。

## 第一节 | 病人心理概述

### 一、病人与病人角色

#### (一)病人

病人(patient)是指患有各种躯体疾病包括生理功能障碍、心理障碍或精神性疾病的个体,无论其求医与否,均可被称为病人。

患病包括机体组织器官的器质性病变、生理功能的受损、个体的主观病感以及心理和社会功能的异常。传统的生物医学模式认为只有具备生物学病变并且寻求医疗帮助或正在接受医疗治疗的人才被视为病人。生物-心理-社会医学模式则认为,健康不仅仅意味着没有躯体疾病,而是生理、心理和社会功能三个方面的完整和谐。无论是身体疾病还是心理困扰,都会影响个体的情绪、认知和社会功能。

病感(illness)是个体患病的主观感受和体验,通常表现为各种躯体或心理的不适。病感可以源于躯体疾病,也可以由心理和社会功能障碍引发。病人患病的主观感受和医生对疾病的实际判断可能存在差异,医生在临床实践中需注意这种差异。

通常,患病的个体会寻求医疗帮助,但并非所有患病的个体都会有求医行为;同时,有求医行为的人并非都是病人。现实生活中,一些人虽患有躯体疾病,如龋齿、皮肤病,但他们不自视为病人,仍能像健康人一样正常工作和承担社会责任,因此社会并未将他们视为"病人"。另一方面,有些人为了获取某些利益,如经济赔偿或逃避社会责任,会谎称自己患病,临床上有时会误将这些人视为"病人"。

#### (二)病人角色

1. **角色理论** 角色理论是指用角色的概念来研究人的社会行为,主要包括角色期望、角色扮演和角色冲突等。在20世纪20年代,美国心理学家米德(Mead GH)首次将角色这一术语引入社会心理学,形成了社会角色(social role)的概念。社会角色是指与个体社会地位和身份相一致的行为模式、心理状态以及相应的权利和义务。这个概念包含两层含义:一是个体的所有社会行为都与其所承担的社会角色有关,因此,可以根据个体所处的社会角色预期其可能的角色相关行为;二是特定的社会角色总是被赋予相应的权利和义务。

角色期望(role expectation)是指社会、他人或自我对某一社会角色应具有的心理和行为表现的期望。换言之,担任某一角色的人被预期应符合社会对该角色的要求,否则会被认为是不适当的。例如,教师的角色期望包括立德树人、传道授业、答疑解惑和为人师表等,其行为应符合这些预期;医生的角色期望包括仁心慈术、以病人为中心、救死扶伤等,其行为应符合社会对医生角色的预期。

NOTES

173

角色扮演（role playing）是指个体根据自我对其承担的某种社会角色的理解，按照角色期望表现出的实际行为模式。个体在现实社会活动中通常会同时或相继扮演多种社会角色，因此，其行为模式会因在不同时间段、不同情境中所承担的不同社会角色而进行调整或切换，这就是角色转换（role transformation）。例如，一个人在单位是医生，回到家中就转换为丈夫和父亲的角色，去购物时又转换为顾客的角色。一个人可以同时扮演多个角色，并保持各角色间的和谐一致。

然而，当不同角色的要求之间发生矛盾或者个人的期望与角色要求不一致时，就会产生角色冲突（role conflict）。简单来说，角色冲突是指个体在角色行为与角色期待不相协调时产生的矛盾心态和行为冲突。

2. 病人角色　病人角色（patient role）是个体在生活中所要扮演的诸多社会角色之一。这种特殊的社会角色，也被称为病人身份，是指处于疾病状态中的个体，他们有求医的需求和医疗行为。一旦个体拥有了病人身份，他们的心理和行为模式便会发生相应的变化。病人被期望采取行动，如按医嘱服药、卧床休息、接受医学治疗等，以减轻自身的病痛并努力恢复健康。

当个体患病时，他们会被疾病的痛苦折磨，并需要进行治疗和康复，这时他们需要从其他社会角色转换到病人角色。社会学家帕森斯（Parsons T）从社会学的角度，观察了病人与周围人的互动，并提出了病人角色的四个要素：

第一，病人可以从常规的社会角色中解脱出来，减轻或免除原有的责任和义务。因为患病后，他们的精力和活动能力会受到限制，从而减轻了他们在日常社会角色中所承担的责任。

第二，病人对陷入疾病状态没有责任。因为患病是超出个体控制能力的一种状态，病人本身就是疾病的受害者，他们无需对患病负责。

第三，病人有责任恢复自己的健康。因为患病是一种不符合社会需要的状态，也不符合病人的意愿，所以病人必须有使自己尽快康复的动机和行动。

第四，病人有责任寻求医疗帮助。因为患病的人不能仅仅依靠自己的意愿就能恢复健康，他们必须依赖周围人的协助，包括家庭、社会等，并寻求医学帮助，与医务人员合作，以尽快恢复健康。

3. 病人角色的权利和义务　作为一种社会角色，病人角色享有其特殊的权利，并承担相应的义务。我国学者将病人角色的权利和义务概括如下：

病人角色的权利：①享受医疗服务的权利；②享有被尊重、被了解的权利；③享有对疾病诊治的知情同意权；④享有保守个人秘密的权利；⑤享有监督自己医疗权利实现的权利；⑥享有免除病前社会责任的权利。

病人角色的义务：①及时就医，争取早日康复；②寻求有效的医疗帮助，遵守医嘱；③遵守医疗服务部门的各项规章制度，支付医疗费用；④与医护人员合作，配合诊治护理工作。

## 二、病人的角色转换

### (一) 病人角色适应及其表现

几乎每个人在其一生中的某个阶段都可能进入病人角色，甚至可能终身与病人角色相伴。从正常的社会角色转变为病人角色，意味着生活的重大改变，这种转变在本质上是一种应激过程，其结果可能是对病人角色的良好适应或适应不良。

病人角色适应（patient role adaptation）是指病人能在较短的时间内完成从健康状态到病人状态的转变，并展现出符合病人角色期待的行为模式。同时，在疾病康复后能够及时回归正常社会角色。病人对病人角色的适应有利于疾病的康复和生活的重建。

成功的病人角色转变和良好的适应通常包括以下几个方面：

1. 良好的心理适应　病人能够尽快地认识并接受自己的疾病现实，保持平稳的心态，对战胜病痛抱有希望和信心。他们能够正确处理焦虑、恐惧、抑郁等负面情绪，并将其控制在正常范围内。同时，他们能够快速适应诊疗环境，并与医务人员建立良好的沟通，配合完成诊疗计划。

2. **妥善处理权利与义务**　在维护病人角色的权利的同时,病人也能积极履行其义务。他们既不会因片面强调病人权利而导致医患关系紧张,也不会因推卸病人义务而影响诊疗过程。

3. **积极寻求支持**　病人能够主动寻求并接受社会和医疗支持,乐于与医疗团队合作。他们愿意接受来自社会各层面的必要支持和帮助,包括认知层面的、情感层面的、应对技巧层面的心理支持,以及解决实际困难的具体帮助。

4. **积极的自我管理**　成功的病人角色转变意味着病人能够在医务人员的指导下有效管理自己的疾病,既不过分依赖,也不自作主张。例如,他们能学习和掌握如何使用药物、如何进行饮食控制、如何实施康复锻炼、如何监控症状,以及如何应对病情的突发变化。

5. **主动学习与自我教育**　病人能够积极主动地获取关于自己所患疾病的信息、知识以及相关诊疗进展。他们乐于与专业人员进行交流,虚心听取专业性建议,并结合自身具体情况将这些知识应用于自身的治疗和康复过程中。

6. **合理维持生活质量**　病人能够在患病中,特别是在康复的过程中,在条件允许的范围内,尽可能地维持原有生活质量。这体现在他们的日常生活、社交活动、兴趣爱好、娱乐活动以及自我照料等各个方面。他们能够在疾病和治疗的双重影响下,找到新的生活平衡,以保持身心健康和生活满足感。

### (二) 病人角色适应不良

病人角色适应不良(role maladjustment)是指病人在疾病治疗和康复过程中,无法顺利地进行角色转换。由于各种因素,病人在这个过程中可能会出现各种不适应的反应,这不仅影响了他们的康复进程,还可能对他们的心理健康产生负面影响。角色适应不良可能会引发一系列的负面心理反应,如恐惧、焦虑、易激惹、自责、抑郁,甚至可能产生绝望的情绪。以下是几种常见的角色适应不良的情况:

1. **角色行为缺如**(role scarcity)　病人未能进入病人角色,没有配合医疗活动恢复健康的想法与行为。虽然医生已做出疾病诊断,但病人尚未意识到自己已患病或不愿承认自己是病人。由于患病意味着社会功能下降,与求学、就业及婚姻等涉及个人利益的问题有关,致使病人不愿接受病人角色;另外,部分病人可能使用"否认"的心理防御机制,以减轻对患病的过度焦虑,这类病人不易与医护人员合作。

2. **角色行为冲突**(role conflict)　是指一个人同时担任多种社会地位和角色时,内部产生的冲突。个体在适应病人角色的过程中,可能会与其病前的角色产生冲突,导致行为不协调。例如,当一个健康的人变为病人,如果他不能从日常的社会角色转变为病人角色,其行为表现可能不符合社会的预期,从而引发冲突。这种冲突常使病人感到焦虑、愤怒、烦恼、茫然和悲伤。

例如,一个人在生病前的社会角色是一个工作节奏快、人际交往广泛的部门主管,生病后需要休息和静养,但其仍然按照以往的习惯行事,甚至将工作带到病房,这就无法适应病人角色的要求,包括遵医嘱服药、休息和接受治疗等,从而引发角色行为冲突。冲突的程度会随着患病种类和病情的轻重而变化,而正常角色的重要性、紧迫性和人格特征等也会影响角色转变的过程。

3. **角色行为减退**(role reduction)　个体本应进入病人角色,可由于某些强烈的内在动机或迫切的需求,而选择离开本应免除社会责任的病人角色,转而承担起正常情况下的其他社会角色及其活动。这种需求超过了治疗疾病的动机,病人放弃病人角色所具有的特权,去承担平时所应负的角色责任和义务,但这种选择可能会导致病情的反复或恶化。

例如,一位生病并住院的母亲,尽管她的身体尚未康复,但她仍然决定出院,去照顾她生病的女儿,这种病人角色行为减退,可能会导致她的病情恶化或反复发作。

4. **角色行为强化**(role intensification)　当病人的身体状况开始康复,他们本应该逐渐转化为正常的社会角色。但是,如果这种转化受阻,他们可能会安于病人角色的现状,他们的行为与疾病的严重程度不相符,其对自我过度怀疑和忧虑,表现出较强的退缩和依赖性,他们安于已适应的病人角色模式,不愿意回到原来的生活环境,承担原有的社会角色。

导致这种情况的主要原因是"疾病获益"现象,即疾病满足了病人的某些心理需求,如欲求不满、获得他人关注、减免责任义务等。另一方面,外部环境和现实生活中的压力、困难和挑战也是导致这种现象的客观原因。病人角色行为强化是指由于病人害怕回到充满矛盾和挫折的现实社会角色中,而采取了退化机制来应对现实环境。

5. **角色行为异常**(role disorder)　是病人在适应病人角色时可能出现的一种特殊情况。在这种情况下,病人因无法承受患病或疾病无法治愈带来的挫折和压力,对病人角色产生厌倦、悲观和绝望的情绪,从而导致行为异常。他们可能会表现出绝望、冷漠、拒绝接受治疗,甚至采取自杀行为或者对医护人员产生攻击性行为来摆脱病痛的困扰。多见于慢性病长期迁延不愈或治疗困难的病人。

### (三)影响病人角色适应的因素

病人角色适应是一个复杂的过程,受到许多因素的影响。病人的年龄、文化背景、个人经验和社会环境等都会对病人角色的适应产生影响。疾病的性质和严重程度也是影响病人角色适应的重要因素,明显的症状通常能促使病人及时寻求医疗帮助,而不明显的症状可能会导致病人忽视疾病。

病人角色的适应过程因人而异,一般来说,随着病情的演变和治疗的进行,病人会逐渐适应这一角色。在病情刚发生时,许多病人可能会感到不安,急切希望疾病能快速得到治愈,对医疗的期待可能过高或不切实际。然而,随着时间的推移,病人会逐渐接受并适应病人角色,规范自己的行为,比如关注自己的疾病状况、遵守医嘱、采取必要的措施来减轻疾病或症状等。

医护人员应帮助病人熟悉环境、熟悉医院的规章制度,帮助病人完成从正常人角色向病人角色的转换,建立良好的医患关系,使其适应病人角色;当病人康复后,要帮助病人从病人角色向正常人角色转换,具体指导病人逐渐增加活动,从身体上和心理上逐步脱离病人角色。

## 三、病人的求医与遵医行为

### (一)求医行为

1. **求医行为的类型**　当个体感觉不适时,其可能的反应包括:忽视或否认、自我治疗和求医。求医行为是指在人们感到某种躯体不适或产生病感时寻求医疗帮助的行为,是人类防病、治病和促进身体健康的一种重要行为,可分为主动求医行为、被动求医行为和强制性求医行为。主动求医行为是指人们为治疗疾病、维护健康而主动寻求医疗帮助的行为,多数人会采取主动求医行为。被动求医行为是指病人缺乏能力和条件作出求医决定及实施求医行为,而由第三者帮助代为求医的行为,如婴幼儿病人,处于休克、昏迷中的病人,垂危病人等,必须在家长、亲友或者其他护理人员的帮助下才能求医。强制性求医行为指的是公共卫生机构或病人的监护人为了维护人群或病人的健康和安全而给予强制性治疗的行为,主要针对有严重危害的传染性疾病和精神病病人。

2. **求医行为的原因**　病人察觉到有病时是否有求医行为,与个体的生理、心理和社会等方面的原因有关。

(1)生理性原因:因身体某些部位发生病变,病人主观感受到身体不适或疼痛难忍而求医。实际上不论病人所患的疾病性质或严重程度如何,病人的主观感受常常是促使病人产生求医行为的重要因素。

(2)心理性原因:因某些生活事件,使个体精神遭受刺激而导致心理紧张、焦虑、恐惧,为缓解负性心理反应和精神痛苦而求医。

(3)社会性原因:因某些疾病对社会产生现实的或潜在的危害而求医,如传染性疾病、性病等。

3. **求医行为的影响因素**　求医行为是一种复杂的社会行为,受到诸多因素影响,如对疾病性质和严重程度的认识水平、对症状或不适的心理体验和耐受程度及社会地位和经济状况等,都影响病人是否寻求医疗帮助。概括起来,求医行为的影响因素主要有以下方面。

(1)年龄:一般婴幼儿和儿童在人群中处于被保护的社会角色地位,这个年龄段人群的求医行为相对较多。青壮年是一生中疾病抵抗力最强、患病率最低的时期,这一阶段人们的求医行为相对减少;老年人由于机体抗病能力的下降、孤独、寂寞、害怕死亡等因素,导致患病机会增加,其求医行为也相应增加。

（2）对疾病的认识水平:主要是指病人对疾病性质和严重程度等方面的认识。例如伤风感冒是人们最常见的疾病,由于危险性小,人们对其后果有可靠的判断,往往不求医。但被蛇、狗等动物咬伤以后,由于这种状况对生命威胁较大,人们往往采取求医行为。

（3）人格因素:敏感多疑、依赖性较强的个体求医行为相对较多;孤僻、独立性较强的个体求医行为相对较少。

（4）文化教育程度:在多数情况下,具有较高文化水平的人更能认识到疾病带来的危害,意识到早防早治的重要性,所以他们的求医行为较文化程度低的人多。知识水平低、缺乏医学常识、对症状的严重性缺乏足够认识、对于医生及医疗手段的恐惧都可能导致讳疾忌医。

（5）社会经济状况:经济富裕、社会地位高的人往往更关心自己的身体健康,且就医条件更便利,所以其就医率较高;而社会经济地位较低的贫困人群更关注生存需求,对疾病和健康相对忽略,求医行为相对较少。所以,不同医疗卫生体制及医疗保险的覆盖程度也会影响求医行为。

### （二）遵医行为

遵医行为是指病人遵从医务人员开列的医嘱,进行检查、治疗和预防疾病复发的行为。病人只有和医护人员密切合作,严格遵守医嘱,才能使身体尽早康复,否则即使医生的技术高超、医院的设施先进也达不到预期的治疗效果。所以,遵医行为是影响疾病疗效和疾病转归的重要因素。

影响遵医行为的因素:遵医行为是一个具有生物学意义和社会意义的行为过程,影响病人遵医行为的因素主要有以下几方面。

1. **与病人对医生的信任和满意程度有关**　医生的知名度、服务态度和服务质量,直接影响病人对医生的信任和尊重程度,也影响着病人对医生医嘱的遵守程度。

2. **与疾病性质、严重程度及病人的就医方式有关**　慢性病病人和轻症疾病病人不遵医嘱的情况较多;急性病病人、重症疾病病人和住院病人对医嘱改变较少,遵医率较高。

3. **与病人的主观愿望和医生治疗措施的吻合程度有关**　例如,病人希望用中药治疗,而医生开的是西药;病人希望做理疗,而医生却给他打针、吃药等。当两者发生矛盾或差异时,不遵医行为发生概率较高。

4. **与病人对医嘱内容的理解和治疗方式的操作复杂程度有关**　医嘱中的一些医学术语可能会让病人产生理解偏差;服用的药物多、服用方法复杂,以及治疗方式操作复杂,往往使遵医行为减少,老年人、文化水平低者、智力低下者尤其如此。

## 四、病人的心理需要

人们在健康时往往能够去主动满足自己的各种需要,患病后往往无法按照通常的方式去满足需要,而且因社会角色的变化还会产生新的需要。所以,医护人员应了解并帮助病人满足其心理需要,促进疾病的康复。

### （一）生理需要

人们在身体健康时,饮食、呼吸、排泄、睡眠及躯体舒适等生理需要很容易被满足,患病后这些基本生存需要的满足常常受到阻碍或威胁。例如,吞咽障碍病人对食物需要的满足受到影响、呼吸困难病人对吸入氧气和呼出二氧化碳的需要受到影响等,不仅直接影响生理功能,而且对情绪也有极大影响。病人最基本的生理需要还包括解除疾病痛苦和恢复身体健康。

### （二）安全需要

疾病本身就是对安全需要的威胁,而患病后病人普遍缺乏安全感,因为日常生活秩序受到干扰,病人害怕独处,唯恐发生意外,从而体验到深深的孤独,热切期盼亲人的呵护。在与医生交往过程中,非常需要被认真对待,需要了解自己的病情和治疗方案和可能的预后,以增强对疾病的控制感。

### (三) 社会交往的需要

病人有被关心和接纳的需求,病人需要得到家人、朋友和医护人员的情感支持和理解、积极的鼓励,这可以帮助他们保持乐观的态度,增强其对疾病的信心,从而更好地应对困难。当面临陌生的检查和治疗时,他们尤其需要医护人员和亲人的关怀、同情和理解。同时,原有的生活规律和习惯被打乱,他们需要尽快适应医院这个新的环境,被新的群体接纳,并与病友建立沟通,得到情感上的接纳。

### (四) 尊重的需要

在患病期间,尊重的需要变得尤为重要。疾病可能会对病人的尊严产生负面影响,使他们常常感到自己成了他人的负担,自尊心受损,从而对尊重的需要变得更为强烈。他们不仅需要得到人格的尊重,也需要对他们的隐私进行保护。同时,向病人提供与疾病相关的诊疗信息,并征得他们的知情同意,也是对他们尊重的表现。当病人入院后,他们需要在适应新环境的过程中得到必要的信息,这包括住院生活的规则、自身疾病的诊断和预后、治疗方案、手术效果、如何配合治疗以及主治医生和护士的专业水平等。了解这些信息能让病人感受到被尊重,增强他们战胜疾病的信心,使其更好地与医护人员合作,从而有助于他们的治疗和康复。

### (五) 自我成就的需要

患病时,最难满足的就是自我成就的需要,主要表现为在表达人格和发展个人的能力方面感到力不从心,成就感下降,特别是有些意外事故致残者,其自我成就需要受挫更严重。因此鼓励病人战胜病痛,对生活充满信心就显得尤为重要。

病人的心理需要会以各种方式表现出来,若得不到满足便会产生一些抵触行为。所以,医护人员应认识和了解病人的心理需要,根据具体病人的身心特点加以引导和解决。

## 五、病人的心理特征

### (一) 病人的认知活动特征

1. **感知觉异常**　在感知方面,病人可能将注意力由外部世界转移至自身的体验和感受,导致感知觉的指向性、选择性和范围发生显著变化。进入病人角色后,由于疾病反应和角色转变,他们往往会出现感知异常和敏感性增强的现象。他们对自然环境的变化,如声音、光线和温度等变得特别敏感,轻微的声响就可能引发他们的紧张和不安。他们对自身躯体反应的感知也增强,特别是对呼吸、血压、心跳、胃肠蠕动和体位等感觉变得异常敏感,导致他们对症状的敏感性增强。有些病人甚至会出现味觉异常等现象。

此外,病人可能会出现错觉和幻觉,例如截肢后的病人可能会感到已经不存在的肢体仍有蚁行感和疼痛感等。同时,病人可能出现时间知觉和空间知觉的异常,例如住院病人常常感到时间过得很慢,特别是对于病情迁延、治疗效果不佳的病人,他们可能会有度日如年的感觉。而长期卧床的病人可能会出现空间知觉的异常,他们躺在床上可能会感到房间或床铺在摇晃或转动等。

2. **记忆力与思维能力受损**　病人的记忆力存在不同程度的异常,一些躯体疾病如某些脑器质性病变、慢性肾衰竭等,伴有明显的记忆减退。此外,病人的思维活动也受到一定影响,判断能力下降,猜疑心理明显,这常常影响病人对客观事物的正确判断。

多数脑血管疾病病人均伴有不同程度的认知功能损害。血糖的波动可以对糖尿病病人的注意力、定向力、记忆和思维等产生直接影响。此外,慢性阻塞性肺疾病并发呼吸衰竭的病人在病情缓解后,进行神经心理测试发现他们在注意、语词性及视觉记忆、一般智力及数学问题解决等认知功能方面均存在损害。

### (二) 病人的情绪特征

患病后,病人的控制能力减弱、情绪状态普遍表现出不稳定,容易变得激动和易怒。例如,甲状腺功能亢进的病人常会出现情绪变化,表现为紧张、易激动等。在临床上,病人常常面临的情绪问题包括焦虑、抑郁和愤怒。

1. **焦虑** 焦虑是个体在感受到威胁或预期将遭受不良后果时产生的情绪体验。焦虑可能会引发明显的生理反应,主要包括交感神经系统的兴奋症状,例如心率加快、血压升高、出汗、呼吸加速、失眠及头痛等。导致焦虑的主要原因包括病人对疾病的担忧,对疾病的性质、转归和预后不确定性的顾虑;对具有一定创伤和风险检查和治疗的安全性的担忧;对医院陌生环境或监护室紧张氛围的担忧,特别是当他们目睹危重病人的抢救过程或死亡的情景时。

2. **抑郁** 抑郁以情绪低落、兴趣缺乏等情感活动的减退为主要特征。在抑郁状态下,个体可能会感到悲观失望、自卑自责;生理功能方面可能会出现精力疲惫、严重的顽固性失眠及食欲和性欲减退等多种躯体不适;社会功能方面可能会表现出活动水平下降、言语减少、兴趣缺乏及社会退缩等。某些对工作和生活影响较大的疾病,包括严重的器官功能丧失、预后不良的疾病、危重疾病等,更容易使病人产生抑郁情绪;另外,抑郁情绪的产生还与病人的人格、成长经历及社会经济情况等因素有关。

3. **愤怒** 当个体在实现目标的过程中遇到障碍或受到挫折时,会产生不满和怨恨的情绪,这被称为愤怒。病人可能会因为自己患病而感到不公平和倒霉,再加上疾病的痛苦,使病人感到愤怒;同时,由于各种原因导致治疗受阻或病情恶化,容易发生医患冲突,这些情况都可能引发病人的愤怒情绪。愤怒通常伴随攻击行为,可以指向外部,表现为向周围的人如亲友和医护人员发泄不满和怨恨的情绪;也可以指向自身,表现为病人自我惩罚和伤害,如拒绝治疗,甚至破坏正在采取的治疗措施和已经取得的疗效。

### (三)病人的意志行为特征

患病后,病人的意志行为的主动性可能会降低,对他人的依赖性可能会增加。有些病人可能会出现意志力减退,无法按照医生的建议完成治疗,从而影响治疗效果。另一些病人可能会出现行为退化,即他们的行为表现与他们的年龄和社会角色不相称,常常表现得像婴幼儿一样幼稚。例如,他们可能会在感到身体不适时发出呻吟或哭泣,以引起周围人的关注,并获得他们的关心和同情。他们可能会依赖他人来处理自己能够处理的日常生活事务,期待得到家人、朋友以及护理人员的无微不至的照顾和关怀。

### (四)病人的人格改变

健康状态下人格特征通常是稳定并持久的,不易受时间和环境的影响而发生改变。然而,当人们面临疾病的困扰时,部分病人可能会出现人格的改变。这种改变可能表现为依赖性增强,变得被动和顺从,甚至产生自卑感,尤其是在面临一些慢性疾病或疾病导致身体形象改变时。疾病会对病人的生活和工作产生深远影响,他们常常发现自己很难适应新的社会角色。这种情况下,他们原有的思维模式和行为方式可能会发生改变。例如,一些病人在患病后可能变得自卑、自责;部分经历截肢的病人可能会变得自卑、冷漠,甚至开始回避社交;而脑卒中可能导致人格衰退,使病人变得孤僻和退缩。

针对病人的认知、情绪和行为特征,可采取心理干预措施进行干预,包括支持疗法、认知疗法、行为治疗技术以及健康教育和咨询等。支持疗法涵盖了理解病人的痛苦、提供心理支持、建立社会支持系统以及指导病人养成健康的生活方式。认知疗法则帮助病人改变错误的认知,重建合理的信念和认知模式。行为治疗技术通过学习和训练来矫正情绪障碍和生理功能失调。健康教育和咨询则旨在增加病人对疾病和自己身体状况的了解,增强战胜疾病的信心,并提供有关疾病和康复的医学知识。

(周世昱)

## 第二节 | 各类病人的心理特征

临床上病人患病种类较多,病因复杂多变,病情轻重不一,病程长短各异。有的疾病起病较急、病情危重,而有的则起病隐匿,呈慢性经过,其心理反应差异性较大。医务人员应了解病人心理反应的特点与规律并及时进行干预。

## 一、不同病期病人的心理特征及干预

### （一）急性期病人心理特征及干预

**1. 急性期病人心理特征**　急性期病人大多发病急、病情重，心理反应较为强烈，主要表现为情绪反应及相应的行为反应。

（1）情绪反应：急性期病人常见的情绪反应主要是焦虑和恐惧。①焦虑。由于起病急骤，病情迅速发展，病人对突如其来的变故缺乏心理准备，没有时间安排工作和家庭生活，加之疾病本身带来的痛苦，从而产生严重的情绪焦虑。②恐惧。绝大多数急危重病人需进入抢救室接受治疗，面对监护仪、呼吸机、除颤器等陌生的医疗设备，目睹紧张的抢救过程甚至死亡情景，没有家人陪伴，病人会产生极度的恐惧心理。加之疾病本身导致的心理压力，如心肌梗死病人因持续剧痛而产生的严重濒死感，会进一步加重病人的恐惧心理，从而出现情绪性休克，表现为无主诉、冷漠、呆滞甚至昏厥。

（2）行为反应：面对突如其来的创伤或疾病，病人会产生严重的应激反应，有的病人可能会使用一些不成熟的心理防御机制以减轻心理压力；有的病人否认自己病情急迫严重，拒绝被推入抢救室；有的则表现为行为退化，哭闹不安，不配合医务人员诊治。

**2. 急性期病人心理干预**　医务人员高超的专业技术水平和恰当的心理干预措施能迅速缓解急性期病人的心理反应。医护人员积极快速、有序高效、沉着镇定的抢救和治疗，可以减轻或消除病人的恐惧情绪，增强病人的安全感，因此，医务人员应理解病人的情绪和行为反应，向病人提供有关的信息，帮助病人正确对待疾病，使其积极配合各种检查和治疗，并及时安排家属探视，给予病人鼓励、安慰等心理支持。

### （二）慢性病病人心理特征及干预

慢性病是指病程长达 3 个月以上，症状相对固定、常常缺乏特效药治疗的疾病。据 WHO 调查，各国慢性病的发病率呈逐年上升的趋势，危害人们的健康，给社会经济发展造成严重影响。

**1. 慢性病病人的心理特征**　慢性病病因复杂，病程较长，疗效不佳，病人的心理变化极为复杂。

（1）抑郁心境：慢性病由于长期迁延不愈，部分病人甚至丧失劳动能力，以致职业发展、家庭关系和经济收入均受到严重影响，病人常常感到沮丧、失望、自卑和自责，认为自己因病而成为他人的累赘。因此，对生活失去热情，加之疗效欠佳，对治疗缺乏信心。有的病人不良情绪与日俱增，甚至产生"生不如死"的消极意念。

（2）怀疑心理与不遵医行为：慢性病病因复杂、病程长、疗效不理想，病人常因对慢性病缺乏认识，或因疗效不明显而怀疑治疗方案无效或医生的医疗技术水平不高，因此，反复要求其他医生会诊或改变治疗方案，有的擅自到院外治疗，甚至自行更换药物，影响医患关系和治疗效果。

（3）病人角色强化：慢性病病人因长期患病，早已习惯了别人的关心和照顾，继发性的获益强化了病人在心理上对疾病的适应，表现出较强的依赖性，强烈需要他人关注，心理变得脆弱，刻意回避复杂的现实问题，长期依赖他人照料，心安理得地休养。

（4）药物依赖或拒服药心理：很多慢性病病人由于长期服用某种药物，而对此药产生了依赖心理，若因病情稳定需要停用该药，或因病情需要换用他药时，病人则会表现出明显的紧张和担心，甚至出现躯体反应；也有部分病人因为担心长期服用某种药物副反应大，从而对药物产生恐惧心理，不遵从医嘱，甚至偷偷将药扔掉，影响疾病的治疗。

**2. 慢性病病人心理干预**　慢性病病人的综合治疗是一个长期的过程，应设计一个科学合理的心理干预计划。①支持性心理治疗。慢性病病程长、病情容易反复，所以，应充分理解和尊重病人，给予心理支持和安慰，帮助病人建立社会支持系统，鼓励病人家属、亲友等共同关心和支持病人，以便缓解和消除病人的消极情绪，增强其战胜疾病的信心。②情绪管理。帮助病人学会识别和觉察情绪变化的技巧，向病人解释心理状态和疾病之间的关系、不良心境对健康的消极影响，培养其积极乐观的情绪，促进机体的康复。③认知行为治疗。应对技巧训练在内的病人教育计划可以增加病人对疾病的了解,减少焦虑情绪的产生,使其以更加合理的认知模式来评价自己的疾病、生活和工作,发展有效的应对策略,学习适应性的行为,增强病人生活中的目标感和价值感,使其保持良好的心态,提高病人对慢性病综合干预计划的依从性。

### (三)康复期病人的心理特征及干预

病人进行临床康复主要分为功能训练、整体康复和重返社会三个阶段。①功能训练,主要是保存和恢复病人的运动、感知、语言功能及日常生活能力;②整体康复,不仅使病人的器官功能得到恢复,而且使病人从生理、心理和社会功能等方面得到全面的、整体的康复;③重返社会,使康复后的病人以健康的心理和改善的躯体功能去适应社会环境,履行社会职责。其中心理行为的康复具有重要的社会意义。

#### 1. 康复期病人的心理特征

(1)错误认知:由于疾病和躯体残疾使病人丧失部分功能和特性,如性功能或女性第二性征等,或失去生活自理能力,终生需要他人照护,病人常常会认为此生已彻底无望,万念俱灰,变得敏感多疑,孤僻自卑,暴躁易怒,不愿与他人交往接触,回避甚至拒绝接受康复治疗,严重影响病人对病残现实的适应以及对康复计划的执行。

(2)不良情绪:需要康复的病人往往存在焦虑、抑郁、孤独、愤怒等负性情绪。抑郁是康复病人普遍存在的负性情绪,抑郁的程度并不完全受病残性质和程度的影响,而主要取决于病人的人格和疾病对个体的特殊意义,如一个手指的伤残对于钢琴演奏家来说可能是严重的打击,而对从事其他职业的人而言却并非如此。病人的愤怒情绪往往来源于对疾病的不良认知,当病人将愤怒情绪指向自身时,可能发生自伤自杀的行为;但当愤怒情绪指向他人如医务人员或家人时,则可能以敌意或攻击行为出现。

#### 2. 康复期病人的心理干预

(1)纠正错误认知:通过采用各种认知疗法技术,如合理情绪疗法等,矫正病人的不良认知,引导病人对机体的补偿功能形成正确的认识,坚信通过不断的康复训练,已丧失的部分机体功能在一定程度上可以得到补偿。医者也应适时为病人树立人生楷模,如无数人经过不懈努力,完全能做到生活自理,甚至可以穿针引线、绣花作画等,并将科学的康复训练的知识和技能传授给病人,鼓励病人制订合理的康复训练计划,通过恰当的康复锻炼,提高生活自理能力,为回归社会做好充分的准备。

(2)培养积极情绪:通过心理支持等一系列措施,鼓励病人培养积极乐观、顽强自信的心理品质,树立战胜疾病、实现康复的信心。在家庭和社会的关心和支持下,进行康复训练和职业训练,增强病人的谋生能力,使他们的人格受到尊重,提高他们的自我价值感和自信心。

## 二、手术病人的心理特征及干预

手术对于病人而言是一种严重的心理应激,不仅会产生躯体的创伤性体验,还会产生各种复杂的心理反应,这些心理活动会影响病人的手术效果及术后的康复,因此,医护人员应了解手术病人的心理特点,采取恰当的措施进行干预,以消除病人的消极心理,并获得最佳的手术效果。

### (一)手术病人的心理特征

#### 1. 手术前病人的心理特征

病人最常见的术前心理反应是情绪焦虑,主要表现为对手术的担心和恐惧,并伴有相应的躯体症状,表现为心慌、手抖、出汗、坐立不安、食欲减退、睡眠障碍等。病人术前焦虑的产生主要源于对手术这种有创性的医疗手段缺乏了解,害怕术中疼痛,担心发生意外,甚至死亡,因而焦虑恐惧。为此病人常表现出矛盾心理,既想接受手术又害怕手术的开展,故有的病人寻找借口拖延手术日期或拒绝手术;有的病人因术前过度紧张,刚进手术室便大汗淋漓、心跳加快、血压下降,不得不暂缓手术。病人术前焦虑情绪的产生和程度在个体之间差异很大。一般认为性格内向、不善言辞、情绪不稳定以及既往有心理创伤的病人容易出现焦虑情绪;文化程度高的病人因想法及顾虑多,易发生术前焦虑;年龄小或女性病人术前焦虑反应往往较重;家庭关系、治疗费用、预后等因素也会对术前焦虑情绪的发生产生影响。一些研究表明,术前焦虑程度与术后恢复效果存在倒 U 字形函数关系,即术前焦虑水平高或者低者,术后心身反应严重且恢复缓慢;术前焦虑水平中等者,术后恢复效果较好;但也有一些研究结果认为术前焦虑与术后疼痛程度及术后恢复存在线性关系,即术前焦虑水平高的病人,其术后疼痛程度高,机体康复的速度慢。

2. **手术后病人的心理特征**  术后由于手术创伤引起疼痛和不适,加之担心切口裂开或出血,躯体不能自主活动,病人会感到痛苦难熬、躁动,产生沮丧、失望、无助等悲观情绪;有些因疾病术后部分生理功能丧失或体貌严重改变的病人,如接受乳腺癌切除术、截肢术、眼球摘除术的病人,或手术效果未能达到预先期盼的病人,术后往往会产生一系列严重的心理反应,出现接纳和自我认同障碍,表现为悲观失望、丧失生活兴趣,甚至发生自伤自杀行为。术后病人心理反应及程度主要受以下因素影响:①术前焦虑水平较高;②对术后恢复过程缺乏了解或对手术结果的期盼不切实际;③对治疗和康复动机不足;④与医护人员缺乏有效沟通。

### (二) 手术病人的心理干预

1. **手术前病人心理干预**  首先,耐心听取病人的意见和要求,并向其阐明手术的必要性和安全性;其次,及时向病人和家属提供有关手术的信息,如手术的简略过程,手术应注意的事项,术中、术后可能使用的医疗设施及可能出现的不适感;再次,安排家属、朋友及时探视,增强病人治疗疾病的信心,减轻术前恐惧;最后,鼓励病人学习减轻术前焦虑的常用行为控制技术,如放松训练、分散注意技术及示范技术等,最大限度地减轻病人的术前焦虑。

2. **手术后病人心理干预**  麻醉清醒后,应立即向病人反馈手术的有利信息,给予鼓励和支持;了解病人疼痛情况,及时给予镇痛药以减轻疼痛;通过心理疏导,帮助病人克服消极情绪。有的病人消极情绪的产生是因为评价手术疗效的方法有误,因此,医护人员应将正确评价疗效的方法传授给病人,使病人能正确认知术后康复过程。

## 三、癌症病人的心理特征及干预

癌症的发病率和病死率正在逐年上升,已成为当前最主要的死亡原因之一。癌症的病因十分复杂,许多发病机制还不十分清楚。研究发现,心理社会因素不仅与癌症的发生发展密切相关,而且不良心理反应和应对方式对癌症病人的生存期也存在显著的影响。

### (一) 癌症病人的心理特征

尽管现代医学对癌症的诊断和治疗有了一定的进展,但对大多数癌症仍束手无策,以致人们谈"癌"色变。因此,当病人得知患癌信息时,往往产生严重的心理反应。癌症病人的心理反应大致分为四期,见表 10-1。

表 10-1  癌症病人心理反应分期

| 分期 | 症状 | 持续时间 |
|---|---|---|
| Ⅰ 休克 - 恐惧期 | 当病人初次得知自己身患癌症的消息时,反应剧烈,表现为震惊和恐惧,同时会出现一些躯体反应,如心慌、眩晕及昏厥,甚至木僵状态 | <1 周 |
| Ⅱ 否认 - 怀疑期 | 当病人从剧烈的情绪震荡中冷静下来时,常借助于否认机制来应对由癌症诊断所带来的紧张和痛苦。所以,病人开始怀疑医生的诊断是否正确,病人会到处求医,希望找到能否定癌症诊断的医生,希望有奇迹发生 | 1~2 周 |
| Ⅲ 愤怒 - 沮丧期 | 当病人的努力并不能改变癌症的诊断时,情绪变得易激惹、愤怒,有时还会有攻击行为;同时,悲哀和沮丧的情绪油然而生,病人常常感到绝望,有的病人甚至会产生轻生的念头或自杀行为 | 2 周后 |
| Ⅳ 接受 - 适应期 | 患病的事实无法改变,病人最终会接受和适应患癌的现实,但多数病人很难恢复到患病前的心境,常处在慢性的抑郁和痛苦之中 | 4 周后 |

在癌症治疗过程中,严重的副反应常常会给病人带来暂时或持久的心理冲击,例如化疗和放疗所引发的恶心呕吐及脱发,使病人深感苦恼,严重影响病人的自信和伤害病人的自尊,致使部分病人变得退缩,不愿与人主动交往。癌症根治术是一种较为严重的有创性医疗手段,患癌器官切除或癌性截肢会导致功能丧失或体像毁损,如容颜外观的毁损会损害病人的自尊,使病人对自己的身体或外貌难以认同,从而产生自卑和抑郁的情绪。

### (二)癌症病人的心理干预

及时给予癌症病人适当的心理干预,可以帮助病人减轻心理痛苦,尽快适应和认同自己的心身变化,同时配合抗癌的综合治疗,提高生活质量。

**1. 告诉病人真实的信息**　一旦癌症的诊断明确,就面临是否将诊断结果告知病人的问题以及何时告知和如何告知。目前,国内外医者对此看法不一,但多数学者主张在恰当的时机将诊断结果和治疗信息告诉病人。让病人了解治疗过程中可能出现的各种副作用和并发症,并进行耐心解释和心理辅导,有利于病人积极配合治疗。当然,在告诉病人诊治情况时,应根据病人的人格特征、应对方式及病情程度,审慎地选择时机和方式。

**2. 纠正病人对癌症的错误认知**　病人许多消极的心理反应均来自"癌症等于死亡"的错误观念。医务人员应帮助病人了解疾病的科学知识,使其接受癌症诊断的事实,及时进入和适应病人的角色,积极配合抗癌治疗。

**3. 处理病人的情绪问题**　大多数癌症病人有情绪问题,而躯体疾病和心理因素的交互影响会导致恶性循环:得知癌症诊断,出现消极的情绪反应,消极的情绪反应进一步影响生理功能,使症状加重,引发情绪进一步恶化,阻断这种恶性循环的关键在于解决病人的情绪问题。对于处在否认-怀疑期的病人,应允许其在一段时间内采用否认、合理化等防御机制,让病人有一段过渡时期去接受严酷的事实。但是,长时间的"否认"则可能延误治疗,故应加以引导。研究表明,对于癌症病人,真正意义上的"否认"并不多见,大多数属于情感压抑。支持性的心理治疗,可帮助病人宣泄压抑的情绪,减轻紧张和痛苦的情绪。

由于对死亡、疼痛和残疾等后果的担心,癌症病人常常会产生焦虑和恐惧情绪,可采用认知疗法纠正病人的错误认知,如"癌症是不治之症"等歪曲的观念,结合支持性心理治疗、放松技术、音乐疗法等,减轻病人的焦虑和恐惧情绪。对于严重焦虑、恐惧的病人,可适当使用抗焦虑药治疗。

抑郁是癌症病人另一常见的消极情绪,严重者可能不配合治疗,甚至产生自杀意念和行为。通过深入的晤谈和对抑郁程度的评估,采用支持治疗、认知疗法等进行心理干预,有助于病人的康复;鼓励病人增加人际交往,并进行力所能及的活动,以促进情绪改善;对于严重抑郁的病人,抗抑郁药的使用很有必要。

**4. 减轻疼痛**　应高度重视癌症病人的疼痛问题,因癌症病人的疼痛往往伴有恐惧、绝望和孤独的心理反应,可能加重疼痛的主观感受。由于疼痛可以加剧病人心身交互影响,故应首先采取措施减轻和消除疼痛,然后再处理因疼痛而引发的心理问题。晚期癌症病人的疼痛应尽早用药物控制,不必过多考虑止痛药物的各种禁忌。

**5. 重建健康的生活方式**　宣传健康知识,倡导人们建立健康的生活方式,树立防癌意识,切断不良生活方式与癌症的"通道"。

## 四、器官移植病人的心理特征及干预

器官移植是针对重要脏器病损后功能衰竭,除采用健康器官置换外,已别无他法的病人采取的一种手术治疗方式。自1954年世界上第一例同卵双生子间的肾移植手术在美国波士顿成功开展以来,器官移植技术已成为治疗器官功能衰竭的有效手段,它是20世纪医学发展最令人瞩目的医学高新技术之一。伴随着器官移植技术的发展,器官移植病人的心理问题也逐渐引起了人们的关注。

### (一)器官移植病人的心理特征

器官移植病人的心理变化分为异体物质期、部分同化期与完全同化期3个阶段。

1. **异体物质期**　见于术后初期。部分病人认为自己生命得以延续是以损害他人的健康作为代价的,即使器官来自过世的捐献者,自己的生存机会也是建立在他人死亡基础之上的,病人因而内疚自责、悲观抑郁。术后初期,多数病人对移植入体内的外源性器官有强烈的异物感,担心其与自身的功能活动不匹配或造成自己体像及完整性的破坏,故恐惧不安,内心排斥。

2. **部分同化期及完全同化期**　随着时间的推移,病人对移植器官逐渐接纳认同,不良心理反应迅速减少。此时病人表现出对供者的异常好奇,到处走访打听,希望详细了解使其获得第二次生命的供者的全部信息,甚至生活琐事。有报道称,当有的病人获知供者的详情后,其心理活动和人格特征受到较大影响,如接受男性供者肾脏后的女性病人,心理行为表现出男性特征;相反,接受女性供者肾脏后的男性病人,心理行为则出现女性特征。

### (二)器官移植病人的心理干预

医务人员应针对器官移植病人的心理特点进行有针对性的心理干预。首先,应向病人讲解器官移植的相关知识,使病人能对器官移植术有切合实际的心理预期;其次,加强对器官移植病人的社会支持。国外的实践已经证明,社会支持能有效地缓解器官移植病人的心理压力,提高生活质量,增强术后治疗的依从性。因此,医务人员应呼吁社会关心爱护器官移植病人,同时也应鼓励病人多与社会接触,充分利用各种社会资源的支持,肯定自身的价值,提高生活质量。国外有学者以社会网络图的形式将每个器官移植术后的病人置于网络之中,通过该网络图加深术后病人之间的了解,促进病人之间的相互交流,满足器官移植病人的特殊需求。

## 五、临终病人的心理特征及干预

### (一)临终病人的心理特征

临终病人在疾病的重压和痛苦之下,往往伴随着对生命的深切眷恋和对死亡的深层恐惧,从而使得他们的心理状态和行为表现异常复杂多变。美国精神病学家、临终关怀心理学创始人罗斯(Kubler Ross)在她的著作《死亡与垂危》中,提出临终病人心理经历了否认期、愤怒期、协议期、抑郁期和接受期5个阶段。

1. **否认期**　多数病人在得知自己的疾病已进入晚期时,表现出震惊和恐惧,并极力否认突如其来的"噩耗",不承认、不接受自己患有无法逆转疾病的事实。怀疑诊断出了差错,遂怀着侥幸心理,四处求医,希望证实先前的诊断有误。这是心理防御机制在起作用,有其合理性,因为暂时的否认可以起到一定的缓冲作用,以免当事人过分痛苦。病人的这种心理一般持续数小时或数天,个别病人会持续否认直至死亡。

2. **愤怒期**　随着病情日趋严重,否认难以维持。强烈的求生愿望无法实现,极大的病痛折磨,加之对死亡的极度恐惧,导致病人出现不满、愤怒等心理反应。通常愤怒的对象是家人、亲友和医护人员,表现为对周围一切挑剔不满,充满敌意,不配合或拒绝接受治疗,甚至出现攻击行为。

3. **协议期**　当意识到愤怒、怨恨已于事无补,相反只可能加速疾病进程时,病人开始接受和逐步适应痛苦的现实。求生的欲望促使病人与疾病抗争,此时,病人积极配合治疗和护理,情绪较为平静,希望通过医护人员及时有效的救助,疾病能够得到控制和好转,期望医学奇迹的出现。

4. **抑郁期**　虽然病人积极地配合治疗,但病情仍日益恶化,病人逐渐意识到现代医疗技术已回天乏术,死之将至,病人存有的希望彻底破灭,此时,万念俱灰,加之频繁的检查和治疗、经济负担的压力和病痛的折磨,使病人悲伤、沮丧、绝望,终日沉默寡言,对周围的事情漠不关心。同时病人又害怕孤独,希望得到家人和亲友的同情和安抚。

5. **接受期**　面对即将来临的死亡,病人无可奈何,不得不接受残酷的现实,此时的病人已不再焦虑和恐惧,表现安宁、平静和理智,对一切漠然超脱,等待着与亲人的最后分别,等待着生命的终结。

罗斯提出的临终心理的 5 阶段理论具有重要的价值,它突破了人们对死亡研究的禁忌,促使人们科学和理性地看待和研究死亡现象。但这个理论没有明确指出如何区分死亡的不同阶段,因为有的病人有可能不会经历上述某个特定的阶段,而有的病人则可能会交替体验其中的几个阶段。

### (二) 临终关怀

当生命走到尽头,死亡已不可避免的时候,人们常面临着巨大的痛苦和恐惧。如何帮助个体坦然地面对死亡,减轻病魔带来的痛苦与恐惧,提高临终生活质量,维护临终者的尊严,使之宁静安详地走完人生的最后旅程,是现代社会所面临的难题。为了解决这一社会难题,适应社会需要,临终关怀迅速兴起。

临终关怀(hospice care)是指由社会各方面人士(包括医生、护士、社会工作者、志愿者及慈善团体等)组成的机构,为临终病人提供生理、心理和社会的全面支持与照护,使临终病人的生命得到尊重,症状得到控制,心理得到安慰,生命质量得到提高。

临终关怀是全面适应生物 - 心理 - 社会医学模式要求的重要手段。①生物方面:了解和帮助病人解决各种生理需要,消除病人躯体疼痛等症状的困扰,尽可能使病人处于舒适状态;②心理方面:了解和理解病人的心理需要,并给予心理支持,采取各种有效的方法使病人正视现实,缓解对死亡的恐惧,勇敢地面对死亡;③社会方面:指导临终病人正确认识生命的价值及其在弥留之际生存的社会意义,使病人至死保持人的尊严。

临终关怀以提高病人临终阶段的生命质量为宗旨,体现对临终病人生命价值的尊重,要求医护人员用科学的方法、精湛的临床技能,最大限度地缓解病人的痛苦,减轻病人恐惧、焦虑和抑郁的情绪;理解和同情临终病人的处境,重视他们的要求。因此,医务人员应态度诚恳、语言温馨、操作轻柔,处处体现对病人的关怀和尊重,用真挚的情感关心体贴病人,陪伴病人度过生命的最后历程。

临终关怀的目的不在于延长病人的生存时间,而在于提高病人临终阶段的生命质量,维护病人的尊严。然而,由于传统观念和习俗的影响,对临终病人如果完全放弃治疗,人们往往无法接受,因此,应给予临终病人适度的治疗,即不以延长生命过程而是解除疾病痛苦为主的治疗。临终病人的心理状况极为复杂,受其经济状况、社会地位、受教育水平、宗教信仰、职业背景及年龄等多种因素的影响,表现出多样化的差异。一般来说,其精神痛苦不亚于肉体痛苦。因此,对临终病人应加强心理治疗与护理,因势利导,使其心理获得宁静,能正确地面对现实和死亡。

(王惠玲)

本章思维导图

本章目标测试

# 第十一章 医患关系与医患沟通

医患关系贯穿医疗卫生活动的全部过程,其不仅影响医疗卫生活动中的临床诊断、治疗、康复等,也会影响病人的健康教育、健康检查及预防措施的落实,从而影响医疗卫生服务的效果,对医疗卫生活动的顺利开展具有举足轻重的作用。同时,从行业和社会发展来看,医患关系还会影响到医院医德、医风建设和医疗机构的形象。医患关系与医患沟通是医学心理学的核心内容之一。

## 第一节 | 医患关系

### 一、医患关系概述

#### (一) 医患角色

1. **医生角色、权利与义务** 医生(doctor)是指在特定的医患关系中,掌握医疗卫生知识和医疗技能,直接从事疾病诊疗、进行疾病防治工作的专业人员。他们通常具有社会文化规定的角色行为,这些角色行为规定了医生的职业行为,也保证了医生能行使其职责和义务。医生的角色特征主要表现在以下几个方面:①医疗服务的实施者;②医学知识的传授者;③医学权威专家;④风险管理者;⑤医疗经济的参与者;⑥社会工作体系中的普通劳动者等。作为医疗行为实施者,医生的权利与义务关系到病人的生命健康。

医生的权利主要包括:①病情询问权;②疾病诊断权;③对病人进行检查的权利;④对病人进行医学治疗的权利;⑤出具相应的医学证明的权利;⑥参与医学司法活动的权利;⑦从事医学研究和参与学术交流的权利;⑧继续教育的权利;⑨获得劳动报酬的权利等。

医生的义务主要包括:①依法提供医疗卫生服务的义务;②医疗告知的义务;③紧急救治的义务;④为病人保密的义务;⑤健康教育的义务等。

2. **病人角色、权利与义务** 病人是指患有疾病并且具有求医和治疗行为的社会人群。病人角色,也即第十章中提及的病人角色,这一概念最初由美国社会心理学家帕森斯(Parsons T)于1951年提出。帕森斯认为患病不仅仅是发生于个体身上的一个事实或需要面对的医学状况,而且还会使个体进入一种病人角色,在心理和行为上也就产生了相应的变化。病人的角色特征、病人权利与义务详见第十章。

值得注意的是,病人的权利和义务只是典型的情况而非绝对的规定,如临终病人很难恢复原有的社会责任;慢性病病人不一定能解除其日常社会责任;蓄意自伤的病人也不得不对其自身导致伤残的行为负责等。

#### (二) 医患关系的概念

医患关系(doctor-patient relationship)是指在医疗卫生活动中,医务人员为保障和促进病人健康而与病人及其家属建立起来的特殊人际关系。在疾病诊治过程中,医患关系非常重要。当病人就医时,医生会对病人的病情从生理到心理进行整体的评估、诊断和治疗。作为医疗卫生活动的重要组成部分,和谐医患关系有益于提高疾病诊疗效果,也是反映医疗质量的重要指标之一。

#### (三) 医患关系的重要性

在医疗卫生活动中,医患关系得到了人们越来越多的重视,并且成为医疗卫生活动质量和效果的基础。然而,随着近年来医学技术的革新,大批医疗设备被应用于临床实践,医生常常依靠各种设备数据进行诊断。同时由于就医人数增多,医生在许多时候不能很好地倾听病人的陈述,医患沟通的时间及效果都随之受到了影响,医患关系受到挑战。并且,医患关系的削弱导致了很多不良后果,如医疗事故、医疗纠纷等。因此,建立良好的医患关系非常重要。

**1. 良好的医患关系是医疗活动顺利开展的基础**　在良好的医患关系前提下,各项医疗活动才能更顺利地开展。如在医疗卫生活动中,医生需要采用适当的方式询问病人病史并实施体格检查、获取病人基本的临床资料和社会心理背景资料,以便对病人的疾病和相关健康问题准确把握和分析。所有这些资料的获得都依赖于医务人员的责任感和态度,依赖于病人及其家属对医生的信任,依赖于良好的医患关系。

**2. 医患关系影响就医行为**　医患关系是影响病人就医行为的重要因素之一。在医疗卫生活动中,病人对医生的态度、技术水平等方面不满意时经常会出现各种不利于医疗活动的行为,如就医时频繁更换医院或医生、就医连续性较差、放弃就医等。

**3. 医患关系影响遵医行为**　医患关系也是影响病人遵医行为的重要因素之一。遵医行为受病人和医务人员两方面因素的影响,病人的受教育程度、职业、家庭支持情况、人格特质等自身的某些状况会影响其遵医行为,如焦虑特质的病人本质上存在不安全感,往往敏感多疑,当医生和病人不能形成良好的医患关系时,病人会质疑医生、质疑诊疗过程,导致病人治疗依从性差。对于需长期治疗的慢性病病人而言,由于对疾病认知不足等原因,遵医行为偏低,良好的医患关系可以帮助病人提高对疾病的认知进而提高治疗依从性。而医生的某些情况更加会影响病人的遵医行为,如年龄、仪表、技术水平、诊疗模式及对待病人的态度等。在良好医患关系的前提下,病人尊重、信任医生,才能遵照医嘱治疗疾病,推动疾病的良好转归,否则医患关系和遵医行为就会进入恶性循环。

**4. 良好的医患关系是一种治疗手段**　良好的医患关系能够为医生和病人带来良好的心理氛围和情绪反应。对病人而言,不仅可以减缓疾病所造成的心理应激,而且可以从良好的情绪反应所致的躯体效应中获益;对医生而言,这种充满良好互动的医疗活动也可以带给他们更多心理上的满足,从而促进医患关系健康发展。所以,良好的医患关系本身就是一种治疗手段,它不仅可以促进病人的身心健康,而且对医务人员的身心健康也具有积极作用。

### (四) 医患关系的特点

医患关系是一种特殊的人际关系,关乎病人生命和健康。它既是一个结果,也是一个过程;既具有稳定性,又具有动态性。医患关系具有以下特点。

**1. 目的指向性**　医患关系是为解决病人的健康相关问题而建立的一种人际关系。病人因疾病而寻求医疗服务,医生为恢复病人健康而与病人建立疾病诊治的联盟。在这样的关系中,病人尊重医生、信任医生,把自己的健康甚至生命托付给医生。医患关系具有明确的目的指向性,体现了医生对病人生命权的尊重、忠诚和责任。这样的医患关系是医疗服务的基本条件,即所有的医疗活动都在此关系构架中展开。

**2. 职业性**　医患关系是在职业行为过程中出现的一种特殊人际关系,这体现了医生要通过劳动和服务来获取报酬。这种关系从初期的病人求医开始,历经病史采集、检查、诊断、治疗,到后期随着病人治愈或出院而结束。在诊疗过程中,病人常常希望与医生发展更私人的非职业的关系,以得到更方便的健康照顾。如病人希望得到医生的私人电话、请医生吃饭、与医生成为朋友等。但是应该注意的是,非职业关系介入之后,会影响到医患关系的单纯性,常会带来角色行为的混乱,出现责任、权利、义务的混淆。通常,医生在工作时间以外,并不希望被病人过多干扰。当然,一些医学情况例外。如有些医学问题,需要医生在一段时间内跟踪观察病人的治疗反应,这种情况下医生必须全力以赴。这是由医生的责任和义务所决定的,不能与上述职业性混为一谈。

**3. 信息不对称性**　医务人员接受了多年的理论学习、实践操作等正规医学教育,具备相应的医学专业知识和技能。但是我国医学知识的普及教育比较薄弱,社会各阶层、各群体的医学专业知识相对匮乏,这导致病人群体对医学信息的认知水平相对不足,经常处于被动、依赖的地位。医患双方因为医学信息的不对称,导致双方在医疗卫生活动中的地位不对称。这就要求医生充分尊重病人,不把自己放在居高临下的位置,用平等的态度、礼貌的举止、精湛的医术,全心全意地为病人服务。

4. **多层次性** 疾病的复杂性及病人心理需求的多层次性,决定了医患交往具有多层次性的特点。病人到医院就医除了有治疗疾病的需求,还渴望被尊重、被关爱,渴望获得医务人员的帮助,使自己远离疾病。因此,医务人员不仅要关注病人的疾病伤痛,更要重视病人的心理改变、情感需求,实现医患双方多层次需求的互动。

5. **时限性** 从病人就医到疾病治疗结束,医患关系也经历了建立、发展、结束等不同时期。与其他类型的人际关系相比,医患关系有一个明确的特点就是时限性,即病人的治疗结束后,这种特定的医患关系也就结束了。在医患关系结束后,医生愿意作为个人与曾经的病人交往是医生自己的选择,也需对自己的选择负责。

6. **动态性** 医患关系不是一成不变的,随着医疗服务的进行,医患关系也发生变化。良好的医患关系,可能会因为疾病治疗结局不理想而变成病人对医生的不满、愤怒,使医患双方失去了对彼此原本的信任、忠诚、尊重。此外,疾病的治疗和健康的恢复会使病人对医生产生更多的信任,也会使原来不太融洽的医患关系发展成积极的、和谐的医患关系。建立和维护良好医患关系是医生的基本技能之一。

## 二、医患关系的类型

根据病人的个体差异及疾病的性质,医患双方在医患关系中扮演的角色、发挥的作用会有所差异,美国学者萨斯(Szasyt T)和荷伦德(Hollander M)提出了医患关系的三种模式。

### (一)主动 - 被动型

"主动 - 被动型"模式(active-passive model)是指在医患关系中医生完全处于主动地位,具有绝对的权威,而病人完全处于被动地位。这种医患关系的特点是"医生为病人做什么",模式的原型属于"父母 - 婴儿"。这是一种受传统生物医学模式影响而建立的医患关系模式,这种模式过于强调医生的权威性,而忽视了病人的主观能动性,使病人在医疗活动中仅仅充当了诊疗方案的接受者。这种医患关系模式通常适用于某些特殊病人,如昏迷、休克、智力低下及某些精神疾病病人及婴幼儿等。

### (二)指导 - 合作型

"指导 - 合作型"模式(guidance-cooperation model)是以生物 - 心理 - 社会医学模式为指导思想而建立的医患关系。这种医患关系的特点是"医生告诉病人做什么和怎么做",模式的原型属于"父母 - 儿童"。在该模式下,病人有一定的主动性,但医生仍然是权威的,处于主导地位的。在医疗服务过程中,医生从病人的健康利益出发,提出决定性的意见;病人则尊重医生权威,遵循其医嘱去执行治疗方案,病人的合作属于服从的配合。这种模式较"主动 - 被动型"医患关系前进了一步,允许病人参与到疾病的治疗过程中,尊重了病人的主观能动性。但是医患关系仍然不完全对等。这种模式适用于神志清醒,具备正常感知、情感、意志和行为能力的病人;对于重病初愈、手术恢复期的病人,这种模式同样适用。这类病人需要依靠医生的指导,以便更好地配合治疗与护理。

### (三)共同参与型

"共同参与型"模式(mutual-participation model)是一种以生物 - 心理 - 社会医学模式为指导思想,以健康为中心而建立的医患关系。这种医患关系的特点是"医生帮助病人自我恢复",模式的原型属于"成人 - 成人"。在该模式下,医生和病人同处于主动的地位,医患双方彼此相互依存,平等合作。在医疗卫生活动中,病人不仅是积极的合作者,并且是自身疾病治疗过程中的积极参与者。这种模式的医患关系与前两种类型相比,更重视尊重病人的自主权,给予病人充分的选择权。这种模式适用于慢性病病人,这类病人对疾病的治疗进程比较了解,应主动参与医疗过程决策。同时,这种模式对病人的智力、知识、受教育程度等有一定的要求。

　　病人疾病性质不同、疾病阶段不同,医患关系的模式也不尽相同,只有医患关系的模式与病人的疾病性质、疾病阶段相符合时,才能使病人得到优质的医疗服务。

### 三、医患关系的影响因素

　　良好的医患关系能够促进医患双方对彼此的尊重、理解和信任,促进双方之间的交流和沟通,进而提高医疗卫生服务质量。在临床医患交往过程中,影响医患关系发展的因素有很多,其中常见的因素主要有以下几个方面。

#### (一) 医生对医患关系的影响

　　作为医患关系的主体之一,医生本身对医患关系有较大的影响,其必须学习接诊不同性别、年龄、受教育程度、文化背景和社会地位的病人的方法。主要表现在以下几个方面。

　　**1. 医生的沟通技巧**　医患沟通是影响医患关系最重要的因素。良好的沟通是医疗服务的基础,是病人寻求医学帮助的基本需要。缺乏沟通技巧的医生,在医患关系中表现为不能用符合病人文化背景的方式尊重与接纳病人;不能认真并耐心地倾听病人的陈述与共情病人,语气冷漠,态度生硬;不能有效地传递与沟通目标相关的信息,履行告知义务,充分与患方交换意见,给予患方空间表达态度、情感,以及需求;不能使病人理解、信任医生,达成诊疗上的共识;在其言语及非言语沟通中,可能伤害病人及其家属的尊严,甚至侵犯病人的权利。良好的沟通可以营造轻松愉快的交流氛围,这有利于医生和病人共同分析目前存在的问题,达成治疗共识,并制订下一阶段的目标。

　　**2. 医生的应激事件**　医生和普通人一样,也会经历普通人遭遇的应激事件,如家庭变故、功能丧失及日常困扰等,同时医生要承受许多不可预见的职业应激,如果医生受到这些应激性事件的影响,表现出对病人的冷漠、忽视、不耐烦、争吵、冲动行为等,会直接影响医患关系,也会影响到医疗决策的选择,是非常危险的。

　　**3. 医生的心理素质**　医生的心理素质是影响医患关系的重要因素。首先,医生的人格对医患关系有一定影响。一般来说,胆汁质和抑郁质的医生情绪、情感体验深刻,比较敏感,遇到问题时,容易冲动,反应强烈,对医患沟通有一定影响;其次,医生的情绪状态对医患关系也有一定影响。不良的情绪状态会影响医患关系,焦虑、抑郁情绪的医生经常处于紧张、犹豫不决和不安之中,对自己不自信,放大负面结果,回避责任,严重影响医患关系。因此,医生应注意培养自身健康的人格,提升情绪调节能力,保持身心健康,以改善医患沟通,提高工作效率。

　　**4. 对病人的反移情**　在医患关系中,医生个人的需要、欲望、价值观等有时会无意识地投射到病人身上。例如医生会对初次见面的病人感觉到特别不喜欢,这可能是医生将其过去的人际关系模式转移到病人身上,即对病人的反移情。医生需注意察觉与处理,理智、客观地对待病人。在面对非常有吸引力的异性病人时,医生可能无意识地希望与病人发展更亲密的关系,这将导致医患关系偏离职业关系,这是医生应该避免的。

　　**5. 医生的医疗态度与技术**　现行的医学教育制度主要侧重于医学技能教育,人文教育不足,导致一些医务人员责任感低下,缺乏耐心和同情心,服务态度较差。医生在医患关系中是否充分了解病人的就医需求、重视患方在诊疗中的感受和参与性、使双方对疾病诊治方案达成共识,影响着医患关系。医患关系给医生带来的压力使得某些医生为了自我保护,采取"防御性医疗"的态度,从客观上增加了病人的就医成本。部分医院或医生过度追求经济效益而忽略社会效益,导致人民群众对医院和医生的信任度和满意度下降。医护人员技术和经验的不足也容易引起患方的不满与冲突。

#### (二) 病人对医患关系的影响

　　作为医患关系的另一主体,病人也会影响医患关系,主要表现在以下几个方面。

　　**1. 病人的疾病特征**　重性疾病、慢性病、精神病等不同的疾病病人在医患关系中常常表现出不同的行为,使医患关系也呈现出不同的特征。如身患癌症的病人,会把自己的失望、悲伤、愤怒发泄到医务人员身上,把治疗不理想归因于医生的责任,产生医患矛盾;慢性病病人往往表现为紧张、恐惧、担忧、被动、依赖、主动性减弱,希望获得更多的关心和照顾;焦虑症病人会因对疾病的过度恐惧和担心,反复询问医生,希望得到医生的保证和安慰。

2. **病人的心理素质**　在医疗活动中,医生会面对不同心理素质的病人。首先,某些人格特质的病人,如冲动或偏执型人格,遇事不顺就反应强烈,会给医患沟通带来特殊的困难,使医患关系难以健康发展,这类病人在医患沟通中应该引起医生的格外关注;有的病人表现对医生的过分依赖;有的病人要求过多,需要不断得到关注;还有的病人固执地坚持自己对疾病的认知,难以接受医生的专业解释等,这些都会严重影响和谐医患关系的建立。其次,病人不良的情绪状态严重影响医患关系。由于躯体疾病或精神疾病造成的影响,病人容易处于紧张、焦虑、不安及恐惧的情绪状态中,使其缺乏耐心和自信心,导致沟通不畅,甚至出现医患纠纷。

3. **病人对医生的期望与信任**　病人医学专业知识相对匮乏,对自身疾病的认知水平相对不足,对医务人员有时盲目信任,对医疗效果期望过高,误认为医生能够包治百病、药到病除。此外,高医疗费用也会使病人对医生产生过高的期望。事实上目前仍有许多疾病无法根治,疗效的个体差异也很大。过高的期待和现实的差距,使得病人及其家属对医生不满,甚至导致医患纠纷。也有病人对医生诊治能力及职业操守的信任度低、怀疑度高,容易导致医患冲突,激化医患矛盾,甚至发展为医疗纠纷。

4. **病人对医生的移情**　病人角色的社会合理性,使部分病人以病人身份与医生保持长期的关系,从而使医患关系成了病人生活中重要的人际关系,其代替了病人匮乏的人际关系和社会支持,导致病人对医生产生移情,无意识地将个人关系中的亲密关系和情感投射到医生身上。在移情的医患关系中,病人的症状由于受到无意识的控制,可能长期存在,病人的态度和行为常常使医生感到疑惑,甚至焦虑和挫败,影响治疗效果,医生需及时察觉与处理。

5. **病人文化因素**　病人的年龄、职业、受教育水平、民族、信仰等因素也会对医患关系造成一定的影响。因此,医生应该从病人不同的文化背景角度出发,了解病人对疾病的认识、理解和对治疗的期望。

### (三) 就医过程对医患关系的影响

1. **就医时间**　就医时间能够反映出医患关系的状况,其对医患关系的维护和动态变化有明显影响。长期有规律复诊的病人,表明医生在彼此尊重、忠诚、信任和疗效方面能够获得病人的认可。选择同一位医生的就医时间越长,病人对医患关系越满意;相反,那些不断更换医生的病人很难建立稳定、良好的医患关系。

2. **就医过程的体验**　病人就医过程的不良体验常常是医患纠纷的导火索。在就医过程中,由于时间、环境、流程、文化等多种原因,病人的需要往往无法获得满足。如医务人员的配备数量、结构、就医时间、环境、就医流程、沟通渠道、医院管理水平等均会影响病人就医体验,因此造成不和谐的医患关系。

3. **医疗信息不对称**　医患双方医学信息的不对称导致医务人员常以医学权威身份自处,同时也会导致病人群体对医务人员盲目信任,认为医务人员能够包治百病,对医疗效果期望过高,一旦结果不尽如人意,病人及其家属便无法理解、无法接受疾病诊治效果不佳的事实。

### (四) 社会传媒导向对医患关系的影响

作为现代社会的重要信息传播方式,媒体具有影响面广,信息获取便捷,对公众态度、情感和行为具有冲击性和导向性的特点。如果媒体传播不客观,则会导致公众对医生的信任度降低,这对和谐医患关系的建设非常不利。媒体应负起社会责任,坚持新闻真实性原则,坚持深入调查研究,报道做到真实、准确、客观。媒体要普及医疗常识、正视医疗风险,同时,关注医疗服务的过程和结果,并且在报道中保持中立,对公众进行正确的引导。

### (五) 医疗政策环境对医患关系的影响

医疗卫生资源配置在我国某些城乡之间、区域之间依旧存在不平衡的现况,优质医疗资源多集中在大医院,造成大型医疗机构医患矛盾较为集中。医疗费用对社会低收入群体压力较大、医疗保障制度还不够完善、医务人员的服务意识不强、医疗责任赔偿机制不完备等也是导致部分医患纠纷的原因。我国先后制定了《医疗纠纷预防和处理条例》《中华人民共和国医师法》等法律法规,但是相应的法律法规还需要不断健全与完善。

## 四、构建和谐医患关系策略

针对我国医患关系现状及其影响因素进行分析,为预防和缓解医患矛盾,构建和谐医患关系,提出以下策略。

### (一)倡导以人为本,个性化服务

在日益激烈的医疗市场竞争中,病人就医不仅关注医院的医疗水平,更关注医院的人性化服务。医院除了重视技术和设备等硬实力,还要在管理模式和服务水平等软实力方面下功夫。将人性化理念融入医疗服务与医院管理,改变医院只管治病的陈旧观念,树立医疗对象首先是"人",其次才是"病"的现代医学理念,这是现代化医院建设的重要课题。医院应该将"以疾病为中心"的诊疗模式逐渐转变为"以病人为中心"的诊疗模式,增强服务意识,对病人多一些人文关怀,通过人性化服务来不断提高病人的满意度。

### (二)对病人普及医疗和法律基本知识

社会和医务人员有责任、有义务向病人及其家属普及基本的医疗卫生知识,让病人熟悉一些常见疾病的预防、治疗和护理知识,知晓医学行业的高技术性、高风险性和难以预测性,使病人具有疾病风险意识,正确认识现有医学技术水平的局限,避免期望值过高。增加对医务工作者的尊重、理解和信任,促使病人积极沟通,配合治疗,正确行使医疗决策参与权。病人应提升自身修养,增强法律意识,形成理性、和平的维权意识,采取合理的维权途径,杜绝暴力伤医、杀医现象的发生。

### (三)建立健全医患沟通制度

医院要建立和完善医患沟通制度、投诉处理制度等,并将医患沟通工作规范化,切实做好以下几个方面:第一,要求医务人员尊重病人及其家属,怀有同情心、同理心;第二,要求医务人员耐心为病人答疑解惑,关心病人在就医过程中的困难或不便;第三,及时掌握病人的疾病发展情况、医疗费用情况和病人的心理健康状况;第四,留意病人对疾病的认知度和期望值;第五,避免态度生硬,使用粗暴、刺激性语言;第六,采取预防为主的针对性沟通。通过全方位、多层次的沟通,有效提高医疗卫生服务质量,及时化解医患矛盾,增强病人对医务人员的理解和信任。

### (四)建立诚信医院

各级医疗机构要坚持以社会效益为最高准则,坚持合理检查、合理用药、合理收费;努力降低病人的医药费用,并采取有效措施消除病人就医时挂号时间长、取药时间长、缴费时间长、看病时间短的"三长一短"现象;严禁医务人员不良医疗行为,尽心尽力保障病人权益。

(朱春燕)

## 第二节 | 医患沟通

医患沟通是医疗卫生活动顺利开展的重要手段,它不仅是医务人员医疗行为中的基本技能,同时也是医务人员的责任和义务。调查表明,当前许多医患纠纷事件都是医患沟通不畅造成的。因此,重视医患沟通的作用和意义,提高医患双方的沟通技能与水平,是改善医患关系现状、构建和谐医患关系的重要举措。

### 一、医患沟通概述

在医疗活动中,沟通无处不在,它应该贯穿于医疗活动的始终,没有沟通的医疗活动是不可能取得良好医疗效果的。医患沟通是医患之间主要的联系手段,其内容既包括针对疾病某些信息的交流,又包括医生与病人之间思想情感的表达。医务人员需要具备医学、社会学、心理学等多学科知识和技能,才能在与病人沟通中取得良好的效果。

### (一) 医患沟通概念

沟通(communication)是信息传递和交流的过程,是人与人之间涉及某些信息及情感、需要、态度、价值等社会心理元素的传递与交流。医患沟通是指医务人员与病人及其家属在医疗活动中,以保障和恢复病人健康为目的,围绕疾病诊治相关问题而进行的交流。

### (二) 医患沟通的基本原则

1. **知情同意原则**　医患关系是一种法律关系,医务人员在与病人及其家属沟通时,必须遵守现行的法律法规,明确自己的权利和义务,尊重病人的权利和义务。知情同意的目的是尊重病人的自主权,鼓励医患双方共同理性决定、协作配合,为医疗卫生活动的顺利开展而共同努力。

2. **平等与尊重原则**　平等关系是人际交往的重要原则。在医疗卫生活动中,平等与尊重同样是医患沟通的首要原则。病人具有承担支付医疗费用的义务,享受接受医疗服务的权利;医务人员具有承担提供医疗服务的义务,享受医院给予薪酬的权利。医患之间的契约关系性质,决定着双方的关系是平等的、自愿的。作为医患关系的双方,不管是医务人员还是病人,都是平等的社会人,双方都需要被理解和尊重。在疾病诊治过程中,医生应尊重病人的要求和建议,双方的融洽关系有助于提高诊治效果。

3. **理解与宽容原则**　医患双方在交往时,要换位思考,相互理解。首先,医务人员要理解病人的痛苦,病人到医院就医,身心都处于不良状态,他们渴望得到救治并获得有价值的医学信息,如果遇到的医务人员态度冷漠,则难以对医务人员建立信任感;其次,病人也要理解医务人员,医务人员肩负治病救人的神圣使命,运用毕生所学医学知识和技能,竭尽全力挽救病人生命、恢复病人健康,如果遇到病人及其家属的指责,甚至污蔑和辱骂,就会导致医务人员对自己的工作产生怀疑,不利于建立和谐医患关系。

4. **目标明确原则**　医患沟通作为一种特殊形式的沟通,具有明确的目的性。在每一个具体的医患沟通情境中,医患沟通都必须实现医学事实和人性两方面的和谐统一。在明确医患沟通目的后,还要在沟通中做到具体问题具体分析。每一位病人所患疾病不同,其性格特征也不同,因此,医务人员在医患沟通中应根据病人性格、疾病等因素,采取不同的沟通方式和沟通内容。

5. **保密原则**　医疗卫生活动过程中,经常涉及病人的隐私,在未经病人知晓和同意的情况下,医务人员有义务为病人保密诊治过程的一切信息。如果医务人员泄露病人信息,甚至对病人的隐私表现出鄙视和不屑,会严重损害病人的自尊、权利,也会影响日后的医患沟通。

### (三) 医患沟通的形式

1. **口头沟通**　口头沟通是医患之间最常用的沟通方式。在医疗卫生活动的各个环节,医患之间都会产生口头沟通。口头沟通要求医务人员必须具备一定的语言技巧,才能促进医患之间的情感交流,发挥医患沟通的积极作用。医患矛盾的产生,往往也是口头沟通不畅引起的。口头沟通除了面对面沟通,还包括电话、语音沟通。

2. **书面沟通**　书面沟通是医患之间的正式沟通,这种形式便于沟通内容的修正和保存,沟通内容不容易造成失误。相比口头沟通而言,书面沟通的准确性和持久性更强。但是书面沟通的缺点在于缺乏直接的情感交流。书面沟通除了书信,还包括微信、邮件等形式。

3. **非语言沟通**　非语言沟通指医患之间采用语言之外的元素进行沟通,如医患双方的目光、表情、姿势、动作等。非语言沟通与语言沟通在人际沟通中往往是相互依存、互为补充的,各有其不可替代的作用。在医患沟通中,要根据实际情况,妥善运用语言与非语言两种沟通方式,以达到最佳的沟通效果。

## 二、医患沟通的功能

医患沟通受到越来越多的社会关注,其与医疗活动的各个环节紧密相关,是提高医疗卫生服务质量的基本技能。现将医患沟通的功能阐述如下。

### (一) 建立良好医患关系

沟通是建立良好医患关系的基础。医生每天面对不同病种、文化层次、社会阶层、职业的病人,意味着医生需要知晓不同病人的不同心理需求,医务人员应该尽量满足病人要求,取得病人的信任,建立治疗联盟,这是治疗的基础。

### (二) 获得完整病史资料

良好的沟通可以促进医患信任,病人对医生毫无保留地提供病史,这对疾病诊断十分重要。良好的沟通,能促进病人理解各项检查的必要性和重要意义,配合各种诊断、治疗活动,完成必要的身体检查。

### (三) 制订正确医疗方案

医生提供的治疗方案与病人期望的治疗方案有时不能吻合。病人因病痛而就医,对疾病存有恐惧感,心理处于焦虑、紧张状态,医生要安抚病人情绪,循循善诱,为病人答疑解惑,以获得病人的理解和同意,双方应该达成共识,制订合理、正确的医疗方案,以保障诊疗活动的顺利进行。

### (四) 提高治疗依从性

依从性是病人认可、接受并执行医生为其制订的诊疗方案的行为。良好的医患沟通有利于提高病人的依从性,而良好的依从性恰恰又是有效治疗的前提。现实生活中经常看到一些病人四处求医问药,然而每个医生开的药都是服用几天就停止使用,结果病症不见好转,甚至会加重病情的严重程度。而有些疾病并不能药到病除,需要一定的疗程才能见效。这就要求医生与病人沟通,进行详细说明,使病人了解治疗方案、药物发挥作用的时间等,让病人尽可能遵从医嘱就医。

### (五) 密切医患合作

诊疗过程需要医患双方全程合作。首先,医生要主动与病人进行沟通,保持信息传递畅通。其次,医生要引导病人加强双方沟通。在这个过程中,医生要耐心倾听病人诉求,充分告知病人疾病相关信息,让病人参与到医疗决策中。当然,病人自愿是医疗卫生活动的基本原则(特殊情况除外)。良好的沟通需要医患双方的共同努力,态度真诚,相互理解,相互信任,医患沟通的效率会更高,医疗活动也会更顺利。

### (六) 维护医患双方权益

医患沟通作为医疗行为的重要组成部分,在维护病人权益方面发挥着其他具体医疗行为不可替代的作用。医患双方通过传递一系列重要信息,能够直接保护病人的平等医疗权、疾病认知权、知情同意权、个人隐私权、医疗赔偿权、监督医疗过程权,以及免除一定社会责任和义务的权利等。因此,医务人员必须将维护病人合法权益作为重要的职业操守,并依靠医患沟通这个有效的临床途径加以实现。通过良好的医患沟通,医生能够把治疗方案、可能的并发症、疾病的转归和风险等及时传达给病人及其家属,使病人能够掌握更多的疾病诊治信息,消除病人疑虑,保障病人权益。同时,通过良好的沟通,病人能够了解医生、信任医生,充分理解医疗方案的制订,避免医患冲突,这也在一定程度上保障了医生的权益。

### (七) 促进病人早日康复

良好的医患沟通有助于建立和谐的医患关系,可以使病人在医疗诊治中获得信任感和安全感,有利于他们保持积极的心理状态和情绪,促进病人早日康复。

## 三、不良医患沟通的影响因素

在医疗卫生活动中,医患沟通经常遇到各方面的阻碍,导致沟通效果不佳。影响医患沟通效果的因素有很多,既有医患双方个人方面的因素,也有社会环境方面的因素。

## (一) 医务人员因素

**1. 不重视沟通**　某些医务人员对医患沟通的重要性缺乏认识,因为忙于具体的诊疗操作或医疗方案的书写,较少与病人进行沟通,病人对自己的病情预后、诊疗措施等不了解,因此病人难以与医务人员建立良好的信任关系。其次,某些医务人员与病人沟通存在明显的滞后现象,往往在医疗风险已经出现时才与病人进行沟通,导致病人不理解或拒绝接受现实。

**2. 沟通态度不正确**　态度在医患沟通中起着决定性的作用,部分医生的态度冷漠、傲慢、生硬,与病人沟通时采用命令的语气,制订治疗方案、用药等不作解释,对病人没耐心,对病人的疑问不予理睬,让病人感到不平等。

**3. 不注意倾听**　某些医务人员在沟通过程中不注意倾听病人的诉求,打断病人的叙述,妨碍了对病人某些病情的掌握,导致许多重要信息的遗失。此外,医务人员经常采取单向沟通而非双向沟通的方式,即不注意病人的反应,会造成医务人员不了解病人究竟是否完全理解了沟通所传递的信息。

**4. 沟通语言欠妥当**　部分医务人员尚未转变服务理念,在与病人沟通时采用居高临下的态度说话,或使用否定、指责、厌烦的语气与病人沟通,导致病人心理上产生反感和不满,影响沟通效果。另外,医务人员有时忽略病人并不具备相应医学专业知识的情况,在沟通中过多地使用医学专业术语,而非使用通俗易懂的语言对疾病进行解释,导致病人对疾病疑惑,沟通无效。

**5. 沟通中带有不良情绪**　医务人员作为正常的社会人,也会因为工作压力、家庭矛盾、人际关系紧张等原因导致抑郁、焦虑等情绪。当医务人员带着这样的负性情绪与病人进行沟通时,会直接影响病人的情绪,对医患沟通的有效性产生消极的影响。

## (二) 病人因素

**1. 期望过高**　医疗是一项高技术、高风险、高责任的复杂事业,现代医学水平达不到、未来也不可能达到治愈所有疾病的程度,技术再好的医生也不能包治百病。但是,有些病人对此并不了解,他们坚持认为,医院有义务、有能力医治好自己的疾病,对医院和医生的期望值过高。

**2. 缺乏医学专业知识**　大多数病人缺乏医学专业知识,对自身疾病的发病原因、诊断方法、药理学原理、手术治疗方法等知晓较少,甚至有时通过不良媒介获得错误或相反的医学知识,因此,病人会对医务人员所表达的信息难以理解。

**3. 对疾病的态度不正确**　病人与医生对疾病症状的反应往往存在很大差别,病人更关注疾病给自己带来的疼痛和不适,而医生更关注疾病本身,因此,病人在就医时所提供的病史和症状可能有一部分是错误的。此外,有些病人会觉得某些病史(如人工流产)或不良行为(如成瘾)难以启齿,从而隐瞒医务人员,严重阻碍了医患间的有效沟通。

**4. 过强的自我保护意识**　自我保护是人类社会进步的表现,然而一些病人在医疗活动中先入为主,稍有不妥便持怀疑或对立的态度。病人对医务人员存有严重的戒备心理,为了自我保护,在医疗活动中对医务人员谈话进行录音、对诊疗措施进行拍摄等,目的是一旦诊疗中发生意外,可以利用手中"证据"起诉医务人员或医院。这种对医务人员不信任的态度严重阻碍医患沟通的顺利进行。

**5. 严重的负性情绪**　患病作为一个负性生活事件会使病人产生严重的心理应激反应,导致焦虑、恐惧、悲伤、抑郁、愤怒、易激惹等负性情绪。病人处在这样的负性情绪状态时,注意力难以集中,会产生记忆力下降,其获得信息的能力会受到影响,信息也难以保留,从而影响医患沟通的效果。

## 四、医患沟通的技巧

在医疗卫生活动中,医务人员应主动承担起调节医患关系的责任,充分了解医患沟通的内容,熟练掌握医患沟通的方法和技巧。医患沟通的技巧主要涉及以下方面。

### (一) 尊重、接纳病人

从医疗活动开始到结束,医务人员对病人的尊重与接纳应该一直存在。尊重与接纳病人是沟通的重要内容,不论病人的年龄、性别、身份与职业,用符合病人文化背景的方式表达对病人的尊重与接纳是非常必要的,主要表现在对病人的称呼、躯体距离、姿势、恰当的目光接触等方面。

### (二) 倾听与共情

医务人员认真并耐心地倾听病人的陈述,对病人的陈述予以恰当的回应,设身处地地为病人着想,对病人的病痛和疾苦表达理解、同感,并予以安慰。

### (三) 明确沟通目标

医务人员在每一次沟通中都应有明确的目标,围绕沟通的目标获取有效信息,表达对病人的关怀和支持,达成诊疗上的共识。在基本了解病人的病情后,围绕疾病诊断或治疗需要的重要信息进行合理提问,使病人的陈述更清晰全面,同时也会提高沟通的效率。每一次沟通,都以达成目标或达成共识结束。有时沟通目标太大,可以分阶段、分次沟通,最终达到总目标。

### (四) 控制沟通中的信息

有效的沟通需要传递与沟通目标相关的信息,医患双方应根据这些信息交换意见,表达态度、情感,以及解决方案。不要偏离目标,提供与目标无关的信息。此外,也不要在一次沟通中设立太多目标而降低沟通的有效性。

### (五) 把握沟通的语言、语调和语速

沟通中语言要简练、清晰、通俗易懂,医务人员不要过多使用医学专业术语而使病人费解。语言的速度、音量都应因人而异。对老人和虚弱的病人,要注意减慢语速。在病人注意力集中的状态下,与其保持目光接触,并以简练清晰的语言传递信息。语音的高低,以病人能够听清、态度明确为宜。

### (六) 尽可能符合病人的文化背景

不同的病人可能来自不同地区、不同城市、不同民族,他们的文化背景可能会大相径庭,习俗、信仰、习惯等也会存在很大差异。医务人员应根据不同文化背景,应用通俗生动的语言、形象的比喻,以清晰的逻辑,与病人进行交流,以便更好地达到沟通的目的。

### (七) 确认彼此是否真诚、信任

医务人员在与病人进行交流时,可以通过观察病人来判断其是否信任自己、是否真诚、对疾病相关信息是否无隐瞒。如果病人对医生存在隐瞒、敌意,医生应尽量引导病人了解疾病相关的医学专业知识,使病人理解、信任医生。只有在相互信任的基础上,沟通才能达到目的。

### (八) 危重病人病情告知技巧

在病情告知时,首先,医生应向病人及其家属陈述检查结果并推荐治疗方案;其次,必须及时签署关键文件,包括病人指定代理人、病情告知书、检查治疗同意书等。在这个过程中,医生应以真诚的态度、悲悯的情怀与病人及其家属进行交流,关注对方的感受和情绪状态,尤其是在危重病人病情告知时,医生应避免强求病人及其家属立即接受事实,避免使用刺激性语言、语气。

(刘传新)

本章思维导图

本章目标测试

# 推荐阅读

［1］ 姚树桥,杨艳杰.医学心理学［M］.7 版.北京:人民卫生出版社,2018.

［2］ 马辛,赵旭东.医学心理学［M］.3 版.北京:人民卫生出版社,2015.

［3］ 赵旭东.医学心理学［M］.北京:人民卫生出版社,2020.

［4］ 王娟,陈端颖.医学心理学［M］.北京:科学出版社,2017.

［5］ 杨凤池,崔光成.医学心理学［M］.4 版.北京:北京大学医学出版社,2017.

［6］ 杨小丽,孙宏伟.医学心理学［M］.北京:科学出版社,2015.

［7］ 孙宏伟,冯正直.医学心理学(案例版)［M］.3 版.北京:科学出版社,2020.

［8］ 朱金富,林贤浩.医学心理学［M］.2 版.北京:中国医药科技出版社,2023.

［9］ 季建林.医学心理学［M］.上海:复旦大学出版社,2020.

［10］ 余毅震.医学心理学［M］.武汉:华中科技大学出版社,2020.

［11］ 杜文东,吴明华.医学心理与精神卫生［M］.2 版.北京:中国中医药出版社,2023.

［12］ 彭聃龄.普通心理学［M］.5 版.北京:北京师范大学出版社,2019.

［13］ 姚树桥.心理评估［M］.2 版.北京:人民卫生出版社,2013.

［14］ 理查德·格里格,菲利普·津巴多.心理学与生活［M］.王垒,王甦,译.北京:人民邮电出版社,2003.

［15］ 理查德·K.詹姆斯,伯尔·E.吉利兰.危机干预策略［M］.肖水源,周亮,译.北京:中国轻工业出版社,2017.

［16］ 美国精神医学学会.精神障碍诊断与统计手册(第五版):DSM-5［M］.张道龙,等译.北京:北京大学出版社,2016.

［17］梁宝勇.素质 - 应激交互调节与中介模型:心理病理素质 - 应激模型的发展［M］.北京:北京大学医学出版社, 2014.

［18］ 罗伯特·E.·黑尔斯,斯图尔特·C.·尤多夫斯基,格伦·O.·加伯德.精神病学教科书［M］.张明园,肖泽萍,译.北京:人 民卫生出版社,2010.

［19］ 戴维·迈尔斯.社会心理学［M］.11 版.侯玉波,乐国安,张智勇,等译.北京:人民邮电出版社,2016.

［20］ 姜乾金,张宁.临床心理问题指南［M］.北京:人民卫生出版社,2011.

［21］ RACHMAN S. The evolution of behavior therapy and cognitive behavior therapy［J］.Behavior Research and Therapy, 2015,64:1.

［22］ TEO I,KRISHNAN A,LEE G L. Psychosocial interventions for advanced cancer patients:A systematic review［J］. Psychooncology. 2019,28(7):1394.

［23］ GORDON E M,CHAUVIN R J,VAN A N,et al. A somato-cognitive action network alternates with effector regions in motor cortex［J］.Nature,2023,617(7960):351.

［24］ KANDOLA A A,OSBORN D P J,STUBBS B,et al. Individual and combined associations between cardiorespiratory fitness and grip strength with common mental disorders:a prospective cohort study in the UK Biobank［J］.BMC medicine,2020, 18(1):1.

［25］ RICHMOND-RAKERD L S,D'SOUZA S,MILNE B J,et al. Longitudinal associations of mental disorders with dementia: 30-year analysis of 1.7 million New Zealand citizens［J］.JAMA psychiatry,2022,79(4):333.

［26］ HONIGBERG M C,YE Y,DATTILO L,et al. Low depression frequency is associated with decreased risk of cardiometabolic disease［J］.Nature cardiovascular research,2022,1(2):125.

［27］ HARERIMANA N V,LIU Y,GERASIMOV E S,et al. Genetic evidence supporting a causal role of depression in Alzheimer's disease［J］.Biological psychiatry,2022,92(1):25.

# 中英文名词对照索引

英文名词

197